SAÚDE MENTAL E PSICOPATOLOGIAS
para a Equipe de Saúde

MEDICINA USP

Hospital das Clínicas Fmusp

IPq Instituto de Psiquiatria HCFMUSP

SAÚDE MENTAL E PSICOPATOLOGIAS para a Equipe de Saúde

EDITORES

Telma Pantano

Francisco Lotufo Neto

manole

editora

A edição desta obra foi financiada com recursos da Editora Manole Ltda., um projeto de iniciativa da Fundação Faculdade de Medicina em conjunto e com a anuência da Faculdade de Medicina da Universidade de São Paulo – FMUSP.

Capa: Iuri Guião
Projeto gráfico: Departamento Editorial da Editora Manole
Produção editorial: Juliana Waku
Editoração eletrônica e ilustrações: Formato

CIP-BRASIL. CATALOGAÇÃO NA PUBLICAÇÃO
SINDICATO NACIONAL DOS EDITORES DE LIVROS, RJ

S272

Saúde mental e psicopatologias para a equipe de saúde / editores Telma Pantano, Francisco Lotufo Neto. - 1. ed. - Santana de Parnaíba [SP] : Manole, 2024.
23 cm.

Inclui bibliografia e índice
ISBN 978-85-204-6157-0

1. Saúde mental. 2. Psiquiatria. 3. Psicopatologia. I. Lotufo Neto, Francisco.

23-87225 CDD: 616.89
CDU: 616.89

Gabriela Faray Ferreira Lopes - Bibliotecária - CRB-7/6643

Editora Manole Ltda.
Alameda América, 876
Tamboré – Santana de Parnaíba – SP – Brasil
CEP: 06543-315
Fone: (11) 4196-6000
www.manole.com.br | https://atendimento.manole.com.br/

Impresso no Brasil | *Printed in Brazil*

Editores

Telma Pantano
Fonoaudióloga e Psicopedagoga do Serviço de Psiquiatria Infantil do Hospital das Clínicas da Faculdade de Medicina da Universidade de São Paulo (HCFMUSP). Vice-coordenadora do Hospital Dia Infantil do Instituto de Psiquiatria do HCFMUSP e Especialista em Linguagem. Mestre e Doutora em Ciências e Pós-doutora em Psiquiatria pela FMUSP. *Master* em Neurociências pela Universidade de Barcelona, Espanha. Professora e Coordenadora dos cursos de Neurociências e Neuroeducação pelo Centro de Estudos em Fonoaudiologia Clínica.

Francisco Lotufo Neto
Professor Associado da Faculdade de Medicina e do Instituto de Psicologia da Universidade de São Paulo. Coordenador da disciplina Psiquiatria nos cursos de Fonoaudiologia e Fisioterapia da Faculdade de Medicina da Universidade de São Paulo.

Autores

Adriana Dias Barbosa Vizzotto

Doutora e Mestre em Ciências da Saúde pela Faculdade de Medicina da Universidade de São Paulo (FMUSP). Professora colaboradora do Departamento de Psiquiatria da FMUSP. Supervisora da Especialização de Terapia Ocupacional em Reabilitação Cognitiva Funcional do Hospital das Clínicas da FMUSP (HCFMUSP). Pesquisadora e colaboradora do Programa de Esquizofrenia (PROJESQ) do Instituto de Psiquiatria do HCFMUSP (IPq-HCFMUSP). Terapeuta Ocupacional do Hospital Dia/Unidade de Internação Infantil (SEPIA-HCFMUSP).

Adriana Esturaro

Mestre em Ciências pela Faculdade de Medicina da Universidade de São Paulo (FMUSP). Terapeuta Ocupacional pela Pontifícia Universidade Católica de Campinas (PUCCAMP) e instrutora de Yoga pelo IEPY.

Adriane Bacellar Duarte Lima

Graduada em Psicologia pela Pontifícia Universidade Católica de São Paulo (PUC-SP). Psicóloga e Supervisora no Serviço de Psicologia e Neuropsicologia do Instituto de Psiquiatria do Hospital das Clínicas da Faculdade de Medicina da Universidade de São Paulo (IPq-HCFMUSP). Psicóloga Responsável do Centro de Reabilitação e Hospital Dia do IPq-HCFMUSP. Especialista em Psicologia Hospitalar. Coordenadora dos cursos "A Clínica do Acompanhamento Terapêutico" e "Aprofundamentos na Clínica do Acompanhamento Terapêutico", no Hospital Dia do IPq-HCFMUSP.

Allyson de Castro Eccard

Médico pela Universidade Federal Fluminense. Psiquiatria Geral pela Universidade Estadual de Campinas (UNICAMP). Psiquiatra da Infância e Adolescência pelo Instituto de Psiquiatria do Hospital das Clínicas da Faculdade de Medicina da Universidade de São Paulo (IPq-HCFMUSP). Preceptor da Residência de Psiquiatria da Infância e Adolescência do Serviço de Psiquiatria da Infância e Adolescência (SEPIA) do IPq-HCFMUSP.

Ana Laura Alcântara Alves

Terapeuta Ocupacional. Diretora do Serviço de Terapia Ocupacional do Instituto de Psiquiatria do Hospital das Clínicas da Faculdade de Medicina da Universidade de São Paulo. Pós-graduada em Psicopatologia Fenomenológica pela Faculdade de Ciências

Médicas da Santa Casa de Misericórdia de São Paulo. Pós-graduada no Método Terapia Ocupacional Dinâmica pelo Centro de Especialização de Terapia Ocupacional (CETO). Graduada em Terapia Ocupacional pela Universidade de São Paulo (USP de Ribeirão Preto).

Antonio de Pádua Serafim

Professor do Departamento de Psicologia da Aprendizagem, do Desenvolvimento e da Personalidade e Professor do Programa de Neurociências e Comportamento no Instituto de Psicologia da Universidade de São Paulo (IPUSP). Coordenador do Laboratório de Estudos e Pesquisas em Avaliação Psicológica e Neuropsicológica (LEANPSI) do IPUSP. Professor Supervisor no Núcleo Forense do Instituto de Psiquiatria do Hospital das Clínicas da Faculdade de Medicina da Universidade de São Paulo (IPq-HCFMUSP).

Ariella Fornachari Ribeiro Belan

Fonoaudióloga pela Universidade Federal de São Paulo (UNIFESP). Especialista em Neurolinguística pela Faculdade de Medicina da Universidade de São Paulo (FMUSP). Doutorado em Ciências pelo Departamento de Neurologia da FMUSP. Pós-Doutorado em Neurociência pelo Departamento de Psiquiatria da FMUSP. Pesquisadora no Ambulatório de Psicogeriatria no Instituto de Psiquiatria do Hospital das Clínicas da FMUSP. Docente do curso de Pós-graduação *lato sensu* do grupo educacional CENSUPEG.

Caio Cesar Cordeiro de Freitas

Professor de Educação Física, Acupunturista e Graduando em Fisioterapia pela Universidade Paulista, Integrante do NUCCI – CRHD – do Instituto de Psiquiatria do Hospital das Clínicas da Faculdade de Medicina da Universidade de São Paulo (IPq-HCFMUSP). Membro da ASSOBRAFAE.

Camila Santos Lima Fonteles

Psicóloga. Professora no Departamento de Desenvolvimento Humano do curso de Psicologia da Pontifícia Universidade Católica de São Paulo (PUC-SP). Mestre e Doutora em Psicologia.

Carmen Lucia Albuquerque Santana

Psiquiatra e arteterapeuta. Mestre e Doutora em Psiquiatria pela Faculdade de Medicina da Universidade de São Paulo. Pesquisadora do Centro de Estudos, Pesquisa e Documentação em Cidades Saudáveis (CEPEDOC-OMS).

Carolina Maroni

Psicóloga. Psicoterapeuta de adolescentes, pós-adolescentes e jovens adultos. Mestre em Psicologia Clínica.

Caroline Lopes Nogueira

Psicóloga Clínica. Graduação em Psicologia. Mestranda em Saúde Mental pelo Instituto de Psiquiatria do Hospital das Clínicas da Faculdade de Medicina da Universidade de São Paulo (IPq-HCFMUSP). Especialização em Terapia Cognitivo e Comportamental em Saúde Mental pelo Ambulatório de Ansiedade (AMBAN) do IPq-HCFMUSP. Formação interdisciplinar em Transtornos Alimentares pelo Ambulatório de Transtornos

Alimentares (AMBULIM) do IPq-HCFMUSP e Formação em Terapia Cognitivo-Narrativa focada na Compaixão pelo IPq-HCFMUSP.

Cássia Maria Andreucci Naves Fellet

Psicóloga. Arteterapeuta. Mestrado pelo Instituto de Estudos Brasileiros da Universidade de São Paulo. Membro dos Coletivos A Cor da Rua de Pesquisa Participativa Baseada na Comunidade e Fórum Popular da Natureza.

Chei Tung Teng

Coordenador do Serviço de Interconsultas e Pronto-Socorro do Instituto de Psiquiatria do Hospital das Clínicas da Faculdade de Medicina da Universidade de São Paulo (IPq-HCFMUSP). Professor Colaborador do Departamento de Psiquiatria da FMUSP. Médico Supervisor do HCFMUSP. Membro da Associação Brasileira de Familiares, Amigos e Portadores de Transtornos Afetivos (ABRATA). Membro da Comissão de Emergência Psiquiátrica da Associação Brasileira de Psiquiatria (ABP). Doutorado pela FMUSP.

Cibele Andrucioli de Mattos-Pimenta

Enfermeira. Professora Titular da Escola de Enfermagem da Universidade de São Paulo (aposentada). Consultora em Ensino e Pesquisa em Enfermagem e Saúde e em Dor e Cuidados Paliativos.

Claudia Cristina de Oliveira Camargo

Psicóloga. Terapeuta Cognitivo-comportamental e Comportamental Dialética. Especialista em Terapia de Família e Casal e em Dependência Química. Doutoranda em Psiquiatria.

Cristiana Castanho de Almeida Rocca

Psicóloga Supervisora do Serviço de Psicologia e Neuropsicologia, e em atuação no Hospital Dia Infantil do Instituto de Psiquiatria do Hospital das Clínicas da Faculdade de Medicina da Universidade de São Paulo (IPq-HCFMUSP). Mestre e Doutora em Ciências pela FMUSP. Professora Colaboradora na FMUSP e Professora nos cursos de Neuropsicologia do IPq-HCFMUSP.

Davi Miranda de Almeida

Acadêmico de Medicina da Faculdade de Medicina da Universidade de São Paulo (FMUSP). Membro da Liga do Hospital Dia do Instituto de Psiquiatria do Hospital das Clínicas da FMUSP.

Déo de Almeida Boarati

Psicólogo clínico formado pela Universidade Anhembi-Morumbi (UAM). Pós-graduando em Logoterapia e Análise Existencial (LAE).

Doris Hupfeld Moreno

Médica Psiquiatra. Mestre e Doutora em Medicina pelo Faculdade de Medicina da Universidade de São Paulo (FMUSP). Médica Assistente do Instituto de Psiquiatria do Hospital das Clínicas da FMUSP (IPq-HCFMUSP). Supervisora e pesquisadora do Programa de Transtornos Afetivos (GRUDA) do IPq-HCFMUSP.

Edson Shiguemi Hirata

Psiquiatra. Doutorado em Psiquiatria pela Faculdade de Medicina da Universidade de São Paulo (FMUSP). Diretor de Corpo Clínico do Instituto de Psiquiatria do Hospital das Clínicas da FMUSP.

Eduardo Sorice Correa

Acadêmico de Medicina da Faculdade de Medicina da Universidade de São Paulo (FMUSP). Membro da Liga do Hospital Dia do Instituto de Psiquiatria do Hospital das Clínicas da FMUSP.

Eduardo Wagner Aratangy

Psiquiatra. Médico Supervisor do Instituto de Psiquiatria do Hospital das Clínicas da Faculdade de Medicina da Universidade de São Paulo.

Eloísa de Souza Fernandes

Psicóloga. Mestra em Ciências e Doutoranda pela Universidade de São Paulo. Especialista em Terapia Cognitivo-Comportamental pelo CETCC.

Érica da Cruz Santos

Psicóloga Supervisora do Serviço de Psicologia e Neuropsicologia, e em atuação na Enfermaria Infantil do Instituto de Psiquiatria do Hospital das Clínicas da Faculdade de Medicina da Universidade de São Paulo (IPq-HCFMUSP). Mestre em Ciência pelo Instituto de Psicologia da Universidade de São Paulo (IP-USP).

Érica Panzani Duran

Psicóloga e fisioterapeuta. Doutoranda em Órgãos e Sistemas pela Universidade Federal da Bahia (UFBA). Mestre em Ciências da Saúde pela Faculdade de Medicina da Universidade de São Paulo (FMUSP). Especialista em Terapia Comportamental Cognitiva em Saúde Mental (AMBAN). Formação em Terapia Comportamental Dialética (BTech – Linehan Institute).

Erlei Sassi Junior

Psicoterapeuta. Médico, Psiquiatra, Coordenador do Ambulatório Integrado Transtornos de Personalidade e do Impulso do Instituto de Psiquiatria do Hospital das Clínicas da Faculdade de Medicina da Universidade de São Paulo (IPq-HCFMUSP).

Fabiana Saffi

Psicóloga Clínica e Forense. Doutora e Mestre em Ciências pela Universidade de São Paulo. Diretora do Serviço de Psicologia e Neuropsicologia do Instituto de Psiquiatria do Hospital das Clínicas da Faculdade de Medicina da Universidade de São Paulo (IPq-HCFMUSP).

Fernanda Martins Sassi

Médica Psiquiatra. Cocoordenadora do Laboratório de Emoções e do Programa PES (Pensamento, Emoção e Sentimento). Coordenadora do Ambulatório Integrado Transtornos de Personalidade e do Impulso do Instituto de Psiquiatria do Hospital das Clínicas da Faculdade de Medicina da Universidade de São Paulo (IPq-HCFMUSP).

Fernando Filipe Paulos Vieira

Doutorando em Psicologia Clínica pela Universidade de São Paulo. Mestre em Psicologia Clínica e da Saúde. Graduado em Psicologia Social e do Trabalho.

Fernando Mitsuo Sumiya

Médico e Mestre em Psiquiatria pela Universidade Federal do Paraná (UFPR) e Universidade de São Paulo (USP). Residência em Psiquiatria da Infância e Adolescência pelo HCPA. *Assistant Professor* na Western University – London – ON – Canada.

Francisco Lotufo Neto

Professor Associado da Faculdade de Medicina e do Instituto de Psicologia da Universidade de São Paulo. Coordenador da disciplina Psiquiatria nos cursos de Fonoaudiologia e Fisioterapia da Faculdade de Medicina da Universidade de São Paulo.

Guilherme Dutra

Fisioterapeuta responsável técnico do Serviço de Fisioterapia do Instituto de Psiquiatria do Hospital das Clínicas da Faculdade de Medicina da Universidade de São Paulo (IPq-HCFMUSP). Especialista em Fisioterapia em Terapia Intensiva com área de atuação no adulto pelo Conselho Federal de Fisioterapia. Mestre em Biocinética pela Faculdade de Ciências do Esporte pela Universidade de Coimbra-Portugal. Especialista em Administração Hospitalar e Sistema de Saúde (CEAHS) pela Fundação Getulio Vargas.

Henrique Ribeiro

Médico psiquiatra pela Faculdade de Medicina da Universidade de São Paulo. Núcleo Técnico-Científico de Cuidados Paliativos do Hospital das Clínicas da Faculdade de Medicina da Universidade de São Paulo. Hospital Sírio-Libanês.

Ila Marques Porto Linares

Psicóloga. Certificada em Psicologia do Sono (ABS/SBP). Doutora em Saúde Mental pela Universidade de São Paulo (USP). Pós-doutoranda no Instituto de Psiquiatria do Hospital das Clínicas da Faculdade de Medicina da Universidade de São Paulo (IPq-HCFMUSP).

Léo Paulos-Guarnieri

Psicólogo. Doutorando no Instituto de Psiquiatria do Hospital das Clínicas da Faculdade de Medicina da Universidade de São Paulo (IPq-HCFMUSP). Recebe fomento à pesquisa da Fundação de Amparo à Pesquisa do Estado de São Paulo (FAPESP).

Leonardo Afonso dos Santos

Médico Psiquiatra do PROJEPSI – Neuropsiquiatria e do Serviço de Estimulação Neuroelétrica (ECT) do Instituto de Psiquiatria do Hospital das Clínicas da Faculdade de Medicina da Universidade de São Paulo (IPq-HCFMUSP).

Leorides Severo Duarte-Guerra

Psicóloga. Pós-doutoranda na Faculdade de Medicina da Universidade de São Paulo (FMUSP). Professora no Centro Universitário da Fundação Santo André (FSA), Coordenadora do Núcleo de Estudos de Obesidade (NEO) do Instituto de Psiquiatria do Hospital das Clínicas da Faculdade de Medicina da Universidade de São Paulo (IPq-HCFMUSP).

Letícia Balarini Miranda
Médica Residente do Serviço de Psiquiatria da Infância e Adolescência (SEPIA) do Instituto de Psiquiatria do Hospital das Clínicas da Faculdade de Medicina da Universidade de São Paulo (IPq-HCFMUSP).

Liana Silva Tortato
Médica psiquiatra formada pela Faculdade de Medicina da Universidade de São Paulo (FMUSP) e pelo Instituto de Psiquiatria do Hospital das Clínicas da FMUSP (IPq-HCFMUSP).

Lilian Hupfeld Moreno
Médica de Família e Comunidade pela Irmandade da Santa Casa de Misericórdia de São Paulo. Especialização em Preceptoria em Medicina de Família e Comunidade pela Universidade Federal de Ciências da Saúde de Porto Alegre (UNASUS/UFCSPA). Médica Voluntária no Grupo de Doenças Afetivas do Instituto de Psiquiatria do Hospital das Clínicas da Faculdade de Medicina da Universidade de São Paulo.

Lis Marina Lopes Lazzarini
Psicóloga. Mestre em Educação nas Profissões da Saúde pela Pontifícia Universidade Católica de São Paulo (PUC-SP). Especialista em Psicologia Hospitalar pelo Hospital das Clínicas da Faculdade de Medicina da Universidade de São Paulo. Colaboradora do Núcleo de Estudos da Obesidade NEO-IPq-HCFMUSP.

Lucas Almeida Santana Rocha
Médico pela Escola Bahiana de Medicina e Saúde Pública. Psiquiatra e Psiquiatra da Infância e Adolescência pelo Instituto de Psiquiatria do Hospital das Clínicas da Faculdade de Medicina da Universidade de São Paulo (IPq-HCFMUSP). Preceptor do Programa de Residência Médica em Psiquiatria da Infância e Adolescência (IPq-HCFMUSP).

Lucas Naufal Macedo
Médico e Psiquiatra pela Faculdade de Medicina da Universidade de São Paulo (FMUSP). Coordenador do Ambulatório de Impulso Sexual Excessivo e de Prevenção aos Desfechos Negativos Associados ao Comportamento Sexual (AISEP) e do Programa de Assistência Multiprofissional à Violência Doméstica (PROVID) do Instituto de Psiquiatria do Hospital das Clínicas da Faculdade de Medicina da Universidade de São Paulo (IPq-HCFMUSP).

Márcia Morikawa
Médica Psiquiatra da Infância e Adolescência. Assistente do Serviço de Psiquiatria da Infância e Adolescência (SEPIA) do Instituto de Psiquiatria do Hospital das Clínicas da Faculdade de Medicina da Universidade de São Paulo (IPq-HCFMUSP).

Maria Teresa Ferreira Côrtes
Médica e psiquiatra pela Universidade Estadual de Campinas (UNICAMP). Psiquiatra da Infância e Adolescência pelo Instituto de Psiquiatria do Hospital das Clínicas da Faculdade de Medicina da Universidade de São Paulo (IPq-HCFMUSP). Mestranda em

Ciências Médicas pela UNICAMP. Preceptora do Programa de Residência Médica em Psiquiatria da Infância e Adolescência do IPq-HCFMUSP.

Miguel Angelo Boarati

Médico Psiquiatra da Infância e Adolescência. Formado pela Faculdade de Medicina de Ribeirão Preto da Universidade de São Paulo (FMRP-USP). Especialização em Psiquiatria da Infância e Adolescência pelo Instituto de Psiquiatria do Hospital das Clínicas da Faculdade de Medicina da Universidade de São Paulo (IPq-HCFMUSP). Colaborador do Programa de Transtornos Afetivos da Infância e Adolescência (PRATA) do IPq-HCFMUSP.

Miriam Raquel Wachholz Strelhow

Psicóloga. Professora no Departamento de Desenvolvimento Humano do curso de Psicologia da Pontifícia Universidade Católica de São Paulo (PUC-SP). Mestre e Doutora em Psicologia.

Nara Helena Lopes Pereira da Silva

Psicóloga clínica, supervisora. Pós-Doutora (Instituto de Psicologia da Universidade de São Paulo – IPUSP) em Psicologia da Experiência Digital, Psicopatologia e Psicotecnologia.

Nathan Breseghello Cavenaghi

Acadêmico do sexto ano de Medicina do Centro Universitário São Camilo.

Pedro Fukuti

Médico psiquiatra. Assistente de ensino e doutorando do Departamento de Psiquiatria da Faculdade de Medicina da Universidade de São Paulo.

Renata Curvello Neves de Souza

Psicóloga pela Pontifícia Universidade Católica de Campinas (PUCCAMP). Especialista em Neuropsicologia pelo Instituto de Psiquiatria do Hospital das Clínicas da Faculdade de Medicina da Universidade de São Paulo (IPq-HCFMUSP) e pelo Instituto Israelita de Ensino e Pesquisa Albert Einstein (HIAE). Especialista em Psicopatologia pelo IPq-HCFMUSP. Colaboradora no Hospital Dia Adulto (CRHD) e pesquisadora no Programa de Transtorno Bipolar (PROMAN), ambos no IPq-HCFMUSP.

Renatha El Rafihi-Ferreira

Psicóloga. Certificada em Psicologia do Sono (ABS/SBP). Doutora e Pós-doutora em Psicologia Clínica pela Universidade de São Paulo (USP). Professora do Departamento de Psicologia Clínica da Universidade de São Paulo (USP).

Ricardo Abrantes do Amaral

Professor Colaborador. Preceptor da Residência Médica em Psiquiatria do Departamento de Psiquiatria da Faculdade de Medicina da Universidade de São Paulo (FMUSP).

Ricardo Vieira Nasser

Residência Médica em Psiquiatria pela Universidade Santo Amaro e em Psicogeriatria pelo Instituto de Psiquiatria do Hospital das Clínicas da Faculdade de Medicina da Universidade de São Paulo (IPq-HCFMUSP).

Solange Cardoso S. Benedicto

Psicóloga Clínica Bilíngue. Cursando Pós-graduação em Tradução, Interpretação e Docência de Libras – UNÍNTESE. Graduanda em Neuropsicologia – Instituto de Pós-graduação e Graduação (IPOG) (Lato sensu). Colaboradora do Programa de Psiquiatria Social e Cultural (PROSOL) do Instituto de Psiquiatria do Hospital das Clínicas da Faculdade de Medicina da Universidade de São Paulo (IPq-HCFMUSP).

Tânia Maria Alves

Psiquiatra, Mestre e Doutora pela Universidade de São Paulo. Coordenadora do Ambulatório de Luto no Hospital das Clínicas da Faculdade de Medicina da Universidade de São Paulo (HCFMUSP).

Tatiane Aparecida Bonifacio Agappes

Graduação em Serviço Social. Pós-graduação em Políticas e Práticas de Promoção Social e Formação em Mediação e Conciliação de conflitos. Assistente social do Instituto de Psiquiatria do Hospital das Clínicas da Faculdade de Medicina da Universidade de São Paulo (IPq-HCFMUSP) onde trabalha no Serviço de Psiquiatria da Infância e Adolescência (SEPIA).

Telma Pantano

Fonoaudióloga e Psicopedagoga do Serviço de Psiquiatria Infantil do Hospital das Clínicas da Faculdade de Medicina da Universidade de São Paulo (HCFMUSP). Vice-coordenadora do Hospital Dia Infantil do Instituto de Psiquiatria do HCFMUSP e Especialista em Linguagem. Mestre e Doutora em Ciências e Pós-doutora em Psiquiatria pela FMUSP. *Master* em Neurociências pela Universidade de Barcelona, Espanha. Professora e Coordenadora dos cursos de Neurociências e Neuroeducação pelo Centro de Estudos em Fonoaudiologia Clínica.

Vitor Breseghello Cavenaghi

Médico formado pela Faculdade de Ciências Médicas da Santa Casa de São Paulo (FCMSCSP). Residência em Psiquiatria pelo Hospital das Clínicas da Faculdade de Medicina da Universidade de São Paulo (HCFMUSP). Assistente do Pronto-Socorro do HCFMUSP.

Vitória Penido de Paula

Médica pela Faculdade Israelita de Ciências da Saúde Albert Einstein (FICSAE). Residente em Psiquiatria pelo Instituto de Psiquiatria do Hospital das Clínicas da Faculdade de Medicina da Universidade de São Paulo (IPq-HCFMUSP).

Sumário

Parte II –Psicopatologia

Parte III –Psicopatologia na infância e adolescência

Introdução

A psiquiatria e a saúde mental caminham juntas em busca de uma maior funcionalidade e qualidade de vida. Entretanto, nem sempre essa é a visão da sociedade e dos estudantes em anos iniciais de sua formação. A psiquiatria segue cercada de preconceitos com relação aos diagnósticos e ao estigma que acompanha seus pacientes e um diagnóstico em psiquiatria é considerado uma condição sem solução que envolve a disfuncionalidade e a dependência para o resto da vida.

É considerando esses aspectos que este livro traz, com uma linguagem simples e direta, conceitos associados aos diagnósticos psiquiátricos e à saúde mental numa tentativa de aproximar para o público leigo e, principalmente, para estudantes dos anos iniciais conceitos e abordagens a serem consideradas pelas equipes multidisciplinares, em especial alunos das áreas de fonoaudiologia, fisioterapia, terapia ocupacional, assistência social, psicologia e psicopedagogia.

O livro não envolve apenas diagnósticos por meio de sinais e sintomas, mas uma visão abrangente do ser humano e dos cuidados que envolvem as diferentes fases da vida e o processo de cuidado e intervenção médica e multiprofissional. Conhecer a psiquiatria e a saúde mental é extremamente importante para qualquer área profissional, não para a intervenção específica nas questões relativas à psiquiatria, mas para que o profissional possa direcionar seu raciocínio clínico a um processo empático ao paciente, proporcionando a estabilidade e a vinculação necessárias para que o tratamento possa acontecer.

Boa leitura!

Parte I

SAÚDE MENTAL

1

Particularidades do atendimento psicológico na psiquiatria

Cristiana Castanho de Almeida Rocca
Érica da Cruz Santos
Antonio de Pádua Serafim
Fabiana Saffi

PONTOS-CHAVE

- Papel da psicologia diante dos problemas de saúde e da atividade hospitalar.
- Pacientes com sintomatologia grave.
- Avaliação psicológica e neuropsicológica.
- Estabelecer um plano terapêutico.
- Intervenções em neuropsicologia.

VINHETA CLÍNICA

Menino com diagnóstico de transtorno opositor desafiador

Paciente T., sexo masculino, em condição de internação parcial em hospital-dia infantojuvenil, recusava-se a participar do processo de avaliação psicológica e neuropsicológica, exibindo comportamentos disruptivos diante da insistência da equipe clínica. A avaliação foi adaptada, de modo que as provas eram aplicadas em formato de jogo, por exemplo, diante de um teste que avaliava o raciocínio lógico via definição de palavras, a psicóloga usou bexigas, colocando dentro delas tiras de papéis que tinham as duplas de palavras que o paciente deveria categorizar. Após a avaliação com o paciente, faz-se necessária a orientação de pais.

Para iniciar a orientação da família, foi aplicado o Inventário de Estilos Parentais[1] para guiar a intervenção. O termo estilo parental equivale ao conjunto de atitudes, comportamentos, hábitos e exemplos dados aos filhos pelos pais ou pelos responsáveis, quais sejam:

- Permissivo: promove desenvolvimento de autonomia, mas de maneira negativa, pois desconsidera combinados e regras.
- Autoritário: excede no quesito controle, promovendo um ambiente pouco acolhedor.
- Democrático: propicia continência e diálogo entre pais e filhos.

A orientação dos pais no caso mencionado buscou:

- Cessar os comportamentos inadequados, por meio de explicações que, com base naquele momento, uma mudança de atitude seria exigida dos pais.
- Realizar uma conversa de conscientização, na qual o problema é apresentado e mostra-se por que é necessário um comportamento mais adequado, além de comprometer o filho no projeto de mudança, deixando claro que o comportamento inadequado não será mais aceito.

O profissional formado em Psicologia trabalha no atendimento de pacientes que apresentam diversos problemas de saúde, seja física ou mental. Sua atuação pode ser em consultórios particulares, clínicas ou centros especializados, escolas e hospitais, por exemplo. Destaca-se que em qualquer segmento de atuação, o objetivo central do psicólogo é promover o bem-estar emocional de pacientes e familiares, auxiliando-os a lidar com os desafios que enfrentam e a desenvolver habilidades para uma vida mais saudável e satisfatória.

No entanto, há particularidades que ocorrem quando se trata da área hospitalar e, em específico, da psiquiatria. Dentro de hospitais, o psicólogo se insere em equipes multiprofissionais e trabalha diretamente com questões relacionadas ao quadro de saúde apresentado pelo paciente, bem como em suas repercussões na vida prática. A atenção se volta para a compreensão de fatores orgânicos e psicológicos relacionados ao adoecimento ou ao transtorno mental, as possibilidades de promoção de saúde e de adaptação psicossocial[2].

O psicólogo pode exercer sua atividade no âmbito da psiquiatria trabalhando com atendimentos clínicos (consultas e intervenções específicas, como psicoterapia e reabilitação neuropsicológica), em pesquisa, na área forense e com avaliações (psicológicas e neuropsicológicas). A atuação na neuropsicologia requer especialização nos conceitos teóricos relacionados ao funcionamento cerebral, às funções cognitivas, à interação, à cognição, à emoção e ao humor. O conhecimento em psicopatologia é fundamental, uma vez que os transtornos psiquiátricos apresentam características muito específicas[3].

Transtornos mentais ou transtornos psiquiátricos são caracterizados por uma perturbação clinicamente significativa no comportamento do indivíduo, o que inclui a presença de alterações cognitivas e dificuldades na regulação emocional, que impactam sua adaptação psicossocial, gerando sofrimento e prejuízos tanto funcionais como relacionais. O tratamento para esses transtornos requer o uso de medicação e a implementação de intervenções não medicamentosas, que tem por objetivo melhorar o potencial individual desses pacientes em suas atividades de vida diária, o que inclui os domínios familiar, social e ocupacional[4].

A psicologia e a neuropsicologia são áreas que podem oferecer serviços aplicados a essa população com as devidas adaptações necessárias, uma vez que dependendo do diagnóstico do paciente, bem como de sua faixa etária e condição responsiva, instrumentos e manejos de comportamento são estipulados, respeitando assim as características que o paciente apresenta[5].

Pacientes com sintomatologia grave, que podem apresentar atitudes agressivas requerem preparo profissional no que tange ao cuidado com "gatilhos" que possam suscitar algo que o leve a agir desse modo (por exemplo, assumir uma prosódia na fala de cobrança ou de crítica por algo que ele tenha feito pode fazê-lo reagir de modo defensivo ao incômodo causado), e não deixar objetos que possam oferecer algum perigo a mão. Por exemplo, no atendimento de pacientes, principalmente crianças e adolescentes que cometem autolesão, não é prudente deixar por perto tesoura, apontador que tenha lâmina ou lapiseira de grafite muito fino. A comunicação clara de que atitudes agressivas não são toleradas é necessária quando o paciente inicia um comportamento manipulativo de cunho intimidatório[6]. O conhecimento sobre a psicopatologia que o paciente apresenta é de suma importância para que o profissional possa modular sua abordagem.

Como exemplo, crianças em regime de hospital-dia que no contato com o profissional ameaçam bater ou atirar objetos. Precisam ser avisados de que não será permitido se colocar ou colocar outros em risco e se assim o fizerem precisarão deixar as atividades em curso. Deverão ficar em um espaço a sós com o responsável familiar para acalmar e comunicar o que precisam não de forma motora, mas verbal.

A seguir, estão as propostas de atendimento que a psicologia ou a neuropsicologia podem oferecer.

AVALIAÇÃO PSICOLÓGICA E NEUROPSICOLÓGICA

O processo avaliativo exige uma entrevista clínica/anamnese, na qual dados de história de vida e clínica são coletados para melhor compreensão dos resultados que serão obtidos na segunda etapa, a de aplicação dos instrumentos. Nessa entrevista, quando se trata de pacientes com transtornos psiquiátricos, é importante que fique claro se problemas cognitivos já permeavam a história de vida dele antes mesmo do diagnóstico ser feito. Além disso, o tempo de doença, o regime medicamentoso amplo e a ocorrência de internações são alguns dos aspectos que podem ser indicativos do motivo de se observar um perfil cognitivo não compatível à funcionalidade que ele teve em algum momento da vida[7,8].

A aplicação dos instrumentos requer cuidado no estabelecimento de um protocolo, que por vezes pode ser algo fixo e breve que atenda demandas de pacientes internados, que tem um tempo bem delimitado para esse exame e que podem não apresentar condições de resposta para determinados tipos de instrumentos; ou flexível, pensada de acordo com a população e o objetivo do exame (por exemplo, diagnóstico, monitoramento, intervenção ou perícia judicial). Importante considerar na análise dos resultados que muitos dos testes utilizados nessa prática foram criados para avaliar condições neurológicas e não psiquiátricas, o que requer a discussão entre a condição de potencialidade *versus* eficiência. Dessa forma, por causa da possibilidade dos testes apresentarem resultados com pouca acurácia, enfatiza-se a importância do uso de escalas para avaliar a funcionalidade.

Paralelamente, estando diante de pacientes com condições psicopatológicas tão específicas como os quadros psiquiátricos, é necessário considerar a avaliação das características de personalidade. Vários processos cognitivos relacionados principalmente às funções executivas como a memória operacional, o controle inibitório, o planejamento e a flexibilidade cognitiva participam e interferem na capacidade de regulação afetiva.

Na devolutiva, é preciso que o paciente entenda a relação do perfil cognitivo e emocional com seu diagnóstico.

O Quadro 1 apresenta o passo a passo de um processo de avaliação.

Quadro 1 Passo a passo da avaliação e papel do psicólogo nesse processo

Determinar o motivo da consulta e levantar dados da história
Definir hipóteses e objetivos da avaliação
Selecionar os instrumentos
Administrar e corrigir os instrumentos
Integrar dados colhidos com hipóteses iniciais e objetivos da avaliação
Formular conclusões
Comunicar resultados (devolutiva e laudo)

ESTABELECIMENTO DE PLANOS TERAPÊUTICOS

Para tratar a respeito do estabelecimento de plano terapêutico singular (PTS), deve-se levar em consideração que as pessoas portadoras de transtornos mentais em distintas situações podem ser acometidas por violações que envolvem seus direitos humanos, sua discriminação e seu estigma. De acordo com a Organização Mundial da Saúde (OMS), mais de 80% dessa população está sem qualquer forma accessível de cuidados com qualidade de saúde mental[9].

Com isso, a OMS tem publicado periodicamente o *Mental health atlas*, cujo objetivo é fornecer informações e dados sobre os progressos no sentido da realização dos objetivos e planos das ações integradas de saúde mental. O *Atlas de saúde mental* 2017[10] abrange quatro objetivos:

- Fortalecer liderança e governança eficazes para a saúde mental.
- Proporcionar serviços de saúde mental e sociais abrangentes, integrados e responsivos nas comunidades.
- Implementar estratégias de promoção e prevenção em saúde mental.

FORTALECER SISTEMAS DE INFORMAÇÃO, EVIDÊNCIAS E PESQUISAS EM SAÚDE MENTAL

Tendo em vista esse olhar cuidadoso, uma das particularidades do plano terapêutico é a orientação com a família, podendo ser realizadas em grupo ou individualmente. As intervenções visam:

- Compreensão da situação: abarcar as particularidades do quadro psicopatológico e o acolhimento emocional.
- Desmistificação do paciente: retirar o foco de um único membro da família e potencializar o espaço de tratamento para todos.
- Comunicação: aprimorar a qualidade de escuta de todos os membros.
- Reorganização de papéis: promover a percepção das funções de cada um.
- Colocar limites: diferenciar o que é excesso do que pode ser necessário.
- Construção de alianças saudáveis.
- Favorecimento do vínculo com a equipe e com o tratamento[11].

As formas de enfrentamento da psicopatologia dependem de como elas são avaliadas e vivenciadas emocionalmente pelas pessoas envolvidas, sendo assim, os familiares que convivem com o sofrimento mental no prisma de uma doença crônica podem se sentir desamparados e com receio do futuro de seus parentes adoecidos.

Outra maneira de intervenção é a psicoeducacional, definida como uma técnica que implica a administração sistemática de informações às pessoas doentes e seus familiares, acerca de sintomas, etiologia, tratamento e evolução da doença, com o objetivo de aumentar o conhecimento de ambos e modificar comportamentos[12]. Nesses casos vale a pena destacar que o cuidado nos transtornos mentais pode incluir situações de crises, como episódios de hetero ou autoagressividade, tentativas de suicídio, uso de substâncias ilícitas sincrônico ao transtorno mental, dificuldade na administração da medicação, entre outras[13]. Essas situações evocam sentimento de sobrecarga no cuidador mais próximo, com isso a intervenção psicoeducacional se torna de extrema importância no intuito não apenas de informações técnicas, como também reduzir o risco de que ele possa desenvolver problemas na própria saúde física e mental.

INTERVENÇÕES EM NEUROPSICOLOGIA

Treinos, reabilitação, estimulação: as intervenções em neuropsicologia têm por objetivo oferecer estímulos de forma estruturada que possam melhorar aspectos comportamentais, agindo assim tanto na área cognitiva, como na emocional, a fim de promover atitudes diante da vida que sejam mais adaptativas. Os programas de intervenção podem ser em grupo ou individuais, realizados com pacientes ambulatoriais ou em enfermarias, e sempre devem estar de acordo com os objetivos de tratamento de cada paciente[9].

REFERÊNCIAS BIBLIOGRÁFICAS

1. Gomide PIC. Inventário de estilos parentais. modelo teórico: manual de aplicação, apuração e interpretação. Petrópolis: Vozes; 2006.
2. Simonetti A. Manual de psicologia hospitalar: o mapa da doença. Belo Horizonte: Artesã; 2018.
3. Gabbard GO. Psiquiatria psicodinâmica na prática clínica. 4.ed. Porto Alegre: Artes Médicas; 2006.
4. Kendler K, Zachar P, Craver C. What kinds of things are psychiatric disorders? Psychol Med. 2021;41(6):1143-50.
5. Gil R. Neuropsicologia. São Paulo: Santos; 2003. p.156-70.
6. Fulde G, Preisz P. Managing aggressive and violent patients. Aust Prescr. 2011;34:166-8.
7. Cunha JA. Psicodiagnóstico – V. Porto Alegre: Artmed; 2002. p.171-6.
8. Lezak MD. The Practice of Neuropsychological Assessment. In: Neuropsychological assessment. 3.ed. New York: Oxford University Press; 1995. p.7-44.
9. Serafim AP, Rocca CCA, Gonçalves PD. Intervenções neuropsicológicas em saúde mental. Barueri: Manole; 2019.
10. Mental health atlas 2017. Geneva: World Health Organization (WHO); 2018. Disponível em: https://www.who.int/publications/i/item/9789241514019. Acesso em: 15 out. 2023.
11. Silva MCF, Felício JL, Camargo CCO. Atendimento psicológico à família. In: Serafim AP, Rocca CCA, Saffi F, Yokomizo JF. Psicologia hospitalar em psiquiatria. São Paulo: Vetor; 2018.
12. Figueiredo A, Souza L, Dell'Aglio JC, Argimon IL. O uso da psicoeducação no tratamento do transtorno bipolar. Rev Bras Terapia Comportamental e Cognitiva. 2009;11(1):15-24.
13. Reinaldo AMS, Pereira MO, Tavares MLO, Henriques BD. Pais e seus filhos em sofrimento mental, enfrentamento, compreensão e medo do futuro. Ciência & Saúde Coletiva. 2018;23(7):2363-71.
14. Marques MF. Cuidados de natureza psicoeducacional. De que falamos? VII Congresso Internacional ASPESM. 2016. p.271-83.

2

Particularidades da psiquiatria para a fisioterapia

Guilherme Dutra
Caio Cesar Cordeiro de Freitas
Telma Pantano

PONTOS-CHAVE

- Definição e classificação da deficiência intelectual.
- Abordagem interdisciplinar.
- Avaliação e diagnóstico.
- Intervenção e integração social.
- Aspectos éticos e direitos humanos.

VINHETAS CLÍNICAS

Paciente 1

Carlos, 39 anos com diagnóstico de esquizofrenia, foi internado no hospital para tratar um quadro de desnutrição, sarcopenia e úlceras de pressão, devido às vozes dizerem a ele para não comer e não se levantar mais da cama. No segundo dia de internação, deu entrada na unidade de terapia intensiva (UTI) por um pneumotórax devido a passagem de cateter central. O primeiro contato da fisioterapia na UTI apresentou-se com o paciente sonolento, porém consciente. Explico para ele minha profissão, fisioterapeuta. Começo a fazer alguns testes físicos (força, troca postural, equilíbrio e função respiratória). Logo se observou que ele não tinha problemas respiratórios e que o principal desafio era a parte física. O paciente relata, no começo, muito medo de sair da cama ou realizar trocas posturais sozinho, porém, no começo, não relatava que as vozes o mandavam ficar na cama, somente medo de cair. Nesse momento, com técnicas, mostro para ele que não tem como a equipe deixá-lo cair. Na primeira semana na UTI, tivemos um ganho de força e já conseguimos deixar Carlos em pé e transferi-lo para a cadeira de banho, assim como ficar na poltrona a maior parte do dia.

No final da primeira semana, encontro o paciente no leito, relatando que estava desesperado porque as vozes disseram que ele iria morrer na UTI. Converso com ele dizendo que aquele ambiente era o lugar mais difícil para ele morrer, pois o estávamos monitorizando, sabíamos como estava o coração e a respiração dele e que ali ele não precisava ter medo de morrer. O mais importante era a gente cuidar da parte funcional/física dele. Carlos conseguiu sentir-se mais confiante e se acalmou.

Já no fim da terceira semana de internação, o paciente foi para a enfermaria, quase independente para andar e fazer trocas posturais, necessitando apenas de um pouco de auxílio. Continuamos o tratamento com ele na enfermaria, e, após 1 mês de internação, Carlos estava totalmente independente para atividades de vida diária. Iniciando uma terapia, agora com o foco em ganho de força, ele me disse que ficou nervoso logo cedo ao acordar porque as vozes lhe falavam que ele era parecido com o Michael Jackson – foi quando eu disse para ele responder para as vozes que ele se parece com o Alexandre Pires (segundo ele, com quem todo mundo diz que ele se parece). O paciente deu risada e disse que faria isso, permitindo finalizar o trabalho fisioterápico. Continuamos o tratamento e cada vez mais Carlos se mostrou melhor nos contextos físico e psíquico.

Paciente 2

Sexo feminino, 43 anos, chegou à UTI transferida do pronto-socorro, quando surgiu um quadro de distúrbio alimentar com diagnóstico de anorexia. Chegou desnutrida com 28 kg e já estava sendo acompanhada pelos cuidados paliativos. Logo, ao avaliar, percebia uma hipotrofia generalizada, com um pé equino à direita, sem realizar trocas posturais independentes e sem controle de tronco ao sentar-se. Na primeira terapia, estimulamos a paciente a adquirir controle de tronco e assumir uma posição em pé com auxílio bilateral e começamos a tirá-la da cama (como dar banho no chuveiro usando cadeira de banho e deixando-a na poltrona). Focamos em um trabalho de força para melhorar a fraqueza e a falta de mobilidade do pé direto. Ao sentar-se para evoluir, vi que a paciente já tinha realizado fisioterapia no hospital, mas desconhecia o profissional que a atendera – o que me chamou a atenção.

A paciente, apesar de chorosa e preocupada o tempo inteiro com sua parte alimentar e estética, era muito colaborativa para as terapias da fisioterapia. Perguntei a ela se já teria feito fisioterapia no hospital; ela me disse que sim, eram fisioterapeutas que trabalham com distúrbio de imagem, e insisti quais eram as práticas aplicadas, o que elas faziam e como ela se sentia em relação às terapias aplicadas. A paciente me respondeu dando uma aula da doença e me explicou tudo, como se via no aspecto físico e como via os outros. Foi quando combinei com a paciente que o nosso foco era para ela ser independente; precisávamos trabalhar para ela retornar a uma independência para as suas atividades, e acrescentei que meu foco não era o ganho de peso/massa, não interferindo no distúrbio de imagem, e sim deixá-la funcional, para realizar as suas atividades de vida diária. Lembro que nesse período todo houve um dia em que ela foi agressiva e desrespeitosa – foi quando eu disse que estávamos atendendo visando à melhora dela e que, se ela não quisesse fazer fisioterapia, tinha esse direito. Lembro também que ela chorou e pediu desculpas. Depois desse dia, fazia questão de fazer as atividades.

No final da internação, a paciente já estava independente para todas as suas atividades – foi quando demos alta da fisioterapia para ela, mas ela pediu para continuar fazendo, pois gostava e se sentia bem com as terapias.

INTRODUÇÃO: FISIOTERAPIA E PSIQUIATRIA

De acordo com o Conselho Regional de Fisioterapia e Terapia Ocupacional (CREFITO), o fisioterapeuta é o profissional preocupado com o movimento humano. Para tanto, ele deve avaliar, prevenir e tratar essas condições decorrentes de alterações de órgãos e sistemas ou com repercussões psíquicas e orgânicas.

Uma das áreas em que a fisioterapia está adquirindo destaque é a saúde mental. Diante da imensidão do conhecimento da área, os estudos que envolvem essas relações ainda estão engatinhando. A atuação é bastante recente em termos mundiais[1], e é por isso que alunos da graduação não conseguem compreender a importância e identificar a necessidade de um conhecimento básico sobre questões de saúde mental. Da mesma forma, profissionais já formados e mais experientes não conseguem entender essa correlação e, quando o fazem, consideram que o único lugar onde podem atuar relaciona-se aos casos de transtornos alimentares.

Embora sejam ciências distintas, a fisioterapia e a psiquiatria possuem uma inter-relação intrínseca, já que se preocupam com o bem-estar físico e mental. Dessa forma, por exemplo, pacientes com depressão podem se beneficiar das intervenções desses profissionais que contribuem com a melhora da mobilidade e redução das queixas de dor crônica comumente relacionadas a esses casos. A visão da saúde mental abrangendo o paciente nos seus diversos aspectos torna o tratamento cada vez mais compreensível e humanizado, trazendo benefícios diretos relacionados à melhora do estado geral do paciente.

A atuação do fisioterapeuta envolve o conhecimento do corpo e as suas relações com o movimento dos princípios básicos para a psicopatologia em psiquiatria. O fisioterapeuta, pela sua atuação direta com o indivíduo, deve estar preparado para atuar com pacientes em diversas condições físicas e mentais. Conhecer as condições psíquicas do paciente pode ser a diferença entre a adesão e a recusa ao tratamento. O fisioterapeuta pode ser o profissional que, se souber vincular com o paciente, pode encaminhá-lo e auxiliá-lo na busca por um tratamento psiquiátrico apropriado, por meio da identificação das patologias e do encaminhamento para o profissional de saúde mental. Sem dúvida, o fisioterapeuta deve conhecer as condições psíquicas do paciente para preparar o seu tratamento em consonância com as condições mentais dele, permitindo as adaptações necessárias às suas intervenções nos atendimentos.

SAÚDE MENTAL E FISIOTERAPIA

Em termos de ciência, as relações entre a atividade física e a saúde mental estão bem definidas, assim como a importância dessas relações com os processos de reabilitação em psiquiatria. Vancampfort et al. estudaram aos efeitos de 150 minutos por semana de atividade física na qualidade de vida de pacientes diagnosticados com depressão, transtorno bipolar, esquizofrenia e abuso de substâncias[2]. Os autores encontraram evidências dessa relação direta em todas as patologias estudadas. Esses resultados foram replicados entre usuários de álcool[3], sendo observadas melhoras nas condições ambientais e melhor variabilidade social entre os usuários. Ainda sobre o abuso de álcool, Ternay et al. encontraram que a baixa quantidade de atividade física pode ser um marcador importante para o abuso de substâncias como o álcool, opioides, baixa qualidade de sono e ansiedade[4].

A atuação da fisioterapia em patologias psiquiátricas também envolve quadros conversivos em crianças e adolescentes. Fitzgerald et al. fizeram uma revisão na literatura, encontraram a atuação direta do fisioterapeuta nesses casos e destacam a necessidade de padronizar e estruturar as intervenções e atuação desse profissional para que os resultados das intervenções sejam analisados[5]. Também em 2014, Jayakody et al. realizaram uma revisão sistemática sobre a atuação da fisioterapia nos transtornos ansiosos mostrando que a atividade física tem efeitos bastante benéficos para esses pacientes, desde que seja direcionado o uso e sejam feitas as intervenções de forma meticulosa, considerando as condições corporais e de movimento associadas ao diagnóstico psiquiátrico[6]. Essas intervenções devem ser orientadas e direcionadas pelo profissional da fisioterapia.

No transtorno do déficit de atenção com hiperatividade (TDAH), autores como Gawrilow et al. encontraram que as intervenções relacionadas a atividade física orientadas e direcionadas pelo fisioterapeuta promovem o funcionamento cognitivo e afetivo por parte de crianças e adolescentes[7].

As atividades físicas aumentam a efetividade das intervenções psicológicas, uma vez que afetam de forma positiva a saúde mental dos pacientes. As atividades devem ser prescritas e supervisionadas, pois pacientes com diagnósticos relacionados à saúde mental apresentam maior risco de problemas cardiovasculares, obesidade e alterações endócrinas.

A fisioterapia associada às patologias psiquiátricas não se resume à atividade física, mas à consciência corporal que é fundamental em patologias como TDAH, depressão, ansiedade, esquizofrenia e transtornos alimentares. Probst e Skjaerven[8] citam que a atuação da fisioterapia com a psiquiatria e a saúde mental é uma especialidade que deveria ser considerada e reconhecida, uma vez que exige uma formação bastante específica, promovendo a saúde mental, prevenindo recaídas, tratando e reabilitando os pacientes, considerando o corpo e as necessidades de movimento para crianças, adolescentes, adultos e idosos. Além disso, deve promover o movimento funcional, a consciência do movimento, atividade física e exercícios, considerando aspectos físicos e mentais[1].

Esses mesmos autores colocam a necessidade de organizar a atividade física para os pacientes com diagnósticos relacionados à psiquiatria, não com base em uma classificação esportiva, mas considerando as características individuais a serem desenvolvidas ligadas à saúde física e mental. Dessa forma, deve haver uma preocupação fundamentada em conceitos que envolvam a fisioterapia e um plano de movimento e consciência corporal formulado de forma individual. Para selecionar as atividades físicas e os exercícios associados a cada paciente, devem ser considerados os planos de movimento (horizontal, frontal ou vertical) e os tipos de movimento.

Em diversas condições o trabalho fisioterápico pode associar-se à psiquiatria. Entre essas condições, podemos citar:

- Manejo da dor: pacientes com quadros de dor crônica possuem desconforto físico e emocional, e, muitas vezes, as condições emocionais podem compor-se em patologias psiquiátricas específicas como depressão ou ansiedade.
- Pacientes em condições de estresse pós-traumático: podem apresentar queixas físicas específicas associadas a essas condições, principalmente se o evento causador envolveu prejuízos físicos associados aos psíquicos.
- Redução de situações estressantes: a atividade física orientada e acompanhada por um fisioterapeuta permite considerar as condições físicas e mentais do paciente e pode ser um componente fundamental para o tratamento das doenças psiquiátricas.

- Melhora das condições físicas pós-internação psiquiátrica: períodos de internação muito extensos podem prejudicar a restaurar as condições físicas necessárias para a vida diária.
- Melhora da autoestima e do bem-estar: patologias que envolvem prejuízos relacionados à saúde mental e, em especial, às patologias neuropsiquiátricas se beneficiam de condições que envolvam o autoconhecimento corporal e a capacidade corporal com relação ao movimento.
- O trabalho do fisioterapeuta que conhece e considera as necessidades do paciente psiquiátrico associado ao da equipe de saúde mental providencia um plano terapêutico mais completo e realista às condições físicas e mentais do paciente, permitindo a adesao ao tratamento e a adaptação do indivíduo às diversas condições de vida prática.

SUGESTÕES PARA APROFUNDAR

- Callaghan P, Khalil E, Morres ID. A prospective evaluation of the transtheoretical model of change applied to exercise in young people with major psychiatric illness. Int J Nurs Stud. 2010;47(1):3-12.
- Rosenbaum S, Tiedemann A, Sherrington C, Curtis J, Ward PB. Physical activity interventions for people with mental illness: a systematic review and meta-analysis. J Clin Psychiatry. 2014;75(9):964-74.
- Stubbs B, Williams J, Shannon J, Gaughran F, Craig T. How sedentary are people with psychosis? a systematic review and meta-analysis. Schizophr Res. 2016;171(1-3):103-9.

REFERÊNCIAS BIBLIOGRÁFICAS

1. Probst M, Bosscher RJ, Cools HJM. Physiotherapy in mental health and psychiatry: a scientific and clinical based approach. Elsevier; 2017.
2. Vancampfort D, Van Damme T, Probst M, Firth J, Stubbs B, Basangwa D, et al. Physical activity is associated with the physical, psychological, social and environmental quality of life in people with mental health problems in a low resource setting. Psychiatry Res. 2017;258:250-4.
3. Vancampfort D, Hallgren M, Mutamba BB, Van Damme T, Probst M, van Winkel R, et al. Physical activity participation is associated with higher quality of life scores in men with alcohol use disorders: a study from Uganda. Afr Health Sci. 2020;20(3):1407-15.
4. Ternay J, Larrieu A, Sauvestre L, Montègue S, Guénin M, Icard C, et al. insufficient physical activity is a global marker of severity in alcohol use disorder: results from a cross-sectional study in 382 treatment-seeking patients. Nutrients. 2022;14(23):4958.
5. FitzGerald TL, Southby AK, Haines TP, Hough JP, Skinner EH. Is physiotherapy effective in the management of child and adolescent conversion disorder? A systematic review. J Paediatr Child Health. 2015;51(2):159-67.

6. Jayakody K, Gunadasa S, Hosker C. Exercise for anxiety disorders: systematic review. Br J Sports Med. 2014;48(3):187-96.
7. Gawrilow C, Stadler G, Langguth N, Naumann A, Boeck A. physical activity, affect, and cognition in children with symptoms of ADHD. J Atten Disord. 2016;20(2):151-62.
8. Probst M, Skjaerven LH. Physiotherapy in mental health and psychiatry. Philadelphia: Elsevier; 2017.

3

Particularidades da psiquiatria e da saúde mental para a fonoaudiologia

Telma Pantano

PONTOS-CHAVE

- O conceito de saúde mental envolve o equilíbrio geral entre a saúde e o bem-estar de uma pessoa.
- A linguagem tem um papel fundamental no automonitoramento de cada indivíduo.
- A atuação do fonoaudiólogo em saúde mental envolve questões relativas à organização do pensamento, ao trabalho com os distúrbios da comunicação, qualidade vocal e habilidades sociais.

VINHETA CLÍNICA

B., 13 anos, solteiro, estudante do 7º ano do ensino fundamental (EMEF), natural de Santos, São Paulo, procedente de Praia Grande, São Paulo. Os pais referem que há um ano houve uma mudança de comportamento por parte do garoto, "ficando diferente" [*sic* – mãe]. Um mês antes, a família sofreu um assalto em casa, e o paciente e sua mãe foram mantidos reféns. Após esse episódio, B. passou a dormir de porta trancada e ficava muito agitado se tivesse de ficar na rua ao anoitecer. Essas mudanças de comportamento leves se mantiveram até que os familiares observaram que o garoto estava mais "parado e triste" [*sic*]. A mãe refere que ele passou a referir alucinações auditivas, que diziam que ela não era a sua mãe e o mandava dormir na sala. B. passou a ter dificuldades para se alimentar e dormir. O comportamento tornou-se desorganizado, e surgiram ideias persecutórias: "Os bandidos mudaram aqui para o lado" [*sic*]. Em uma visita à casa da avó, pegou uma faca e a colocou na garganta dela, o que de acordo com ele estava fazendo a partir das vozes de comando. Procuraram assistência médica, e, com dificuldades de estabilização do quadro, foi encaminhado para o Hospital-Dia Infantil do Instituto de Psiquiatria do Hospital das Clínicas, onde passou por um processo de avaliação multidisciplinar para auxílio diagnóstico e intervenção.

Como antecedentes pessoais, os pais referem atrasos no desenvolvimento da linguagem e suporte fonoaudiológico dos dois aos cinco anos. A profissional refere atraso na linguagem expressiva-compreensiva e comportamentos estereotipados. Tomografia de crânio normal. Pais não relatam dificuldades escolares até o início dos sintomas já descritos. O paciente, após avaliação psiquiátrica, foi encaminhado para avaliação fonoaudiológica para auxílio diagnóstico e intervenção visando ao restabelecimento das funções linguísticas e comunicativas prévias ao episódio descrito.

Avaliação fonoaudiológica

B. foi avaliado com relação aos processos cognitivos relacionados à linguagem apresentando baixa motivação na execução das atividades. A todo momento, retomava o discurso sobre os seus vizinhos e sobre as vozes que ouviu. Refere ter ouvido vozes na sua cabeça que o mandavam fazer coisas ruins, mas que não estavam mais com ele. Foram necessárias oito sessões para que a avaliação pudesse ser concluída, permitindo a melhor vinculação de B. com a terapeuta e a fidedignidade dos resultados dos testes aplicados.

Observou-se a fala com pouca entonação linguística e emocional prejudicando a interação interpessoal. Pouco contato visual nas interações sociais e durante a avaliação com a terapeuta. Não realiza gestos simbólicos com as mãos durante o seu ato comunicativo e faz uso de gestos bastante reduzido nas situações comunicativas. Foi necessário suporte constante e intensivo, inclusive com a retomada das instruções para a conclusão das atividades. Apresentou falhas lúdicas e criativas com dificuldades de abstração, simbolismo e criatividade mesmo com suporte. Quando avaliado com relação às funções pragmáticas, B. não foi capaz de apresentar comportamento vocal, verbal e gestual adequado ao contexto comunicativo, porém muitas vezes foi necessário ajudá-lo na leitura ambiental para adequação dos seus pensamentos com a situação real. Observam-se a redução do uso de atos comunicativos na modalidade verbal e a baixa utilização de gestos para a comunicação. Mantém distâncias e posturas excessivas nas relações sociais e não consegue comunicar seus desejos e necessidades, utilizando-se de recursos bastante concretos. Não foram observadas nomeações de recursos emocionais para se referir aos seus sentimentos e/ou aos de outras pessoas, embora seja capaz de identificá-los quando solicitado.

A observação de vídeos realizados pelos pais, a descrição do comportamento prévio e relatórios escolares durante a infância de B. reforçam as características descritas, caracterizando esse funcionamento como prévio ao quadro psicótico atual. Com relação à linguagem oral, não foram observadas alterações fonéticas ou fonológicas (ABFW, 2000). Com relação à fluência, foi observada lentificação do ritmo de fala, porém sem rupturas de produção ou defluências. Com relação à nomeação, apresentou boa capacidade de nomeação dos objetos através do teste ABFW, porém, nos testes de fluência fonológica e semântica, apresentou baixa capacidade de acesso e desorganização na estruturação de redes semânticas (falhas em funções executivas e de registro das memórias de longo prazo semântica e fonológica). Dificuldades em compreender metáforas e atos de fala indiretos.

Apresentou bom desempenho com relação à compreensão textual tanto para textos lidos quanto para textos ouvidos, porém, com o aumento da complexidade textual, dificuldades de elaboração e organização discursiva na recontagem mostraram-se evidentes. Na produção de narrativas orais, foram observadas alterações relativas ao planejamento e à organização, o que dificultou de forma geral o seu rendimento. Com relação à elaboração de textos narrativos orais, apresentou dificuldades em realizar a elaboração geral da narrativa (elementos de resolução e conclusão), devido à desorganização na elaboração dos elementos narrativos. Encontra-se no período ortográfico de escrita e desempenho para leitura, escrita e cálculo matemático compatíveis com sua idade e escolaridade. Apresentou-se em parâmetros adequados em testes de consciência fonológica, decodificação de não palavras, nomeação e consciência sintática.

Conclusão

Paciente apresenta dificuldades em atividades que envolvam o nível textual, devido a dificuldades de organização e planejamento para acesso às memórias semânticas e episódicas. Dificuldades de linguagem relativas ao uso funcional e secundárias a transtorno neuropsiquiátrico. Necessário suporte terapêutico por parte da fonoaudiologia. H.D.: transtorno da comunicação social (falhas semântico-pragmáticas) prévia ao quadro atual acentuada pelo episódio psiquiátrico atual.

Conduta pós-avaliação fonoaudiológica

Após a avaliação fonoaudiológica que caracterizou alterações em linguagem em nível semântico-funcional, estereotipias prévias ao quadro atual e dificuldades de socialização, o paciente foi diagnosticado com transtorno do espectro autista e transtorno psicótico breve. Foi sugerida intervenção breve e focada nas alterações anteriormente citadas.

CONSIDERAÇÕES INICIAIS

De acordo com o Conselho Federal de Fonoaudiologia[1], o fonoaudiólogo é o profissional que previne, orienta, avalia, diagnostica, oferece o tratamento e/ou acompanhamento terapêutico aos distúrbios da comunicação, como os atrasos da fala e da linguagem, funções neurovegetativas como respiração, mastigação e deglutição, distúrbios de voz e disfunções da audição. O profissional também realiza pesquisas em áreas clínicas e científicas para a compreensão e o tratamento das áreas mencionadas.

A psiquiatria, por sua vez, é uma área da medicina que envolve o diagnóstico, tratamento e prevenção de distúrbios mentais e emocionais. O conceito de saúde mental é mais amplo do que o da psiquiatria, uma vez que envolve o bem-estar psicológico e emocional, assim como a capacidade de lidar com o estresse e manter relacionamentos saudáveis por meio de tomadas de decisões conscientes e adequadas. Assim, o conceito de saúde mental envolve o equilíbrio geral entre a saúde e o bem-estar de uma pessoa.

Nesse contexto, a psiquiatria é fundamental para a saúde mental, uma vez que contribui para as condições que envolvem a saúde mental e contribuem para o bem-estar cognitivo e emocional. Nesse contexto, o fonoaudiólogo é uma peça fundamental na equipe de saúde mental e, em especial, dentro das equipes hospitalares que envolvem o cuidado com o paciente psiquiátrico.

A fonoaudiologia não possui diretamente a especialização em psiquiatria ou em saúde mental, porém possui, desde 2022, um parecer elaborado pelo Conselho Regional de Fonoaudiologia – 2ª Região[2], que serve de referência para os profissionais com relação à atuação da fonoaudiologia na área de saúde mental.

A linguagem, considerando o funcionamento cerebral, não tem somente a função de comunicação. Em uma visão mais moderna, considerando os estudos mais atuais relacionados às neurociências, tem um papel fundamental no automonitoramento de cada indivíduo. É por causa da linguagem (nossa capacidade de representação simbólica) que, muito antes de transmitir os nossos pensamentos, podemos conhecê-los e adequá-los às nossas emoções e ao ambiente que nos cerca.

É por meio da linguagem (seja ela verbal ou não verbal) que os nossos pensamentos e emoções podem ser transmitidos ao ambiente e, assim, podemos dar um dos passos principais para a nossa saúde mental, que é a nossa autorregulação. Um estudo realizado em 2021 na Austrália[3] mostrou que profissionais de saúde mental têm muito mais dificuldades em identificar o envolvimento de alterações de linguagem quando esses profissionais não haviam tido contato com fonoaudiólogos durante a sua atuação profissional. Quando esses profissionais eram comparados aos que tiveram esse contato na sua forma e/ou equipe de atuação, o diagnóstico e as intervenções eram muito mais diretivas e assertivas. O estudo conclui sobre a importância desses profissionais não só para o diagnóstico e intervenção em saúde mental, mas também para a formação das equipes de saúde.

PARTICULARIDADES DO ATENDIMENTO FONOAUDIOLÓGICO EM PSIQUIATRIA E SAÚDE MENTAL

As estratégias comumente ensinadas nos cursos de graduação para a avaliação e intervenção de crianças, adolescentes, adultos e idosos têm de ser revistas e reestruturadas quando consideramos as questões relativas à saúde mental e, em especial, em pacientes que recebem o diagnóstico de uma patologia psiquiátrica.

As questões comportamentais, ambientais e sociais que envolvem esses pacientes afetam o neurodesenvolvimento desses indivíduos e modificam as intervenções necessárias para que o trabalho fonoaudiológico possa ser feito. Compreender os comportamentos e principalmente conhecer as particularidades que contribuem para a regulação dessa população permitem a inserção e atuação do profissional.

A linguagem por si só envolve questões neurodesenvolvimentais e ambientais que podem se sobrepor e dificultar a visualização dos sinais e sintomas normalmente utilizados como referências diagnósticas. Uma avaliação de um profissional competente, assim como uma estimulação bem estruturada, permite a diferenciação das questões neurodesenvolvimentais e ambientais, permitindo o diagnóstico e o desenvolvimento das habilidades linguísticas e comunicativas.

Os comportamentos disruptivos observados podem se caracterizar como internalizantes ou externalizantes. Os comportamentos internalizantes são direcionados ao próprio indivíduo e envolvem episódios como autolesão, disforia e ansiedade. Já os externalizantes são aqueles comportamentos voltados para o outro, como a oposição, a agressividade e a heteroagressão.

A presença desses comportamentos por si só dificulta o processo de avaliação e intervenção, porém a sua presença acaba sobretudo por prejudicar a interação com o ambiente. Nesses casos, dependendo da idade de início dos sintomas e das disfunções relacionadas ao comportamento disruptivo, temos prejuízos na relação interpessoais e no automonitoramento. Essas alterações nas funções cognitivas e socioemocionais prejudicam a leitura ambiental e o desenvolvimento da linguagem, sobretudo ligada às funções pragmáticas da comunicação.

As relações entre as falhas em linguagem, fala, comunicação e os transtornos neuropsiquiátricos estão cada vez mais estabelecidas. Estudos atuais têm demonstrado a relação consistente entre os transtornos de fala e linguagem e falhas em competências socioemocionais[4] e comportamentos disfuncionais[5], além de diagnósticos psiquiátricos específicos como depressão e ansiedade (Lee et al.[6] com estudo nacional com mais de 5.000 crianças), esquizofrenia[7] e transtorno do espectro autístico[8].

O diagnóstico psiquiátrico envolve dificuldades motivacionais e falhas relacionadas às funções executivas como planejamento, organização, automonitoramento, controle dos impulsos, atenção voluntária, flexibilidade mental e, em especial, a memória operacional, que é uma função cognitiva essencial para as habilidades de compreensão e expressão da linguagem.

Diferenciar essas alterações no processo de avaliação das habilidades de linguagem e comunicação, assim como compreender as questões relativas ao ambiente que interferem diretamente no comportamento linguístico do indivíduo, é papel do fonoaudiólogo que trabalha diretamente na interface psiquiatria e saúde mental.

A atuação desse profissional envolve interdisciplinaridade, já que as equipes multidisciplinares são fundamentais para o diagnóstico preciso e o manejo comportamental do paciente. Muitas vezes é preciso priorizar um profissional diante da atuação do outro em função das demandas ambientais e desenvolvimentais específicas. A integração entre os profissionais é fundamental para que os atendimentos possam ser intensificados e/ou resgatados após a priorização das demandas ou em casos de internações e/ou agravamentos dos sintomas-base.

A formação do fonoaudiólogo para a atuação em psiquiatria e saúde mental deve envolver questões relativas à organização do pensamento, ao trabalho com os distúrbios da comunicação, qualidade vocal e habilidades sociais. Em casos de diagnósticos específicos, a avaliação da deglutição e funções neurovegetativas torna-se fundamental. O paciente deve ser visto em função da sua demanda ambiental, do suporte parental e social, e as questões relativas à leitura ambiental e as ações comunicativas devem ser observadas. O suporte à família e as orientações para a estimulação são fundamentais no manejo com o paciente.

O profissional deve compreender sobre os comportamentos e os manejos que levam à regulação de comportamentos disruptivos par cada patologia, permitindo assim o treino dessas habilidades, a melhora e a estabilização dos sintomas e a atuação e o desenvolvimento das especificidades profissionais.

SUGESTÕES PARA APROFUNDAR

Filmes

- *O lado bom da vida* (direção: David O. Russell, 2012). Explora como a comunicação pode afetar a saúde mental, incluindo como as relações interpessoais podem ajudar ou prejudicar o bem-estar emocional.
- *O sol é para todos* (direção: Robert Mulligan, 1962). Explora como as falhas na comunicação podem afetar a saúde mental, incluindo como o preconceito e a discriminação podem afetar o bem-estar emocional.
- *Uma mente brilhante* (direção: Ron Howard, 2001). Explora como as falhas na comunicação podem afetar a saúde mental, incluindo como o isolamento social pode afetar o bem-estar emocional.

Leitura

- McLaren K. The Languagem of emotions. Sounds True; 2010. Este livro explora como as emoções são expressas através da linguagem corporal e da comunicação verbal, e como a compreensão desses sinais pode ajudar a melhorar a saúde mental.
- Doidge N. O cérebro que se transforma: como a neurociência pode curar as pessoas. Rio de Janeiro: Record; 2011. Este livro explora como o cérebro se adapta e muda ao longo do tempo, incluindo como a comunicação pode afetar a saúde mental.
- Hanh TN. A arte de se comunicar. Petrópolis: Vozes; 2017. Este livro explora como a comunicação consciente pode ajudar a melhorar a saúde mental e os relacionamentos.

Sites

- National Institute of Mental Health: https://www.nimh.nih.gov/. Este *site* oferece informações sobre saúde mental, incluindo artigos sobre como a comunicação pode afetar a saúde mental.
- Psychology Today: https ://www.psychologytoday.com/us. Este *site* oferece artigos sobre psicologia e saúde mental, incluindo artigos sobre como a comunicação pode afetar a saúde mental.

REFERÊNCIAS BIBLIOGRÁFICAS

1. Conselho Federal de Fonoaudiologia. Fonoaudiologia nas Redes de atenção. Edição Revisada e Ampliada. Brasília, DF: CFFa; 2021. [Internet]. [acesso em novembro de 2023]. Disponível em: https://www.fonoaudiologia.org.br/wp-content/uploads/2021/01/CFFa_Guia_RAS.pdf
2. Conselho Regional de Fonoaudiologia – 2ª Região/SP. Parecer sobre a atuação do Fonoaudiólogo em saúde mental. [Internet]. [acesso em novembro de 2023]. Disponível em: https://www.fonosp.org.br/images/Pareceres_CRFa/parecer_SM.pdf

3. Janes T, Signal T, Zupan B. Mental health practitioners' understanding of speech pathology in a regional australian community. Healthcare (Basel). 2021;9(11):1485.
4. Rautakoski P, Ursin PA, Carter AS, Kaljonen A, Nylund A, Pihlaja P. Communication skills predict social-emotional competencies. J Commun Disord. 2021;93:106138.
5. van Daal J, Verhoeven L, van Balkom H. Behaviour problems in children with language impairment. J Child Psychol Psychiatry. 2007;48(11):1139-47.
6. Lee YC, Chen VC, Yang YH, Kuo TY, Hung TH, Cheng YF, et al Association between emotional disorders and speech and language impairments: a national population-based study. Child Psychiatry Hum Dev. 2020;51(3):355-65.
7. Joyal M, Bonneau A, Fecteau S. Speech and language therapies to improve pragmatics and discourse skills in patients with schizophrenia. Psychiatry Res. 2016;240:88-95.
8. Binns AV, Smyth R, Andres A, Lam J, Oram Cardy J. Looking back and moving forward: a scoping review of research on preschool autism interventions in the field of speech-language pathology. Autism Dev Lang Impair. 2021;6:23969415211033171.

4

Particularidades da psiquiatria para a terapia ocupacional

Adriana Dias Barbosa Vizzotto

PONTOS-CHAVE

- O contexto histórico da terapia ocupacional na psiquiatria.
- Modelos e técnicas de terapia ocupacional em psiquiatria.
- A inserção do terapeuta ocupacional em serviços de saúde mental.
- Classificação Internacional de Funcionalidade (CIF).

VINHETA CLÍNICA

Laura, 21 anos, solteira, estudante de economia. Na infância recebeu diagnóstico de transtorno de déficit de atenção e hiperatividade (TDAH) e quadro de ansiedade. Passou por várias abordagens terapêuticas e faz uso de medicação desde os 10 anos. Atualmente faz terapia ocupacional para melhorar seu desempenho ocupacional nas atividades de vida diária e terapia cognitivo comportamental para a melhora da ansiedade, além do tratamento psiquiátrico. A queixa principal de Laura é a dificuldade que apresenta em manter o foco, organizar e planejar suas atividades em casa e na faculdade (esquece os dias de provas, perde os materiais de estudo, falta em compromissos, extrema desatenção). Não consegue manter uma rotina ou organização na vida pessoal e acadêmica. O foco das sessões de terapia ocupacional é ajudá-la a estabelecer uma rotina mais estruturada, controlar e regular seu comportamento diante das demandas da vida diária, buscando estratégias que facilite a organização de seu cotidiano. Na avaliação neuropsicológica de 2021 apresentou bom desempenho nas tarefas cognitivas e quociente intelectual (QI) acima da média. Embora o desempenho cognitivo apresente-se preservado, o mesmo desempenho não ocorre em tarefas funcionais, isso significa que o grau de correspondência entre o desempenho no teste e seu correspondente em situações reais não ocorre. O protocolo de terapia ocupacional aplicado (testes ecológicos de funções executivas e funcionais) mostrou dificuldades relevantes no desempenho de tarefas ocupacionais em tempo real. Com base em resultados e levantamento das dificuldades e habilidades de Laura em seu dia a dia, foi criado um plano de tratamento com duração de um ano, e após esse período uma reavaliação funcional para verificar a evolução do tratamento.

Plano de tratamento

- Aplicação do protocolo de avaliação cognitiva funcional.
- Estimulação cognitiva voltada para as atividades funcionais (tarefas ecológicas e tarefas de casa).
- Utilização do método *Occupational Goal Intervention* (OGI).

Na reavaliação funcional foi observado pelos familiares e pela própria Laura uma melhora significativa em termos de organização e planejamento de suas tarefas diárias. Foram planejados horários para o estudo, espaço adequado e tempo para as atividades,

A Tabela 1 descreve os resultados de acordo com o *core set* da CIF.

Tabela 1 Avaliação cognitiva funcional de terapia ocupacional de acordo com o *core set* da Classificação Internacional de Funcionalidade (CIF)

Cód. CIF	Descritor	Qualificadores*	
	Funções mentais	Avaliação Início do tratamento	Reavaliação Alta
b140	Funções da atenção	4	2
b164	Funções cognitivas superiores	4	1
b1641	Organização e planejamento	4	3
b1642	Gerenciamento do tempo	3	2
	Atividades e participação em situações cotidianas	Capacidade	Desempenho
d160	Concentrar a atenção	3	1
d175	Resolver problemas	3	1
	Controle dos impulsos	2	1
d230	Realizar a rotina diária	3	2

* Qualificadores: 0: nenhuma deficiência (0-4%), 1: deficiência leve (5-24%), 2: deficiência moderada (25-49%), 3: deficiência grave (50-95%), 4: deficiência completa (96-100%), 8: não especificada e 9: não aplicável.

O CONTEXTO HISTÓRICO DA TERAPIA OCUPACIONAL NA PSIQUIATRIA

A terapia ocupacional (TO) na área da psiquiatria traz da antiguidade elementos e referenciais que ao longo dos três últimos séculos deram alicerces para a criação da profissão. O uso de atividades como forma de tratamento já era prescrito pelos egípcios e pelos gregos (a.C.). A sistematização do uso das atividades para as doenças mentais foi se estruturando (d.C.) ao longo do tempo[1,2]. A forte influência no fortalecimento da profissão na psiquiatria foi no chamado tratamento moral idealizado por Philippe Pinel (1745-1822) no final do século XVIII e no início do século XIX. O tratamento moral nada mais era que a transformação dos asilos em locais semelhantes às escolas, onde se fazia atividades recreativas e o uso do trabalho vinha em contraposição ao ócio desorganizador e um meio de manutenção do ambiente asilar por meio do trabalho dos internos que serviam como fonte de renda para a instituição, além de ocupação, recreação e disciplina. O tratamento moral se difundiu na Europa, nos Estados Unidos e na América Latina e foi a escola precursora da terapia ocupacional[1].

A terapia ocupacional foi criada em 1917 nos Estados Unidos pela National Society for Promotion of Occupational Therapy, hoje conhecida por American Occupational Therapy Association (AOTA). Foi em 1914 em um encontro de trabalhadores hospitalares em Boston, que George Edwards Barton sugeriu o nome *therapy of occupation* e depois tornou-se *occupational therapy*. O nome da profissão foi dado ao conjunto de técnicas terapêuticas ocupacionais desenvolvidas por Eleonor Clarke Slagle, assistente social que desenvolveu a primeira técnica de terapia ocupacional, chamada treinamento de hábitos (1913-1914), que tinha como objetivo treinar novos hábitos em pacientes com alterações emocionais e físicas. É nesse contexto histórico que ocorreu o desenvolvimento da profissão, uma vez que a terapia ocupacional se configurou como uma das profissões considerada "auxiliares da reconstrução", lidando com as consequências causadas pela Primeira e Segunda Guerra Mundial, estendendo-se na América a partir da década de 1950. Na Europa, a profissão foi reconhecida em 1948, e em 1951 foi criada a World Federation of Occupational Therapists que contribuiu para o desenvolvimento da profissão mundialmente[3].

No Brasil e em outros países da América Latina (Argentina, Chile e Colômbia), a terapia ocupacional teve papel importante nos centros de reabilitação física, em torno da epidemia de poliomielite, mas principalmente nos hospitais psiquiátricos. O Hospital Dom Pedro II fundado em 1852, no Rio de Janeiro, as ocupações aconteciam nas oficinas de alfaiataria, marcenaria, sapataria, flores e desfiliação de estopa. Em São Paulo, o destaque era para o Hospital do Juqueri

(1898) que denominou praxiterapia, ou tratamento pelo trabalho, oficinas agrícolas, entre outras oficinas. O declínio do tratamento moral foi acontecendo à medida que se ampliou os tratamentos biológicos e psicofarmacológicos para os doentes mentais e as atividades dos pacientes internados tornaram-se esporádicas, ou apenas subsistiram aquelas relativas à manutenção do hospital[4]. Em 1946, no Centro Psiquiátrico Nacional, no Engenho de Dentro (RJ) (1946) – Nise da Silveira trouxe inovação e humanização no tratamento psiquiátrico, com foco em atividades expressivas e de livre escolha do paciente, criando o Serviço de Terapêutica Ocupacional, que teve forte influência na terapia ocupacional nos anos subsequentes[4]. O cuidado ao paciente psiquiátrico no final do século XIX por muito tempo demandava abordagens terapêuticas, como laborterapia e arteterapia, de forma pouco sistematizada e de pouca evidência científica em vários hospitais no Brasil e no mundo conforme descrição histórica no contexto psiquiátrico. O tratamento dos transtornos mentais deixou de ser exclusivo do médico, expandindo-se para áreas interdisciplinares afins. O uso de atividades e/ou ocupação e/ou trabalho, independentemente do que veio a ser denominado como TO e antes da criação de seus programas de formação profissional, como uma forma de "tratamento" ao sofrimento psíquico e da manutenção da ordem e tarefas básicas para o funcionamento dessas instituições, como trabalho não remunerado[1].

O Hospital das Clínicas da Faculdade de Medicina da Universidade de São Paulo (HCFMUSP) utilizava programas de intervenção de laborterapia como forma de tratamento para pacientes internados na área de saúde mental. Mas esse conceito (laborterapia) foi substituído por terapia ocupacional à medida que houve a profissionalização da classe e o reconhecimento legal da profissão no país que ocorreu em 1969[5].

MODELOS E TÉCNICAS DE TERAPIA OCUPACIONAL EM PSIQUIATRIA

Na década de 1940, a psicanálise ocupou espaço nos hospitais psiquiátricos, com enfoque no trabalho interpretativo, que atuava nos conflitos psíquicos do indivíduo. Foi dessa forma que a TO se aproximou da psicanálise entre os anos 1950-1960 no Canadá e nos Estados Unidos respectivamente[1]. Já nos anos de 1950, a psiquiatria foi marcada por mudanças de paradigmas e políticas de saúde ao longo dos anos. Com a introdução de novos medicamentos, o tempo de uma internação psiquiátrica reduziu e a desinstitucionalização no mundo todo foi gradualmente acontecendo, exigindo que os profissionais da área e a TO ampliassem as demandas de tratamento, principalmente na retomada de seu papel ocupacional e cidadania[2].

No final da década de 1960, surgiu nos Estados Unidos o Modelo de Incapacidades Cognitivas desenvolvido por Allen[6], que iniciou seus estudos baseados na neurociência, com base na observação de ações sensórios-motoras, e concluiu que o cérebro de indivíduos com déficits cognitivos produz limitações observáveis e mensuráveis no desempenho de tarefas rotineiras. Allen[6] aproxima a terapia ocupacional das neurociências, descrevendo o impacto das doenças no indivíduo, considerando as incapacidades como consequências das doenças que influenciam diretamente o processo "saúde-doença".

A teoria de Alexander Luria (1966) teve importante papel na área da neurociência por meio do estudo das relações entre as funções do sistema nervoso e o comportamento humano e, a partir daí, descobriu-se que os quadros neuropsiquiátricos não se restringiam apenas aos aspectos psicológicos. Com base nas descobertas de Luria e de outros autores com foco na neurociência, surge a reabilitação cognitiva/neuropsicológica como forma de tratamento e deixa de ser exclusivo das lesões neurológicas adquiridas, mas passa a ser reconhecida no tratamento de transtornos neuropsiquiátricos[2]. Já na década de 1980, houve uma mudança em termos de reabilitação, restaurar apenas a função cognitiva comprometida deixa de ser o foco da reabilitação, e a intervenção passa a ser para a execução de "metas funcionais". Com base nesses princípios, observa-se, na prática clínica, a importância do treino, do ensino e da adaptação das atividades de vida diária. É nesse contexto que a intervenção da TO entra em ação, considerando a *expertise* da profissão na adequação, no treinamento e na organização das atividades de vida diária da pessoa, por exemplo, ajudá-la a administrar finanças, realizar atividades domésticas e profissionalizantes, usar o transporte público, entre outras atividades do cotidiano[3]. Um referencial importante foram os estudos da ciência ocupacional que tem possibilitado uma compreensão das ocupações como ações humanas. As ocupações são as ações rotineiras e familiares que as pessoas fazem todos os dias, são vivências subjetivas, experiências não reprodutíveis e contínuas na vida das pessoas, sendo cultural e pessoalmente significativas. A ciência ocupacional é precursora dos principais modelos mundialmente utilizados pela profissão[7]. O Quadro 1 apresenta os principais modelos e métodos de TO utilizados na prática clínica atual.

INSERÇÃO DO TERAPEUTA OCUPACIONAL EM SERVIÇOS DE SAÚDE MENTAL

Com o advento de novos conceitos, os terapeutas ocupacionais que atuam em serviços de saúde mental passaram a ter como objetivo principal melhorar ou manter a funcionalidade e promover a participação e o engajamento das pessoas na vida cotidiana. A prática clínica do terapeuta ocupacional por um

Quadro 1 Principais modelos e métodos de terapia ocupacional (TO)

Método da terapia ocupacional dinâmico: o "fazer humano" é constituído por conteúdos simbólicos, e as atividades na TO servem para expressar e comunicar sentimentos. A relação terapeuta-atividades-paciente é considerada elemento fundamental na TO dinâmica. Desenvolvido pela pesquisadora brasileira Jô Benetton (1999)
Modelo de ocupação humana: considera a pessoa um sistema aberto que interage com o ambiente. O sistema é organizado por subsistemas: volição, hábito e desempenho. Enfoca as áreas ocupacionais de trabalho, lazer e autocuidado. Desenvolvido por Gary Kielhofner – EUA (1980)
Modelo canadense de desempenho ocupacional: considera a ocupação, a pessoa, o ambiente, a saúde e a prática baseada na pessoa. As ocupações classificadas por lazer, produtividade e autocuidado são de fundamental importância para os indivíduos (Canadian Association of Occupational Therapists, Department of National Health and Welfare, 1997)
Modelo de incapacidades cognitivas: o constructo central do modelo é conhecido por cognição funcional. A escala de níveis cognitivos de Allen possui seis níveis de classificação hierárquica: 1. ações automáticas; 2. ações posturais; 3. ações manuais; 4. ações direcionadas para a meta; 5. ações exploratórias; 6. ações planejadas. Desenvolvido por Claudia Allan (1985)
Reabilitação neuropsicológica/cognitiva funcional: utilizada para a reabilitação cognitiva e funcional em pacientes com transtornos psiquiátricos e para abordagens cognitivas compensatórias e ambientais funcionais. Modelos, métodos e técnicas foram desenvolvidos por Noomi Katz (2014), entre outros colaboradores
Modelo pessoa-ambiente-ocupação-desempenho (PEOP): integra e organiza informações da ciência ocupacional e descreve como o discurso e as crenças do indivíduo influenciam o desempenho ocupacional, a participação e o bem-estar. Fatores pessoais, ambientais e ocupacionais dão suporte para o desempenho (Baum, Christiansen & Bass, 2015)

Apud Vizzotto e Oliveira, 2021[2], Drummond, 2023[7].

lado, baseia-se em protocolos de avaliação, métodos, técnicas de intervenção com respaldo em evidências científicas, que incluam diferentes tipos de abordagens, como reabilitação cognitiva e funcional, treinamento de habilidades, educação, treinamento de habilidades sociais para incentivar a inclusão e a participação do indivíduo na comunidade. Por outro, a Reforma Psiquiátrica brasileira trouxe outra perspectiva para a profissão.

O projeto de Reforma Psiquiátrica brasileira sancionado como Lei n. 10.216/2001 ampliou a visão de tratamento em saúde mental, oferecendo serviços de atenção psicossocial localizados na comunidade com propostas com enfoque no sujeito, em suas vivências individuais e coletivas. Nesse contexto, a terapia ocupacional redimensionou sua prática e ampliou o conceito de saúde, não limitado à ausência de doença ou à compensação das limitações físicas, sensoriais e cognitivas, mas pensado nas necessidades cotidianas dos sujeitos, dentro de uma realidade sociocultural e coletiva. A TO adquiriu uma identidade profissional dinâmica, nesse contexto, caracterizada pela variedade de seus recursos terapêuticos, não restritos ao uso das atividades[8]. A Rede de Atenção Psicossocial (RAPS) foi instituída em 2011, em virtude da necessidade de tratamentos eficazes quanto à integralidade da saúde, por meio de uma rede de serviços articulados. A RAPS visa garantir o acesso da população à atenção psicossocial. Os níveis de atenção à saúde: Unidades Básica de Saúde; Centros de Convivência, Centros de Atenção Psicossocial (CAPS), serviços de urgência e emergência, Unidade de Pronto Atendimento 24 horas, Serviços de Atenção em Regime Residencial, enfermaria especializada em Hospital Geral, entre outros. A inserção da terapia ocupacional no RAPS tornou-se fundamental no contexto interdisciplinar. Além da rede pública de saúde, o terapeuta ocupacional atua em clínicas privadas e saúde suplementar. A população atendida são: crianças, adolescentes, adultos e idosos com transtornos de origem emocional e psíquica que apresentam algum tipo de prejuízo no desempenho ocupacional e nas atividades de vida diária.

CLASSIFICAÇÃO INTERNACIONAL DE FUNCIONALIDADE

A Classificação Internacional de Funcionalidade, Incapacidade e Saúde (CIF) trouxe para a terapia ocupacional um novo conceito de saúde, passando a considerar a funcionalidade como foco central do terapeuta ocupacional, bem como de outros profissionais da área de reabilitação[3]. No contexto da CIF, a funcionalidade de um individuo está relacionada à interação entre a condição de saúde e o contexto do indivíduo: fatores ambientais e pessoais[9] que compactua com a *Estrutura prática de terapia ocupacional: domínios e processos*, desenvolvida pela American Occupational Therapy[10] que define os conceitos centrais da TO. A CIF possibilita uma linguagem comum de conceitos, definições e termos para examinar a saúde e a capacidade do indivíduo para uma função e o exame sistemático da relação entre desordens da saúde, capacidade de incumbir-se de ocupações e interações do individuo com o ambiente[9]. Ambas as estruturas se sobrepõem em certos momentos na clínica da TO, mas com um diferencial importante que é a análise da atividade, o desempenho ocupacional e a *expertise* do terapeuta ocupacional.

CONSIDERAÇÕES FINAIS

Os avanços da terapia ocupacional em saúde mental vêm crescendo ao longo dos anos no Brasil. Cada vez mais os terapeutas ocupacionais buscam métodos e modelos específicos de terapia ocupacional para fortalecer sua prática clínica. Há aumento crescente em estudos de efetividade, bem como de custo, principalmente para as práticas em serviços públicos de saúde. Os estudos recentes sobre a eficácia da terapia ocupacional mostraram a importância da atuação do terapeuta ocupacional junto às equipes multiprofissionais.

LEITURA RECOMENDADA

- Cavalcanti A, Galvão CRC. Terapia ocupacional: fundamentos e prática, 2.ed. Rio de Janeiro: Guanabra Koogan; 2023.
- Kat N. Neurociência, reabilitação cognitiva e modelos de intervenção em terapia ocupacional, 3.ed. São Paulo: Santos; 2014.
- Oliveira AM, Vizzotto ADB, Mello PCH, Buchain P. Terapia ocupacional em neuropsiquiatria e saúde mental. Barueri: Manole; 2021. p.14-25.
- Vizzotto A, Celestino D, Buchain P, Oliveira A, Oliveira G, Di Sarno E, et al. Occupational goal intervention method for the management of executive dysfunction in people with treatment-resistant schizophrenia: a randomized controlled trial. Am J Occup Ther. 2021;75(3):7503180050.

SITES DE INTERESSE

- Conselho Federal de Fisioterapia e Terapia Ocupacional: https://www.coffito.gov.br/nsite/
- Associação Brasileira dos Terapeutas Ocupacionais: https://abratonacional.com.br/sobre
- World Federation of Occupational Therapists: https://wfot.org
- American Occupational Therapy Association: https://www.aota.org/practice
- Canadian Association of Occupational Therapists: https://caot.ca/index.html

REFERÊNCIAS BIBLIOGRÁFICAS

1. Benetton MJ. Trilhas associativas: ampliando subsídios metodológicos. Clínica da terapia ocupacional. Campinas: Arte Brasil, Unisalesiano, Centro Universitário Católico Auxilium; 2006.
2. Vizzotto ADB, Oliveira AM. Terapia ocupacional em saúde mental: da antiguidade. Prática clínica baseada em evidências. In: Miguel EC, Lafer B, Elkis H, Forlenza OV (eds.). Clínica psiquiátrica: os fundamentos da psiquiatria. v.1. 2.ed. Barueri: Manole; 2021.
3. Vizzotto ABB, Feitosa LCM, Buchain PC. Aspectos históricos sobre a clínica da terapia ocupacional em neuropsiquiatria e saúde mental. In: Oliveira AM, Vizzotto ADB, Mello PCH, Buchain P. Terapia ocupacional em neuropsiquiatria e saúde mental. Barueri: Manole; 2021.
4. Monzeli GA, Morrison R, Lopes RE. Histórias da terapia ocupacional na América Latina: a primeira década de criação dos programas de formação profissional. Cadernos Brasileiros de Terapia Ocupacional. 2019;27(2):235-50.
5. Cavalcanti A, Soares LBT, Galvão C. História da terapia ocupacional. In: Cavalcanti A, Galvão CRC. Terapia ocupacional: fundamentos e prática. 2.ed. Rio de Janeiro: Guanabara Koogan; 2023.
6. Allen CK. Occupational therapy for psychiatric diseases: measurement and management of cognitive disabilities. Boston: Little Brown and Company; 1985.
7. Drummond AF. Fundamentos da terapia ocupacional. In: Cavalcanti A, Galvão CRC. Terapia ocupacional: fundamentos e prática. 2.ed. Rio de Janeiro: Guanabara Koogan; 2023.
8. Shimoguiri AFDT, Costa-Rosa A. Do tratamento moral à atenção psicossocial: a terapia ocupacional a partir da reforma psiquiátrica brasileira. Interface – Comunicação, Saúde, Educação. 2017;21(63):845-56.
9. Classificação Internacional de Funcionalidade, Incapacidade e Saúde (CIF). São Paulo: EDUSP; 2020.
10. Occupational Therapy Practice Framework: Domain and Process. 4.ed. Am J Occup Ther. 2020;74(Suppl 2):7412410010p1-7412410010p87.

5 Particularidades da assistência social na psiquiatria

Tatiane Aparecida Bonifacio Agappes

PONTOS-CHAVE

- Vulnerabilidade social.
- Políticas sociais e assistência social.
- Acesso a direitos.
- Rede de apoio.

VINHETA CLÍNICA

Adolescente admitido na Enfermaria do Serviço de Psiquiatria da Infância e Adolescência, por falha no acompanhamento ambulatorial no território, comportamento suicida, risco de auto e heteroagressividade com história de abuso sexual.

Para o estudo social foi realizado um primeiro atendimento com a mãe para o estabelecimento de vínculo de confiança e posteriormente para a avaliação social familiar, em que foi constatada alta vulnerabilidade socioeconômica. Com relação a questões culturais, toda a família materna pertence à religião evangélica, o que influencia a dinâmica familiar e compõe o apoio social, já que os pais se separaram e o genitor reside em outro estado, sem manter nenhum contato que permita o desenvolvimento de um vínculo afetivo com os filhos.

Posteriormente, a escola em que o adolescente estava matriculado foi contatada, com a finalidade de conhecer sua relação interpessoal nesse ambiente e conhecer a participação da família na vida escolar do filho.

Essas informações são fundamentais para auxiliar na compreensão e no fechamento de um diagnóstico.

Após diversas intervenções multiprofissionais houve melhora do quadro psiquiátrico e mediante isso foram iniciados, pela assistente social, o mapeamento e a articulação da rede de proteção e constatada a falta de recursos oferecidos pelo serviço público territorial, sendo assim, após discussão de caso em reunião multiprofissional, foi decidido que o adolescente seria encaminhado para o tratamento de semi-internação no Hospital Dia Infantil (HDI), no qual a família continuaria sendo acompanhada por uma equipe multiprofissional, e o Conselho Tutelar foi notificado para garantir todos os direitos do adolescente respeitados.

No período de tratamento no HDI, o adolescente recebeu todas as intervenções psicológicas individuais e de grupo necessárias, assim como sua mãe. As intervenções sociais estiveram focadas nas questões de vulnerabilidade social, nas quais se possibilitou o auxílio assistencial ao acesso do tratamento, que era diário, com uma visita domiciliar, em que se pôde conhecer a comunidade em que a família reside e as dificuldades encontradas pela mãe para conseguir a proteção necessária dos filhos diante dos riscos expostos pelo ambiente. Ao longo do tratamento foi observada melhora significativa na dinâmica familiar, o que possibilitou uma transição gradativa para o CAPSIJ do território, que também passou a ser acompanhado pelo Conselho Tutelar.

A GARANTIA DE DIREITOS INSERIDA NA PRÁTICA DO ASSISTENTE SOCIAL

Este capítulo tem como objetivo transmitir a atuação do serviço social na prática psiquiátrica, assim como a experiência na integração com os outros profissionais da equipe multiprofissional, em que os atendimentos são realizados nos diferentes níveis de complexidade, entre eles ambulatórios especializados, hospital-dia (infantojuvenil, adulto e geriátrico) e unidades de internação.

Estudos apontam que famílias de baixa renda possuem maior dificuldade no acesso a seus direitos, e isso pode interferir em sua saúde mental, quando a rede de proteção não estiver articulada adequadamente, haja vista que a baixa qualidade de vida poderá afetar a saúde, mesmo na ausência de doença, por abalar o estado psicológico, social ou mental.

Existe pouca literatura direcionada à prática do assistente social na psiquiatria, contudo, a busca pelo aperfeiçoamento profissional é essencial para uma intervenção de qualidade. Isso é corroborado por um dos princípios fundamentais do código de ética profissional[1]: "X. Compromisso com a qualidade dos serviços prestados à população e com o aprimoramento intelectual, na perspectiva da competência profissional"[2]. Ou seja, o assistente social tem a capacitação necessária para fornecer aos usuários as orientações que lhe darão acesso a seus direitos, mas devem frequentemente buscar aperfeiçoamento profissional e atualização sobre políticas sociais e conhecimentos específicos de sua área de atuação.

A prática do assistente social não é um procedimento terapêutico, já que seu conhecimento específico não será aplicado na cura ou na estabilidade de determinada "doença", como médicos, psicólogos, enfermeiros, terapeutas ocupacionais e outros profissionais que compõe a equipe multiprofissional.

O termo "doença" geralmente é interpretado como uma condição médica associada ao diagnóstico, aos sintomas e aos sinais específicos. Entretanto, existem outros fatores e fenômenos que podem ser considerados uma "situação problema". Dessa forma, o assistente social atuará nessa "situação problema" do paciente, ou seja, nas unidades da psiquiatria, as intervenções terão foco o contexto e a dinâmica social em que o paciente está inserido, e poderá interferir direta e indiretamente no tratamento e no acesso à garantia de direitos desses pacientes.

Essas situações estão relacionadas às questões familiares, culturais, comunitárias e sociais, que correspondem ao campo de atuação do serviço social na equipe multiprofissional da saúde mental, em que cada profissional integrará a equipe com seu conhecimento específico. Na prática, independentemente da unidade de atendimento, o assistente social ao analisar o comportamento do sujeito e todas as suas interações sociais deverá ter um olhar crítico sobre determinado fenômeno, mas é essencial que exista o conhecimento de suas causas, pois isso garante o planejamento das intervenções sociais que poderão influenciar a integração da equipe multiprofissional e consequentemente impactará o tratamento do paciente.

Como toda profissão, o serviço social possui vários métodos, sejam eles direcionados a casos, grupos ou comunidade, nos quais serão envolvidas as práticas de observação, avaliação sistemática e formulação do plano de ação. Com isso, cada assistente social tem a liberdade para construir uma metodologia de trabalho mais adequada para sua prática profissional, desde que essa prática seja norteada pelo código de ética do serviço social e das legislações vigentes no país.

A Constituição Federal do Brasil[3] fundamentou e serviu como parâmetro para as outras legislações normativas de nosso país, ou seja, passou a definir as regras a serem cumpridas, além de estabelecer os direitos conquistados ao longo de nossa democracia e controlar o comportamento e as ações dos cidadãos perante a organização da sociedade.

Com base na Constituição Federal foram criadas outras legislações complementares, que se relacionam com as áreas da previdência social, saúde e educação, entre elas está o SUS[4], o Estatuto da Criança e do Adolescente (ECA)[5], o Estatuto da Pessoa Idosa[6] e a Lei n. 10.216/2001[7] que dispõe sobre a proteção e os direitos das pessoas portadoras de transtornos mentais e redireciona o modelo assistencial de atuação de todos os profissionais da saúde mental. Com relação à política de assistência social foi criado o Sistema Único de Assistência Social (SUAS)[8], responsável por promover ações socioassistenciais às famílias e aos indivíduos que se encontram em risco pessoal e social e violação de direitos.

A prática do assistente social na equipe multiprofissional na psiquiatria na unidade ambulatorial, no hospital-dia ou na enfermaria deve ter como base a investigação, o planejamento e proposição de ações interventivas efetivas, de forma competente, ética e principalmente humana, já que, na saúde mental, surgem cada vez mais demandas de alta complexidade. Assim, pode-se inferir que, para que as intervenções sociais tenham eficácia durante o processo de tratamento, é necessário que a família receba apoio social e que a rede de proteção esteja bem articulada. Sendo assim, algumas intervenções sociais são realizadas durante o período de tratamento na psiquiatria:

- **Atendimento familiar:** por meio de atendimentos individuais o assistente social realiza uma entrevista para conhecer sua composição, avaliar a dinâmica entre os membros e fazer o levantamento dos fatores de risco e de proteção que podem impactar no processo de tratamento do paciente. Após essa avaliação, com as informações necessárias, é identificada a complexidade do caso; os de alta complexidade são definidos pelos fatores de risco sofridos pelo paciente, que não tem necessariamente relação com o grau de gravidade do transtorno psiquiátrico apresentado. Os casos que apresentam questões de vulnerabilidade social geralmente são encaminhados para os Centros de Assistência Social do território: o Centro de Referência de Assistência Social (CRAS), que oferece encaminhamentos para os serviços da rede socioassistencial do território; e os Centros de Referência Especializados de Assistência Social (CREAS), cujo atendimento é voltado às pessoas ou às famílias que estão vivendo situações de violação (como violação de direitos) ou risco à vida.
- **Visitas domiciliares e institucionais:** a necessidade de visita domiciliar deverá ser avaliada pela equipe multiprofissional após a discussão de caso. Ela será importante para complementar as informações sobre as questões de vulnerabilidade econômica e comunitária e para avaliar a rede de proteção. Por sua vez, as visitas institucionais serão realizadas em instituições

do território do paciente, com o objetivo de conhecer o equipamento social em que ele está inserido e compreender as dificuldades encontradas pela equipe que poderão influenciar o processo de tratamento.

- **Articulação com rede básica de saúde:** ocorrerá sempre que a equipe avaliar a necessidade de inserção do paciente ou de algum familiar em um atendimento clínico ou de saúde mental, que influenciará o tratamento.
- **Articulação com a educação:** essa articulação ocorrerá especificamente com os pacientes pertencentes ao Serviço de Psiquiatria da Infância e da Adolescência. Quando necessário, é feito o contato com a escola do paciente com o objetivo de compreender a dinâmica da criança ou do adolescente no ambiente escolar e vínculo com os pares e com os profissionais da instituição. Nesses contatos, percebe-se o grau de comprometimento da escola com relação ao aluno e o nível de conhecimento sobre saúde mental dos profissionais.
- **Mapeamento de atividades socializadoras:** o assistente social fará o mapeamento de projetos sociais e estimulará a inserção do sujeito em atividades, nas quais se sinta confortável e motivado a frequentar, e esses grupos, que podem ser religiosos, culturais, esportivos e ambientais, desde que promovam seu bem-estar, aumentem seu repertório social e cultural e o desenvolvimento de suas habilidades sociais, considerando também o interesse e a disponibilidade de frequentar a atividade.

Na prática, o estudo social auxilia na obtenção de maior esclarecimento a respeito da família e o seu papel como primeiro agente socializador, o qual constitui o meio natural para o desenvolvimento físico, emocional e social do sujeito. Além disso, todos os valores existentes na família são determinados pelo tempo e pelo espaço, nos quais receberá influência cultural, social, religiosa e econômica. Dessa forma, as mudanças que ocorrem no grupo familiar dependem de um processo social que não é rápido, e muito menos simples.

É possível perceber a existência de falhas em várias políticas sociais, como nas áreas de saúde, educação e previdência, entretanto, para que haja um tratamento qualificado e integral do paciente é necessário que ocorra uma articulação efetiva da rede de proteção, e essa rede se configura no campo de atuação do assistente social. Por esse motivo, o assistente social, ao integrar a equipe multidisciplinar da psiquiatria, poderá, por meio de seu conhecimento específico, atuar no fortalecimento do vínculo familiar, na orientação sobre acesso a seus direitos e na promoção social, que possibilitará a melhora na qualidade de vida do paciente e maior autonomia em suas funções sociais.

SUGESTÃO PARA APROFUNDAR

- Cidade de São Paulo. Assistência e Desenvolvimento Social. Cras e Creas. 20 out. 2022. Disponível em: https://www.prefeitura.sp.gov.br/cidade/secretarias/assistencia_social/cras/. Acesso em: 22 out. 2023.

REFERÊNCIAS BIBLIOGRÁFICAS

1. Brasil. Lei n. 8.662, de 7 de junho de 1993. Dispõe sobre a profissão de Assistente Social e dá outras providências. Brasília, DF: 1993. Disponível em: https://www.planalto.gov.br/ccivil_03/leis/l8662.htm. Acesso em: 22 out. 2023.
2. Barroso MLS, Terra SH. Código de ética do/a assistente social: comentado. São Paulo: Cortez; 2022. p.130.
3. Brasil. Constituição da República Federativa do Brasil de 1988. Brasília, DF: 1988. Disponível em: https://www.planalto.gov.br/ccivil_03/constituicao/constituicao.htm. Acesso em: 22 out. 2023.
4. Brasil. Lei n. 8.080, de 19 de setembro de 1990. Dispõe sobre as condições para a promoção, proteção e recuperação da saúde, a organização e o funcionamento dos serviços correspondentes e dá outras providências. Brasília, DF: 1990. Disponível em: https://www.planalto.gov.br/ccivil_03/leis/l8080.htm. Acesso em: 22 out. 2023.
5. Brasil. Lei n. 8.069, de 13 de julho de 1990. Dispõe sobre o Estatuto da Criança e do Adolescente e dá outras providências. Brasília, DF: 1990. Disponível em: https://www.planalto.gov.br/ccivil_03/leis/l8069.htm. Acesso em: 22 out. 2023.
6. Brasil. Lei n. 10.741, de 1º de outubro de 2003. Dispõe sobre o Estatuto da Pessoa Idosa e dá outras providências. Brasília, DF: 2003. Disponível em: https://www.planalto.gov.br/ccivil_03/leis/2003/L10.741compilado.htm. Acesso em: 22 out. 2023.
7. Brasil. Lei n. 10.216, de 6 de abril de 2001. Dispõe sobre a proteção e os direitos das pessoas portadoras de transtornos mentais e redireciona o modelo assistencial em saúde mental. Brasília, DF: 2001. Disponível em: https://www.planalto.gov.br/ccivil_03/leis/leis_2001/l10216.htm. Acesso em: 22 out. 2023.
8. Brasil. Lei n. 12.435, de 6 de julho de 2011. Altera a Lei n. 8.742, de 7 de dezembro de 1993, que dispõe sobre a organização da Assistência Social. Brasília, DF: 2011. Disponível em: https://www.planalto.gov.br/ccivil_03/_ato2011-2014/2011/lei/l12435.htm. Acesso em: 22 out. 2023.

6

A arte de cuidar

Francisco Lotufo Neto

PONTOS-CHAVE

- O mais importante na relação de cuidado é o calor humano, o interesse genuíno, a integridade da pessoa do cuidador.
- Ouvir longa e apaixonadamente.
- A aliança terapêutica.
- O resumo, o reflexo, a paráfrase, a empatia, a compaixão.
- O validar empático: responder ao conteúdo, aos sentimentos e ao significado.

"Certo dia, ao atravessar um rio, Cuidado viu um pedaço de barro. Logo teve uma ideia inspirada. Tomou um pouco de barro e começou a dar-lhe forma. Enquanto contemplava o que havia feito, apareceu Júpiter. Cuidado pediu-lhe que soprasse espírito nele. O que Júpiter fez de bom grado. Quando, porém, Cuidado quis dar um nome à criatura que havia moldado, Júpiter o proibiu. Exigiu que fosse imposto o seu nome. Enquanto Júpiter e Cuidado discutiam, surgiu, de repente, a Terra. Quis também ela conferir o seu nome à criatura, pois fora feita de barro, material do corpo da terra. Originou-se então uma discussão generalizada. De comum acordo pediram a Saturno que funcionasse como árbitro. Este tomou a seguinte decisão que pareceu justa: Você, Júpiter, deu-lhe o espírito; receberá, pois, de volta este espírito por ocasião da morte dessa criatura. Você, Terra, deu-lhe o corpo; receberá, portanto, também de volta o seu corpo quando essa criatura morrer. Mas como você, Cuidado, foi quem, por primeiro, moldou a criatura, ficará sob seus cuidados enquanto ela viver. E uma vez que

> entre vocês há acalorada discussão acerca do nome, decido eu: esta criatura será chamada Homem, isto é, feita de húmus, que significa terra fértil."[1]

Para um cuidar efetivo o profissional de saúde deve refletir sobre alguns pressupostos e buscar vivê-los. É preciso crer na dignidade e no valor da pessoa; reconhecer sua liberdade de determinar seus próprios valores e objetivos; ela tem o direito de escolher e manter seu estilo de vida; tem responsabilidade por si mesma, pelos outros e pelo ambiente e tem potencial de evolução e mudança.

> "Sentava na beira da cama com a pobre pessoa e conversava sobre sua história de vida, problemas familiares, dificuldades para pagar as contas, os dentes da criança que não a deixava dormir... Despertava neles uma reação emocional de simpatia. Era o pai indulgente, e o hospital a mãe calorosa, com a equipe de enfermagem por ele treinada." (Jeliffe apud Shorter, 1997[2])

Carl Rogers deixou muito claro a importância da aceitação e da visão positiva incondicional sobre a pessoa e a necessidade do cuidador oferecer um ambiente rico em calor humano, respeito e empatia. Quais características ou comportamentos do cuidador levam a mudanças efetivas na pessoa que busca ajuda? Os ingredientes terapêuticos centrais são as habilidades interpessoais e de relacionamento do ajudador. Importante sua integridade, sua maturidade e o relacionamento congruente.

O cuidador precisa saber criar uma atmosfera adequada e sagrada, ter calor humano, estar presente e ter visão positiva incondicional da pessoa, além de ser genuíno, autêntico e natural, aceitar incondicionalmente quem busca ajuda como é e ter empatia e compaixão.

Empatia é estar com a pessoa e ouvi-la, entender o significado para a pessoa dos temas trazidos, olhar os fatos na perspectiva da pessoa que busca cuidado e procurar compreender e saber comunicar o que foi apreendido. A compaixão é a tentativa de acalmar e confortar o outro, é colocar em prática, em ação, a empatia.

No primeiro encontro é importante plantar a semente de uma aliança e iniciar seu cultivo. É preciso concordar sobre a natureza do problema principal que será o foco de cuidado, bem como sobre os alvos de mudança. É preciso cuidar do contexto, do mobiliário e da decoração da sala de espera e de atendimento. Tudo deve estar pronto para focar nos problemas de quem será cuidado e facilitar a comunicação aberta. Um lugar ordenado, limpo, familiar e aconchegante, com cadeiras confortáveis uma diante da outra sem barreiras entre elas. Evitar interrupções e interferências, como assinaturas urgentes, chamadas telefônicas, alguém que precisa de uma informação rápida...

O cuidador deve estar concentrado no que acontece ali, criando a aliança e aumentando a relação de confiança. A pessoa deve sentir que existe o desejo de ajudar e que nada é mais importante naquele momento. Calor humano e hospitalidade são essenciais para comunicar um interesse intenso pelas experiências da pessoa, de modo que isso a motive a se envolver no processo de cuidado. As regras culturais devem ser respeitadas, o agir deve sempre ser profissional. Lembrar de que pedir ajuda pode ser uma experiência nova e eliciadora de ansiedade.

Ao se apresentar, o cuidador deve se identificar, falar de suas qualificações, informar se há um supervisor e quem ele é. Conversar sobre a frequência, horários e a duração estimada dos encontros, combinar o pagamento se for o caso, e estabelecer uma política de faltas e atraso. O modo como o cuidador usa o contato telefônico e outras mídias sociais deve ficar claro. Quando for o caso, alertar sobre limites legais e éticos.

Ao preparar o encerramento desse primeiro encontro, o objetivo precisa estar claro e eventuais tarefas precisam ser combinadas. Um estilo de encerramento deve ser estabelecido, avisando com alguns minutos de antecedência ou usando algum sinal sonoro.

Ao encerrar, usar das cortesias habituais, fazer uma declaração conclusiva por meio de afirmações curtas e diretas, resumir pontos importantes abordados e pedir uma síntese da pessoa sobre o que ela achou relevante no encontro.

Estudiosos da relação de ajuda e cuidado observaram que os profissionais efetivos usam com frequência alguns comportamentos: resumos, paráfrases, identificação de sentimentos e os dizeres e validação de relatos e sentimentos. Para isso a empatia é fundamental. É preciso prestar atenção nos sentimentos despertados em si mesmo, sempre se perguntar "se isto estivesse acontecendo comigo o que eu sentiria?".

Procure por meio de sua linguagem não verbal comunicar interesse, pois isso tende a provocar uma resposta recíproca. Coloque-se diante da pessoa, estabeleça contato visual, incline seu corpo para a frente e acompanhe os movimentos da pessoa no decorrer do encontro.

É muito importante validar a experiência da pessoa. Isso ocorre por intermédio de três maneiras de responder: ao conteúdo, ao sentimento e ao significado.

Ao responder ao conteúdo o cuidador procura esclarecer os ingredientes críticos das experiências relatadas (quem, o que, por que, quando, onde e como). Uma boa resposta refaz o que o ajudado expressou de forma nova. Questões básicas capacitam os profissionais a determinar se os ajudados se referiram a tudo o que é preciso saber. Parafrasear o conteúdo expresso pelo ajudado faz uma síntese do que o cuidador escutou em suas próprias palavras. Procura-se captar os principais pontos em uma frase curta. Isso garante que o ajudado possa compreender claramente o sumário feito pelo ajudador. Por exemplo: "Você estava embevecido pela paisagem, não percebeu o degrau, caiu, torceu o pé, feriu o joelho e sente muita dor".

Responder ao conteúdo é uma preparação para responder aos sentimentos. O cuidador deve ser um espelho da experiência emocional do ajudado. Mostra-se explicitamente o nível de compreensão sobre os sentimentos. Esses podem ser expressos verbal ou indiretamente pelo tom de voz ou pela descrição da situação na qual a pessoa se encontrava. Procure identificar a categoria geral do sentimento (felicidade, raiva, tristeza, confusão, medo...) e sua intensidade (forte, média ou fraca). Perceba primeiro o sentimento geral e depois busque os mais específicos. Uma pessoa que se machucou durante uma viagem provavelmente se sentirá triste (sentimento geral), mas também pode se sentir desencorajado..., excitado..., furioso..., inseguro...

O conteúdo permite que se entenda o significado do sentimento. A resposta que capte tanto o sentimento quanto o conteúdo das expressões é preciosa. O significado permite colocar juntos o sentimento e o conteúdo. Fornece o significado intelectual e emocional das expressões usadas.

A resposta ao significado dá sentido ao sentimento e ao conteúdo e permite que a pessoa se sinta compreendida.

- "Você está dizendo que_____" [conteúdo].
- "Você se sente___" [sentimento].
- "Você se sente ____ e _____" [sentimento específico].
- "Você se sente___ e ____ porque____" [capta sentimento e conteúdo].
- "Você caiu e se machucou, sentiu muita dor, chorou e ficou muito triste, pois esta viagem era seu sonho e precisou interrompê-la..."
- "Você teve um desmaio, ficou com dificuldade para falar e sentiu medo e insegurança achando que teve um derrame..."
- "O vizinho a xingou, você ficou com muito medo e raiva e não sabe como proceder para proteger seus filhos..."
- "Seus pais agendaram esta consulta, você não queria estar aqui, sente-se insegura a meu respeito porque eu posso não ser capaz de compreender você..."

Se a resposta for acurada, ela facilitará explorações posteriores do ajudado em relação à própria experiência e permitirá uma aliança de trabalho sólida e duradoura.

Estar atento a esses recursos e praticá-los ajudará a estabelecer uma relação terapêutica e um vínculo de cooperação que facilitará a melhora das pessoas que buscam serem cuidadas. Lembrar de que a técnica é importante, mas muito mais é o que se passa dentro de nós.

"A letra mata, mas o espírito vivifica." (II epístola de Paulo aos Coríntios 3.6)

SUGESTÕES PARA APROFUNDAR

- Boff L. Saber cuidar: ética do humano – compaixão pela terra. Petrópolis: Vozes; 2012.
- Tournier P. Para melhor compreender-se no matrimônio. São Leopoldo: Sinodal; 2018.
- Universidade de São Paulo (USP). PRCEU. Introdução a arte da ajuda e do cuidado (plataforma de cursos de extensão da USP). Disponível em: https://cursosextensao.usp.br/course/view.php?id=3526.
- Instituto de Psiquiatria do Hospital das Clínicas da Faculdade de Medicina da Universidade de São Paulo (IPq-HCFMUSP). Departamento de Psiquiatria. Aprender a ajudar e cuidar (plataforma de curso do IPq-HCFMUSP, mesmo teor do curso Introdução à arte da ajuda e do cuidado). Disponível em: https://cursospsiquiatria.com.br/#.

REFERÊNCIAS BIBLIOGRÁFICAS

1. Higino. Fábulas. Madrid: Ediciones Clásicas; 1997.
2. Shorter E. A history of psychiatry: from the era of the asylum to the age of prozac. London: Wiley; 1998.
3. Auger L. Comunicação e crescimento pessoal – a relação de ajuda. São Paulo: Loyola; 1981.
4. Carkhuff RR. A arte de ajudar VI. Belo Horizonte: Cede; 1987.

7

Entrevista e formulação de casos

Liana Silva Tortato

PONTOS-CHAVE

- Entrevista é o momento da coleta de informações sobre um paciente pelo profissional de saúde que ocorre em tempo e espaço determinados.
- Formulação de caso é uma maneira de organizar dados que possibilita melhor visualização de mecanismos envolvidos no processo de adoecimento e direcionamento do tratamento.
- Há mais de um modo de formular um caso, o biopsicossocial busca evitar o reducionismo biológico, incluindo também aspectos psicológicos e sociais.
- O modelo de 4 P considera fatores predisponentes, precipitantes, perpetuantes e protetores para o adoecimento. Ele pode ser aplicado para pensar sobre aspectos psicológicos, biológicos ou sociais.
- A estruturação de uma formulação bem-feita pode viabilizar a execução de uma abordagem interdisciplinar mais coordenada, organizada e harmônica.

VINHETA CLÍNICA

Paciente de 30 anos, filha única, formada em Direito, casada (separada), nunca trabalhou e mora com os pais. Apresenta-se agitada e engajada em responder às perguntas que lhe são feitas, mas desviando do tema com frequência. Ela tem uma narrativa confusa e pouco linear, diz não precisar de ajuda porque já está em tratamento com um psiquiatra em que confia. A mãe da paciente informa que, mesmo tomando a medicação "direitinho" (em uso de sertralina), a filha tem dormido apenas poucas horas por noite, tem se envolvido amorosamente com muitas pessoas do bairro e tem usado ▶

roupas mais sensuais que o habitual. Além disso, refere que a filha tem estado irritada e extrovertida, embora costume ser mais introvertida e quieta. Relata que os sintomas começaram há 3 semanas, após o término do casamento da paciente, e que a filha já teve episódios depressivos prévios, mas nunca tinha ficado assim. A avó materna da paciente fez tratamento para psicose maníaco-depressiva, com a qual lutou ao longo de toda a vida. Conta que precisou cuidar muito da própria mãe durante a infância da filha e acabou não dando tanta atenção à menina. Percebe a filha como alguém "carente", dependente de afeto e que não esperava por um término no casamento naquele momento.

Tabela 1

Pergunta-gatilho	Formulação biológica	Formulação psicológica	Formulação social
Por que ela?	História individual de episódios depressivos, história familiar de bipolaridade	Carência afetiva, vínculo de dependência com o ex-marido?	Poucos vínculos além do ex-marido e da família, poucos espaços de pertencimento
Por que agora?	Estressor interpessoal como gatilho para episódio de humor?	Término do casamento	Perda de apoio social importante
O que mantém?	Ausência de crítica sobre a doença e tratamento farmacológico inadequado	Sensação de solidão, busca por afeto por meio do sexo?	Ausência de outras fontes de apoio estruturadas além da família
Qual o apoio?	Mãe da paciente parece suportiva	Boa crítica de familiares sobre fragilidades interpessoais da paciente	Inteligente, formação em ensino superior, possibilidade de criar espaços de pertencimento

Diagnósticos diferenciais

Transtorno afetivo bipolar tipo I – episódio de mania, transtorno afetivo bipolar tipo II – episódio de hipomania, reação aguda ao estresse? Transtorno de personalidade *borderline*?

Avaliação de riscos

Paciente com risco de exposição social, de infecção por infecções sexualmente transmissíveis e de contração de dívidas. Necessita de maior investigação quanto aos fatores de proteção para mitigar esses riscos, bem como avaliação detalhada do real risco para cada uma dessas situações.

Plano de tratamento

Com base nesta vinheta, um plano de tratamento deveria considerar a psicoeducação sobre o diagnóstico mais provável (transtorno afetivo bipolar – episódio de mania), o manejo dos sintomas com farmacoterapia adequada (estabilizador de humor), a garantia de adesão às medicações prescritas com a tomada supervisionada, o trabalho terapêutico voltado para o aumento da autoeficácia e da sensação de autonomia, a ampliação de vínculos sociais, a retomada de atividades produtivas de interesse para a paciente, a proteção social com saídas supervisionadas até que a paciente tenha maior controle sobre seus impulsos ou o incentivo ao uso de preservativos e de contraceptivos orais como medida de contenção de risco.

INTRODUÇÃO

Entrevista refere-se a um encontro formal entre duas ou mais pessoas em data e local determinados para avaliar ou obter informações de algum dos envolvidos no evento. É impossível falar sobre entrevista e formulação de caso em psiquiatria sem passar por uma breve reflexão a respeito de quais dados seriam relevantes e necessários de se obter nesse contexto. Considerando-se que o objeto de estudo da psiquiatria consiste em fenômenos que se apresentam à consciência, precisamos é necessário, ao longo de uma entrevista, coletar dados que possibilitem uma descrição consistente e válida a respeito da apresentação, da existência e das queixas do paciente. Isso tudo deve ser feito de modo a construir uma formulação de caso útil em termos de diagnóstico, prognóstico e orientações de tratamento. Assim sendo, é importante que a entrevista seja organizada, mas não rígida e que seja capaz de usar as descrições subjetivas das experiências do paciente para a detecção de sinais e sintomas que indiquem as principais áreas de sofrimento, orientando um diagnóstico válido e replicável por outros entrevistadores que avaliem o mesmo paciente.

À coleta de dados derivada de uma boa entrevista, segue-se a organização de uma formulação. Uma boa formulação organiza as informações obtidas da narrativa do paciente, de seus familiares, de documentos médicos e de exames em um sumário coerente, sucinto e significativo a ponto de orientar um plano de tratamento. Em outras palavras, fazer uma formulação significa dispor das informações colhidas durante a entrevista de acordo com determinado modelo teórico, de forma a ampliar a compreensão de dados aparentemente conflitantes, dando um sentido para o surgimento do problema em foco e ajudando no direcionamento de um plano terapêutico eficaz. Como o contexto no qual os fenômenos da consciência ocorrem é de extrema relevância, a formulação usada como base para este capítulo será de orientação biopsicossocial, a qual é especialmente útil para a condução de casos complexos.

ENTREVISTA PSIQUIÁTRICA

O tipo de entrevista psiquiátrica possível variará de acordo com o tempo disponível e o ambiente no qual ela acontece. Este capítulo terá o enfoque na entrevista feita sem restrições importantes de tempo e fora de um ambiente de emergência, baseada em uma perspectiva fenomenológica semiestruturada.

A validade dos dados obtidos em uma entrevista depende, em grande medida, do estabelecimento de um bom vínculo. O vínculo se constrói com base na demonstração de um interesse genuíno pelo paciente, pela descrição de suas vivências, experiências e significados atribuídos a elas. Ele começa na coleta dos dados pessoais. Os dados pessoais a serem obtidos durante a identificação são: nome, idade, número de irmãos, procedência, pessoas com quem mora, formação acadêmica, ocupação e religião. Falar sobre esses aspectos dá início à entrevista e leva o entrevistador a entender um pouco sobre o contexto social no qual o indivíduo se constitui como tal.

A abertura da entrevista se dá com base na queixa e na duração. Na psiquiatria, a queixa apontará para o que o paciente entende como sendo seu problema central naquele momento. É importante que não sejam tiradas conclusões precipitadas a respeito do que o paciente fala. Se alguém diz que o que traz à consulta são "sintomas ansiosos", não se deve supor que o conceito de ansiedade do paciente equivale ao do entrevistador. É necessário esmiuçar o significado de ansiedade para aquele indivíduo com perguntas do tipo "O que você quer dizer com 'sintomas ansiosos'?". Lembre-se sempre de ser empático e acolhedor, evitando invalidar queixas que não sejam claras em um primeiro momento.

O corpo da entrevista concerne ao tempo de duração dos sintomas, aos fenômenos que o acompanham, às situações nas quais ele aparece, aos motivos de incômodo, aos prejuízos causados pelo quadro, às modificações de vida que ele provoca, a como outras pessoas percebem ou não essas alterações, à avaliação de risco, à investigação de episódios prévios semelhantes, além de doenças clínicas comórbidas, história familiar e uso de substâncias lícitas ou ilícitas. O corpo da entrevista é demasiado denso e frequentemente complexo, com risco de incorrer em falhas. É comum entrevistadores iniciantes se perderem no tempo ou coletarem dados em demasia, sem significância para aquele momento. Uma forma de evitar coleta de dados excessivamente demorada e sem direcionamento é manter o foco inicial nos problemas presentes e, apenas se houver tempo, explorar mais a fundo problemas prévios.

O fechamento da entrevista abarca a devolutiva sobre o que foi conversado e a proposta de tratamento. Nesse momento, a habilidade de formular o caso de maneira ordenada, sucinta e com propostas de abordagem factíveis é imprescindível. Lembre-se que de a formulação de caso é uma ferramenta voltada para a organização das informações e direcionada para a terapêutica, ou seja, é o instrumento ideal para esse momento da consulta.

FORMULAÇÃO DE CASOS

Formulação biopsicossocial

O uso da formulação de vertente biopsicossocial no contexto deste capítulo foi escolhido visando aproveitar a principal preocupação desse tipo de concepção no que diz respeito aos transtornos psiquiátricos. Busca-se fugir do reducionismo neurobiológico, garantindo a inclusão dos fatores psicológicos e sociais na compreensão dos casos. Além disso, será usado o modelo dos quatro P (fatores predisponentes, precipitantes, perpetuantes e protetores) para contribuir ainda mais com a facilidade de organização da formulação em cada um dos aspectos observados.

Formulação biológica

Compreende a história familiar do paciente, os fatores genéticos envolvidos, o neurodesenvolvimento, as características cognitivas, de temperamento e de comorbidades médicas.

Formulação psicológica

Consiste em dados que descrevem o desenvolvimento emocional, a estrutura de personalidade, a autoestima, a crítica sobre os problemas, os mecanismos de defesa, os padrões de comportamento, as distorções cognitivas, as reações típicas e as estratégias de tolerância ao estresse.

Formulação social

Alguns componentes importantes da formulação social são: relações entre pares, ocupação, acesso a recursos financeiros, condição socioeconômica, rede de suporte, vínculos familiares e de amizade, envolvimento em grupos de esportes e religiosos e influências culturais e étnicas.

Para facilitar a compreensão, será usada uma vinheta clínica, seguida de um exemplo de formulação.

MODELO DOS 4 P E PERGUNTAS-GATILHO PARA CADA UM DOS ELEMENTOS

Para todos os componentes da formulação, é possível fazer essas perguntas como forma de organizar melhor a correlação entre os dados de cada esfera:

- Fatores predisponentes: por que essa pessoa?
- Fatores precipitantes: por que agora?
- Fatores perpetuantes: o que mantém os sintomas?
- Fatores protetores: qual o ponto de apoio?

OUTROS ELEMENTOS IMPRESCINDÍVEIS EM UMA FORMULAÇÃO COMPLETA

- Diagnóstico diferencial: inclui métodos diagnósticos complementares e exames.
- Avaliação de risco: avaliar tanto riscos de violência auto ou heterodirecionada quanto riscos de exposição social, de prejuízo funcional e de não adesão ao tratamento.
- Plano de tratamento: deve ser um plano abrangente, direcionado ao sistema como um todo, considerando os recursos disponíveis e a possibilidade de adesão às medidas propostas.

PAPEL DA FONOAUDIOLOGIA, DA FISIOTERAPIA, DA TERAPIA OCUPACIONAL E DO SERVIÇO SOCIAL

O papel da fonoaudiologia, da fisioterapia, da terapia ocupacional e do serviço social varia a depender do paciente entrevistado e de como a formulação de caso for feita. Fato é que uma formulação abrangente favorece a visualização do paciente por mais de uma perspectiva e permite observar quando cada um dos componentes se sobrepõe, quando se entrelaçam e quando se separam. Para que haja uma abordagem interdisciplinar efetiva, é imprescindível saber quais as possíveis áreas de atuação de cada um dos participantes da equipe, bem como entender quais os pontos passíveis de serem trabalhados em conjunto. Por fim, é importante saber também como as intervenções feitas de um lado poderiam potencializar ou prejudicar os esforços de outro. Dessa forma, torna-se possível orquestrar os movimentos de cada um, evitando perda de eficiência dos tratamentos e condutas que se choquem.

SUGESTÃO DE *PODCAST*

PQU Podcast:

- Episódio 3: https://open.spotify.com/episode/7648dvH5zG3OnBEyzvKakm?si=BO_zOVBCTLCB9Ewx2mmreQ. Acesso em: 29 out. 2023.
- Episódio 51: https://open.spotify.com/episode/6NnyR3xpzK0C70XfvCavLW?si=KljRvBn-Rgek6dOYFaGUMg.
- Episódio 69: https://open.spotify.com/episode/0cm98luKU2HgRje20WJscT?si=h0RvNsBERkSmh4XutPCT6w. Acesso em: 29 out. 2023.

REFERÊNCIAS BIBLIOGRÁFICAS

1. Campbell WH, Rohrbaugh RM. The biopsychosocial formulation manual. New York: Routledge; 2006.
2. Henderson SW, Martin A. Case formulation and integration of information in child and adolescent mental health. In: Rey JM (ed.). IACAPAP e-textbook of child and adolescent mental health. Geneva: International Association for Child and Adolescent Psychiatry and Allied Professions. Geneva: International Association for Child and Adolescent Psychiatry and Allied Professions; 2014.
3. Kramer U (org.). Case formulation for personality disorders: Tailoring psychotherapy to the individual client. Elsevier/Academic Press; 2019.
4. Nordgaard J, Sass LA, Parnas J. The psychiatric interview: validity, structure, and subjectivity. Eur Arch Psychiatry Clin Neurosci. 2013;263(4):353-64.
5. Tasman A, Kay J, Ursano RJ (orgs.). The psychiatric interview: evaluation and diagnosis. Oxford: John Wiley & Sons; 2013.

8

A pessoa com dor crônica

Cibele Andrucioli de Mattos-Pimenta

PONTOS-CHAVE

- O objetivo deste capítulo é fornecer uma visão geral sobre dor aguda e crônica.
- Conceituações sobre dor.
- Aspectos básicos da fisiopatologia da dor.
- Princípios da avaliação da dor.
- Principais componentes terapêuticos.
- Cada profissional precisará ampliar o estudo para compreender os detalhes e as especificidades de sua atuação.

DOR: CONCEITOS BÁSICOS E CLASSIFICAÇÃO

Dor é uma experiência sensorial e emocional desagradável, associada ou semelhante àquela associada a dano real ou potencial ao tecido.

Dor crônica é a dor persistente ou recorrente por mais de 3 meses e é multifatorial: fatores biológicos, psicológicos e sociais. Esses fatores contribuem para a síndrome de dor[1].

Ao analisar essa definição, nota-se:

- A dor pode ser um sintoma ou uma doença em si.
- É possível ter dor sem dano tecidual, e a relação quantidade de tecido lesado e intensidade da dor pode não ser direta.
- A nominação e a vivência de dor são aprendidas pelas experiências de vida, influenciadas por fatores biológicos, psicológicos e sociais.

- A experiência dolorosa é pessoal e privada, portanto, deve ser respeitada.
- A dor precisa ser comunicada/tornada "visível", e isso é feito por meio de relato verbal e outros comportamentos dolorosos observáveis (gemido, choro, imobilidade, restrição de movimentação, massageamento de parte do corpo, face de sofrimento e uso de analgésicos, entre outros).

A dor pode ser aguda ou crônica. A dor aguda segue-se à lesão tecidual, tem função de alerta/adaptativa – avisar o indivíduo que algo está errado para que esse possa procurar ajuda, imobilizar a área acometida e se restaurar. É um sintoma, por isso curada a lesão, na quase totalidade das vezes a dor desaparece. Em pequena parcela dos casos, a dor aguda pode se tornar crônica. É uma experiência universal, vivenciada pelos indivíduos muitas vezes ao longo da vida. Interfere no bem-estar e na funcionalidade por períodos limitados.

A dor crônica é aquela que persiste ou recorre por mais de 3 meses e, muitas vezes, não tem função adaptativa. Em significativa parcela de pessoas há alterações na movimentação, no desempenho das atividades de vida diária, na capacidade para o trabalho, no humor, na vida familiar, na vida sexual e em outros aspectos da vida social, resultando na "deformação", na interpretação dos fatos (crenças disfuncionais, pensamento negativista, catastrófico etc.), comportamentos disfuncionais (imobilidade excessiva e falsamente protetora) e sofrimento emocional. A dor crônica pode ser neuropática (lesão parcial ou total de alguma estrutura do sistema nervoso sensitivo, periférico ou central); nociceptiva (relacionada a lesões de vísceras, músculos, tendões, ossos, pele etc.) ou mista.

A prevalência de dor crônica difere entre crianças, adultos e idosos (e entre as idades de cada uma dessas faixas etárias), depende do tipo de ocupação, da presença e da natureza de comorbidade(s), entre outras características. Difere também de acordo com o tipo de amostra do estudo (comunitária ou hospitalar), tipo de inquérito (por telefone, presencial, entrevista ou questionário), tipo de critério utilizado para caracterizar dor crônica etc., o que impossibilita um dado único sobre prevalência, mas estima-se que ocorra em cerca de 10 a 40% da população geral. Cefaleias, lombalgias, dores articulares e em membros inferiores estão entre as mais frequentes.

A dor crônica está entre as primeiras causas de afastamento do trabalho e de procura pelo sistema de saúde, mas é importante enfatizar que a incapacidade e o sofrimento não são iguais em todos os quadros dolorosos crônicos ou em todas as pessoas com dor crônica. Portanto, a necessidade e a complexidade de tratamento variam.

A 11ª edição da Classificação Internacional de Doenças (CID-11) propôs nova classificação de dor, incluindo diagnósticos como dor crônica (MG30), dor aguda (MG31) e dor inespecífica (MG3Z). Incluem-se também os conceitos dor crônica primária e dor crônica secundária.

A dor crônica primária é aquela em que a dor é a queixa única ou principal e, nesses casos, a dor é a doença em si. São exemplos a fibromialgia, a enxaqueca e a dor lombar não específica.

A dor crônica secundária é aquela decorrente de uma doença subjacente e é classificada em seis subcategorias:

- Dor crônica relacionada ao câncer.
- Dor crônica pós-traumática e pós-cirúrgica.
- Dor musculoesquelética secundária crônica.
- Dor visceral crônica secundária.
- Dor neuropática crônica.
- Cefaleia secundária crônica ou dor orofacial.

Nesses casos, a dor crônica pode ser entendida como um sintoma. São exemplos a dor do câncer e a relacionada a artrites e artroses.

O código de dor crônica permite a adição de detalhes, como especificação anatômica (escrever local), presença de fator psicossocial (sim ou não), gravidade da dor (sem dor, leve, moderada ou intensa), gravidade da dor:

- Grau 1: sem estresse, estresse leve, estresse moderado, estresse intenso.
- Grau 2: sem interferência da dor, interferência da dor leve, interferência da dor moderada, interferência da dor intensa.
- Padrão temporal: intermitente, persistente e persistente com pioras sobrepostas.

O reconhecimento mais ampliado do que seja dor crônica pela OMS-CID permitirá melhor diferenciação da gravidade (incapacidade e sofrimento) da dor crônica, a inclusão de tratamentos mais abrangentes (multimodais) nos casos que necessitarem e de diferentes profissionais no plano terapêutico.

PRINCÍPIOS DA FISIOPATOLOGIA DA DOR

A regulação da dor requer o equilíbrio entre o sistema nociceptivo e modulador de dor. Após a lesão celular, de natureza física, térmica ou química, há liberação no local de mediadores inflamatórios como histamina, prostaglandinas, citocininas, entre outros, maior afluxo de sangue no local e chegada de elementos para restaurar a lesão. Essas substâncias também excitam as terminações nervosas livres das fibras sensitivas e despolarizam a membrana neuronal. Esse impulso é levado ao corno posterior da medula espinhal de onde, por meio de tratos espinotalâmicos e espinorreticulares, ascende até a córtex cerebral. Nesse percurso há a ativação do sistema neurovegetativo que resulta em taqui ou bradicardia, taqui ou bradipneia, aumento ou diminuição da pressão arterial, entre outras, e a sensibilização do sistema ativador reticular ascendente, que resulta em manutenção da vigília e em distúrbios do sono (insônia, despertar noturno e sono não repousante).

Do tálamo o estímulo doloroso é projetado para áreas corticais, sensitivas ou não, e estruturas do sistema límbico. Da interação entre essas áreas e estruturas, as informações são integradas ao estado emocional, às memórias preexistentes, que influem na apreciação cognitiva da experiência dolorosa e é atribuído conteúdo afetivo à dor (raiva, medo, desconforto, tristeza etc.). A percepção final da dor (onde é, como é, quanto é, que emoções provoca, a que pode ser atribuída, quão desconfortável é) envolve todos esses aspectos.

O sistema descendente supressor de dor modula a atividade do sistema nociceptivo. É composto de elementos presentes na medula espinal, no tronco encefálico, no tálamo e em estruturas subcorticais e no córtex. Exerce sua ação por meio de tratos descendentes que se projetam na medula espinal, e tratos ascendentes, da medula espinal até estruturas encefálicas. O corno posterior da medula espinhal, ativado por estímulos proprioceptivos, envia essas informações para estruturais mais rostrais que ativam o sistema opioide endógeno. Aspectos emocionais e cognitivos também podem ativar o sistema opioide endógeno e neurotransmissores como encefalinas, serotonina, noradrenalina, dopamina, ácido gama-aminobutírico (GABA) e glutamato, entre outros, atuam inibindo ou facilitando vias e centros que conduzem o estímulo doloroso. Disso resulta maior ou menor percepção da dor.

PRINCÍPIOS DA AVALIAÇÃO DA PESSOA COM DOR

A avaliação da pessoa com dor compreende entrevista e exame físico do quadro doloroso da área lesada, do sistema neurológico e musculoesquelético, do funcionamento da pessoa na vida de relação e no desempenho de atividades de vida diária. Podem ser utilizados questionários, escalas, diários de dor etc. Visa identificar a natureza da dor (aguda, crônica primária e crônica secundária); as estruturas envolvidas (vísceras, músculos, nervos); as características da dor (início, local-onde, intensidade-quanto, qualidades-como, periodicidade duração, padrão evolutivo); fatores de melhora e piora e sintomas associados; o impacto da dor na funcionalidade física, psíquica, bem-estar da pessoa e a efetividade da terapêutica. Quer-se também estabelecer outras condições/diagnósticos que podem estar presentes decorrentes da causa da dor (imobilidade ou respiração superficial pós-cirurgia), da persistência da dor (depressão, prejuízos do sono, negativismo, isolamento social) ou de efeitos indesejáveis dos tratamentos (constipação intestinal, alteração de atenção, relacionados aos opioides ou psicotrópicos).

Na dor aguda há ênfase no alívio, no ajuste e no controle dos efeitos colaterais dos medicamentos e no desempenho das atividades de vida diária (dormir, comer, respirar de forma adequada, deambular/movimentar-se). As palavras-chave no controle da dor aguda são vigilância (dor, outros sintomas, atividades de vida diária), ajustes frequentes e orientação ao doente/à família.

Na dor crônica primária, a ênfase da avaliação e o tratamento devem ser na funcionalidade física, no humor, nas atividades laborais, na vida familiar, na vida sexual, na interação social e no alívio da dor. Especial atenção deve-se dar à adesão ao tratamento, que deve ser abrangente e envolver atividade física, meios físicos, medicamentos, educação e psicoterapias. As palavras-chave relacionados a esses doentes são educação, ajuste de crenças, expectativas e comportamentos disfuncionais, estímulo a manter-se ativo e suporte emocional.

Na dor crônica secundária há especial atenção à evolução e ao tratamento da doença/condição que causa a dor. A ênfase da avaliação deve ser na doença e nas características da dor, mas considerando tratar-se de um quadro de dor prolongada e que a dor prolongada pode prejudicar o funcionamento físico, psíquico e social, deve-se avaliar também a funcionalidade física, o humor, as atividades laborais, a vida familiar e a interação social. Também nesse caso o tratamento deve abrangente e a adesão deve ser avaliada. As palavras-chave relacionadas a esses doentes são educação, ajuste de crenças, expectativas e comportamentos disfuncionais, estímulo a manter-se ativo e suporte emocional.

TRATAMENTO DA PESSOA COM DOR

Para abarcar a complexidade da dor, especialmente das dores crônicas, a proposta terapêutica deve ser multimodal – tratamentos diversos que atuem nos processos de nocicepção, transmissão, interpretação e modulação da dor. O tratamento envolve o uso de medicamentos, atividade física, meios físicos, educação e psicoterapia, entre outros, e, em menor número, ações intervencionistas (bloqueios nervosos, neurocirurgias aumentativas ou ablativas).

O tratamento da dor aguda requer basicamente o uso de medicamentos analgésicos e de meios físicos, bem como educação. Visa o alívio da dor e a boa funcionalidade física (movimentação, respiração, alimentação, sono e humor adequados), buscando a prevenção de complicações. Os analgésicos a serem utilizados são acetaminofeno, dipirona ou anti-inflamatórios não esteroidais (AINE) e opioides/opiáceos, reservados para dores mais intensas. Os AINE aliviam a dor pela redução da inflação, e os opioides atuam ligando-se aos receptores opioides presentes em todo o sistema nervoso central, inibindo/interrompendo a transmissão do estímulo. Os efeitos indesejáveis frequentemente associados aos AINE são desconforto gastrointestinal (azia, dor gástrica, diarreia), retenção de líquidos, insuficiência cardíaca congestiva e insuficiência renal (nos idosos os efeitos são mais graves e frequentes). Os efeitos indesejáveis associados aos opioides são náusea, vômito, constipação intestinal, sonolência, confusão mental, diminuição da frequência respiratória e dependência física e psíquica (em uso mais prolongado).

Na dor crônica o tratamento costuma ser mais complexo e requerer o uso combinado de medicamentos analgésicos, psicotrópicos, meios físicos, educação e psicoterapias, em especial as de natureza comportamental-cognitiva. São utilizados acetaminofeno, dipirona, AINE, opioides e, frequentemente, acrescentam-se o uso de antidepressivos, de anticonvulsivantes e de relaxantes musculares, entre outros. Sinteticamente, os antidepressivos melhoram a analgesia aumentando a disponibilidade de serotonina na fenda sináptica, os anticonvulsivantes estabilizam a membrana neuronal nas dores neuropáticas, e os relaxantes musculares atuam no sistema nervoso central inibindo espasmos musculares dolorosos. Os medicamentos podem ser ofertados por diversas vias, mas na dor crônica as vias injetáveis não são indicadas (causam dor e o uso é prolongado). O uso de analgésicos opiáceos para o controle da dor do câncer é bem estabelecido na literatura e é considerado pedra angular para o adequado alívio da dor oncológica. Para dores crônicas não oncológicas, têm sido associados à dependência física e psíquica e eventos indesejáveis graves, portanto, a indicação deve ser cautelosa. Para o controle das dores oncológicas, os opioides são considerados pedra angular. O uso de *cannabis* para o alívio da dor não está bem estabelecido.

Os meios físicos, atividade física e exercícios, são amplamente utilizados para o controle da dor crônica e considerados fundamentais na reabilitação do doente. O uso do calor e do frio, massagem/massoterapia, eletroestimulação cutânea, acupuntura, terapias manuais e liberação miofascial, entre outras formas de controle de dor, de modo geral, aumentam a propriocepção e ativam o sistema opiáceo-endógeno (sistema modulador de dor). Calor e frio também induzem a vasodilatação e a vasoconstrição e diminuem a inflamação e a dor, em curto prazo e por período curto. Atividade física e exercícios, de modo planejado e repetitivo (caminhada, exercícios físicos específicos/cinesioterapia e outras), estão associados à melhora significativa da dor e da funcionalidade da pessoa; embora os benefícios demorem mais para serem percebidos, são mais duradouros. Também são utilizados *biofeedback*, estimulação elétrica transcutânea (TENS), *laser* de baixa voltagem, ondas de choque e uso de órteses e próteses.

Os programas educativos visam auxiliar o indivíduo e a família a tomarem decisões sobre seus cuidados, ajustarem conceitos, expectativas e comportamentos, melhorarem o autocuidado, a independência e o bem-estar. Atuam modificando a interpretação do fenômeno doloroso e pela diminuição do medo e da ansiedade. Requerem a definição de objetivos, conteúdo, público-alvo e estratégias para alcançá-los. Podem envolver aulas, diálogo com profissionais, discussão em grupos, leituras de livretos e artigos em páginas da internet, preenchimento de diários e questionários, podendo ser presencial ou a distância. Programas curtos são tentadores, mas a educação envolve lidar com conceitos antigos, vencer medos e modificar comportamentos, todas tarefas complexas. Programas educativos melhoram a qualidade de vida e a intensidade da dor e promovem ajuste em concepções e crenças sobre dor e seu controle, aumento da adesão ao tratamento medicamentoso e maior aceitação dos tratamentos não farmacológicos.

Os programas com orientação da terapia cognitivo-comportamental (TCC) baseiam-se na premissa de que se a vivência de dor é aprendida com experiências anteriores, ela pode ser reaprendida e modificada. Comportamentos adequados na dor aguda, como imobilização/repouso, busca da causa da dor, expectativa de cura/resolução total após o tratamento e maior dependência de outros, não são adequados para a dor crônica, pois há uma doença crônica que leva à dor ou a dor é a doença em si. Na dor crônica deve-se pensar em controle da dor e em aprender a lidar com ela. A pessoa com dor precisa ajustar conceitos e expectativas e adquirir comportamentos mais adaptativos, que tragam maior funcionalidade e bem-estar. Pessoas com dor crônica manifestam humor depressivo, baixa autoeficácia para lidar com a dor, excessiva dependência de outros, medo ao movimento e pensamentos negativistas e catastróficos. Diz-se que a persistência da dor "deforma" o aparelho psíquico.

Os programas de TCC para dor crônica são multidisciplinares e compreendem ações educativas, identificação de crenças, atitudes, pensamentos e comportamentos não funcionais, compreensão da relação multidirecional entre o que penso, o que sinto e como me comporto, aprendizado de estratégias para a modificação de crenças e comportamentos disfuncionais e aquisição de estratégias comportamentais para lidar com a dor. Há evidências de serem eficazes para pessoas com dor crônica que manifestam grande estresse e sofrimento, incapacidade, afastamento do trabalho e, muitas vezes, uso abusivo de analgésicos. Melhoram a incapacidade, a autoeficácia, a funcionalidade, o humor, o retorno ao trabalho e o uso abusivo de analgésicos, entre outros.

Imaginação dirigida é uma técnica cognitiva, também conhecida como "visualização" ou "estimulação mental"; é uma experiência consciente e multissensorial, que lembra a percepção real de um objeto, cena ou evento na ausência de estímulo externo. Há evidência de benefícios para pacientes com artrite e outras doenças reumáticas na redução da dor e da ansiedade, melhora do bem-estar psicológico, da mobilidade e da autoeficácia para manejo da dor e de outros sintomas.

Meditação é uma prática que treina a focalização da atenção e tem sido utilizada como estratégia não farmacológica no manejo da dor crônica. Os mecanismos neurais subjacentes da meditação são desconhecidos, mas há indícios de que a prática altera a função e a plasticidade cerebral. As técnicas de meditação incluem ouvir a respiração, repetir um mantra ou focar a atenção e permitir um estado de autoconscientização e tranquilidade interior. O uso da meditação mostrou evidência de redução da dor, melhora de sintomas depressivos e da qualidade de vida.

REFERÊNCIAS BIBLIOGRÁFICAS

1. Treede RD, Rief W, Barke A, Aziz Q, Bennett MI, Benoliel R, et al. Chronic pain as a symptom or a disease: the IASP Classification of Chronic Pain for the International Classification of Diseases (ICD-11). Pain. 2019;160(1):19-27.
2. Gosling AP, Neves ML. Medicina física e reabilitação em dor. In: Sociedade Brasileira para Estudo da Dor (org.). Tratado de dor. Porto Alegre: Atheneu; 2017. p.1407-19.
3. Häuser W, Welsch P, Radbruch L, Fisher E, Bell RF, Moore RA. Cannabis-based medicines and medical cannabis for adults with cancer pain. Cochrane Database Syst Rev. 2023;6(6):CD014915.
4. Lagueux E, Dépelteau A, Masse J. Occupational therapy's unique contribution to chronic pain management: a scoping review. Pain Res Manag. 2018;2018:5378451.
5. Mattos-Pimenta CA, Salvetti MG, Kurita GP. Intervenções de enfermagem no controle da dor crônica. In: Sociedade Brasileira para Estudo da Dor (Org.). Tratado de dor. Porto Alegre: Atheneu; 2017. p.2085-102.

9

O paciente idoso e seus problemas

Ariella Fornachari Ribeiro Belan

PONTOS-CHAVE

- De acordo com a Organização Mundial da Saúde, o número de pessoas com idade superior a 60 anos chegará a 2 bilhões de pessoas em 2050, o que representará um quinto da população mundial.
- O conhecimento sobre autonomia e independência é fundamental para o entendimento dos conceitos sobre saúde e qualidade de vida na população idosa.
- As grandes síndromes geriátricas referem-se a um conjunto de condições médicas específicas que são comuns em idosos e em geral têm impacto significativo na saúde e no bem-estar desse grupo populacional.
- A demência é uma das principais causas de incapacitação de idosos e gera um impacto físico, psicológico, social e econômico tanto para as pessoas com a doença como para quem cuida delas.
- Não se conhece, atualmente, uma cura ou reversão da deterioração neurológica inerente à demência. No entanto, há intervenções terapêuticas não farmacológicas que podem ajudar a minimizar a velocidade de progressão da doença, sobretudo em nível cognitivo, e que permitem intervir nas alterações de comportamento e humor e na promoção da autonomia, melhorando a qualidade de vida da pessoa com demência.

SAÚDE, AUTONOMIA E INDEPENDÊNCIA

A Organização Mundial da Saúde (OMS) define saúde como "o mais completo bem-estar biopsicossocial-cultural-espiritual, e não simplesmente a ausência de doenças". À medida que uma pessoa envelhece, há um declínio gradual e normal das funções biológicas e físicas, influenciado por uma combinação de fatores genéticos, ambientais e comportamentais; entretanto, nenhuma dessas mudanças deve afetar a funcionalidade global do idoso[1].

Em outras palavras, o estado de saúde do idoso está estritamente relacionado com a sua capacidade de gerir a própria vida (ter autonomia) ou cuidar de si mesmo (ter independência). Essa capacidade é avaliada por meio da análise das atividades de vida diária (AVD), que são tarefas do cotidiano realizadas pelo paciente. Assim, a saúde do idoso é determinada pelo funcionamento harmonioso de quatro domínios funcionais: cognição, humor, mobilidade e comunicação (Figura 1).

Quando há alteração em um desses domínios, o idoso, não mais em processo de senescência, mas de senilidade, pode apresentar doenças e/ou alterações comumente relacionas às grandes síndromes geriátricas.

As grandes síndromes geriátricas referem-se a um conjunto de condições médicas específicas que são comuns em idosos e em geral têm impacto significativo na saúde e no bem-estar desse grupo populacional. Essas síndromes podem ser complexas e multifatoriais, muitas vezes resultando de interações

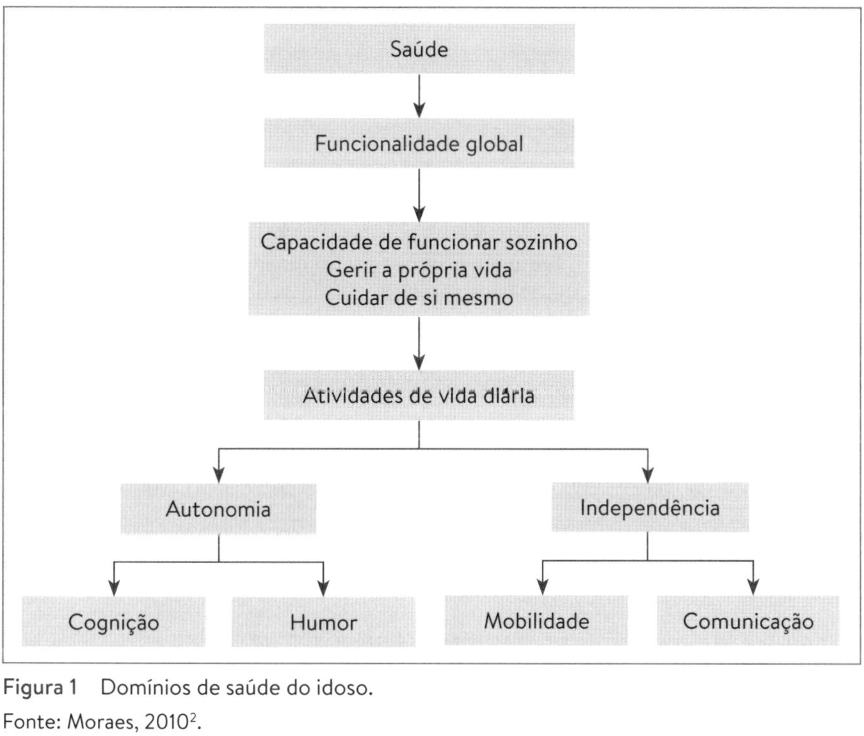

Figura 1 Domínios de saúde do idoso.

Fonte: Moraes, 2010[2].

entre condições médicas crônicas, fatores psicossociais e mudanças fisiológicas associadas ao envelhecimento. São elas: incapacidade cognitiva, instabilidade postural, imobilidade, incapacidade comunicativa, iatrogenia, incontinência urinária e, incluída mais recentemente, a insuficiência familiar (Figura 2)[2].

Gerenciar essas síndromes adequadamente é fundamental para garantir a qualidade de vida e a saúde geral dos idosos. Isso pode envolver uma abordagem multidisciplinar que inclui cuidados médicos especializados, intervenções de reabilitação, suporte social e cuidados preventivos.

INCAPACIDADE COGNITIVA: SÍNDROMES DEMENCIAIS

As síndromes demenciais são condições caracterizadas por uma deterioração progressiva das habilidades cognitivas, que interferem significativamente

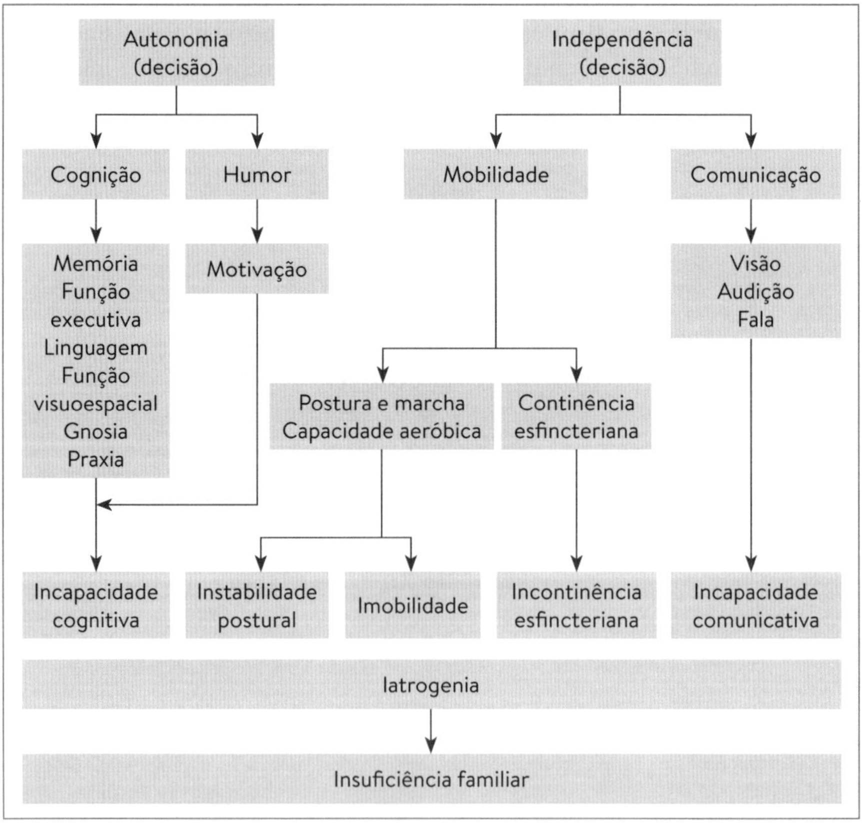

Figura 2 Grandes síndromes geriátricas.
Fonte: Moraes, 2010[2].

na capacidade de uma pessoa realizar suas atividades diárias[3]. Existem várias formas de demência, sendo a doença de Alzheimer a mais comum. Entretanto, podemos citar outras demências com frequência relativamente alta na população idosa: comprometimento cognitivo vascular (CCV), demência por corpos de Lewy (DCL) e demência frontotemporal (DFT).

Cada subtipo de demência terá um perfil cognitivo e um perfil de manifestações diferentes. No entanto, todas elas cursarão com um declínio funcional e levarão o indivíduo, na maior parte dos casos, a um quadro de fragilidade, cujos sintomas e manifestações podem ser ainda mais graves do que o próprio quadro demencial.

O diagnóstico e tratamento adequados das síndromes demenciais são essenciais para gerenciar os sintomas, retardar a progressão da doença e melhorar a qualidade de vida do paciente. O tratamento comumente envolve uma abordagem multidisciplinar, incluindo cuidados médicos, fonoaudiólogos, terapia ocupacional, fisioterapeutas, assistente social, suporte psicológico e medicamentos para aliviar os sintomas e retardar a progressão da doença, quando possível[4].

VINHETA CLÍNICA

Paciente do sexo feminino, 78 anos, diagnóstico de demência do tipo Alzheimer em estágio inicial.

Histórico médico: começou a apresentar lapsos de memória, dificuldade em realizar tarefas cotidianas e confusão mental. Seu estado mental continuou a deteriorar-se gradualmente, afetando sua capacidade de se comunicar, se locomover e se engajar em atividades diárias.

Plano de tratamento multidisciplinar:

- Fonoaudiologia: avaliação inicial da capacidade de linguagem e comunicação da paciente; desenvolvimento de estratégias de comunicação alternativas para ajudar a Sra. M. a expressar suas necessidades e desejos; treinamento para a família e cuidadores em como se comunicar de forma eficaz com Sra. M; terapia de deglutição para prevenir complicações devido a problemas de deglutição associados à demência.
- Fisioterapia: avaliação da mobilidade física da Sra. M. e identificação de possíveis problemas de equilíbrio e marcha; desenvolvimento de um plano de exercícios personalizado para ajudar a melhorar a força muscular e a mobilidade geral; treinamento para a família e cuidadores em como ajudar Sra. M. a se mover com segurança dentro e fora de casa; recomendações de dispositivos de assistência, como andadores ou bengalas, para garantir a segurança durante a locomoção.

- Terapia ocupacional: avaliação das habilidades cognitivas remanescentes e identificação de atividades significativas para a Sra. M.; desenvolvimento de um plano de atividades terapêuticas para ajudar a manter as habilidades cognitivas existentes e promover o envolvimento social; treinamento para a família e cuidadores em como criar um ambiente seguro e estimulante para a Sra. M em casa; recomendações de adaptações no ambiente domiciliar para promover a independência e segurança de Sra. M.

O progresso de Sra. M. será monitorado regularmente por cada profissional para garantir que o plano de tratamento seja adaptado conforme o necessário para atender às suas necessidades em constante mudança. A colaboração contínua entre a equipe interdisciplinar é essencial para garantir uma abordagem abrangente e holística no tratamento da demência da paciente.

CONSIDERAÇÕES FINAIS

A atuação multiprofissional no contexto do envelhecimento é crucial para garantir uma abordagem abrangente e holística no cuidado e na promoção da saúde e do bem-estar dos idosos. Dada a complexidade das questões físicas, cognitivas, emocionais e sociais associadas ao envelhecimento, uma equipe multidisciplinar é essencial para proporcionar um cuidado integrado e eficaz.

REFERÊNCIAS BIBLIOGRÁFICAS

1. Gomes GC, Moreira RS, Maia TO, Santos MAB, Silva VL. Fatores associados à autonomia pessoal em idosos: revisão sistemática da literatura. Cienc Saude Colet. 2021;26(3):1035-46.
2. Moraes EN, Marino MC, Santos RR. Principais síndromes geriátricas. Rev Med Minas Gerais. 2010;20(1):54-66.
3. World Health Organization (WHO). International Classification of Diseases, 11th revision (ICD-11). Genebra: WHO; 2022.
4. Caramelli P, Marinho V, Laks J, Coletta MVD, Stella F, Camargos EF, et al. Tratamento da demência: recomendações do Departamento Científico de Neurologia Cognitiva e do Envelhecimento da Academia Brasileira de Neurologia. Dement Neuropsychol. 2022;16(3supl.1):88-100.

10

Um olhar a partir do desenvolvimento infantil para um atendimento terapêutico

Miriam Raquel Wachholz Strelhow
Camila Santos Lima Fonteles

PONTOS-CHAVE

- Marcos do desenvolvimento como balizadores na clínica com crianças.
- Aspectos integrados do desenvolvimento infantil.
- Contextos de desenvolvimento.
- Intervenção precoce.
- Estratégias lúdicas de intervenção.

DESENVOLVIMENTO NA INFÂNCIA

A psicologia do desenvolvimento humano pode ser compreendida como a área que estuda os processos envolvidos nas mudanças vividas pelos seres humanos, bem como naquilo que permanece estável ao longo do ciclo vital[1]. Ao olhar para a infância busca-se uma compreensão do desenvolvimento como um sistema integrado. Embora didaticamente haja separação de aspectos físicos, cognitivos, afetivos e sociais, todos esses se relacionam e precisam ser analisados em conjunto. Os marcos de desenvolvimento são balizadores na prática clínica, pois auxiliam o terapeuta a conhecer os aspectos esperados para o desenvolvimento da idade da criança atendida, e assim planejar sua atuação, bem como avaliar a necessidade de encaminhamento para outros profissionais.

VINHETA CLÍNICA

N., 4 anos, mora com os pais, sendo a mais nova de 9 filhos. A família apresenta-se em situação de vulnerabilidade social, com dificuldades de acesso a serviços essenciais de saúde e educação. A queixa inicial diz respeito ao fato de a criança puxar e comer os próprios cabelos desde os 2 anos. A mãe relata que N. é agressiva com outras crianças e com os pais. Não quer ir à escola, chora bastante quando vai, mas a professora não relata queixas de vivência escolar ou de aprendizagem. N. fez um bom vínculo logo na primeira sessão. Diz que está ali porque arranca os cabelos e come, mas não sente dor e não sabe por que isso acontece.

Ao longo das sessões brinca com as bonecas, sempre pegando em seus cabelos para pentear. Divide os bonecos pela cor do cabelo e depois simula brigas entre irmãos e pede que a terapeuta seja o pai ou a mãe para intervir. Tem dificuldade em criar histórias, que não vão muito além das situações de brigas familiares. Inicialmente não desenvolveu brincadeiras de faz de conta, e os diálogos são bem empobrecidos. No entanto, N. apresenta linguagem bem desenvolvida para uma criança de 4 anos, desenha a figura humana e escreve as letras. Gosta especialmente de desenhar mulheres com cabelos longos e seus diálogos com a terapeuta fora do contexto do brincar são bem elaborados. Logo nas primeiras sessões, a queixa inicial melhora, mas após três meses ela volta a arrancar os cabelos, comportamento que também é transferido para as bonecas e para os pelos dos animais de estimação. A mãe relata que ela voltou a ter esse comportamento ao presenciar uma briga dos pais, inclusive cenas de violência física. No brincar que simula situações em família, pergunto a N. o que os pais fazem com os filhos, e ela diz "bate". Após 9 meses de atendimento, N. chega à sessão e diz que não arranca mais os cabelos. Nesse momento as brincadeiras estão mais elaboradas. Há uma melhora visível do ato de puxar os cabelos, além do relato da mãe e da própria criança, e o atendimento é encerrado pela família.

DISCUSSÃO DO CASO

A queixa principal apresentada pela família ao trazer N. ao atendimento dizia respeito a um sintoma que ela apresentava: puxar e comer seus cabelos, o que indicava à psicoterapeuta um possível diagnóstico. Mas para além do sintoma, o caso de N. traz consigo importantes aspectos sobre o desenvolvimento infantil e indica possibilidades no atendimento psicoterapêutico.

No aspecto afetivo, N. demonstrou boa capacidade de vínculo com a psicoterapeuta. Há o relato da mãe de agressividade em relação a outras crianças e de choro para ir à escola. Além disso, precisa ser considerado o sintoma, que indica uma agressão a si própria, um direcionamento para o corpo de uma possível ansiedade diante de contextos da vida, além da agressividade presente entre as personagens de suas brincadeiras nas sessões.

Em termos de desenvolvimento cognitivo, N. encontra-se no estágio piagetiano denominado pré-operatório[2], em geral vivenciado pelas crianças dos 2 aos 7 anos. Um dos principais marcos desse período é o estabelecimento da função simbólica, que pode ser compreendida como a representação que a criança faz de algo, como um objeto ou um acontecimento, por meio de intermediários, que podem ser, por exemplo, palavras, imagens, gestos ou jogos de faz de conta. A presença do faz de conta é uma manifestação do pensamento simbólico na criança. O brincar, atividade primordial e presente em diversos momentos na vida das crianças, também atua como facilitador na expressão dos sentimentos e na representação da realidade[3].

No estágio pré-operatório também pode ser observado um avanço na linguagem, com o incremento rápido do vocabulário infantil e os refinamentos graduais, como a elaboração de frases mais complexas, a combinação de diferentes ideias e o uso correto da gramática. No caso de N. observa-se que, ao iniciar o processo psicoterapêutico, a menina de 4 anos apresentava uma boa linguagem, dentro do esperado para a idade. Também conseguia desenhar a figura humana e já iniciava a escrita de algumas letras. Entretanto, apresentava um faz de conta empobrecido, demonstrando dificuldade nas brincadeiras simbólicas. Fato é observado especialmente na dificuldade de criação de falas e histórias para suas brincadeiras, cuja temática permanecia bastante vinculada à violência presente em seu contexto concreto de desenvolvimento: a família.

Ao analisar o desenvolvimento infantil é fundamental a observação dos contextos em que vive essa criança, visto que tanto podem indicar fatores de proteção quanto de vulnerabilidades. A Teoria Bioecológica do Desenvolvimento Humano[4] direciona o olhar para os sistemas em que a criança vive, assim como as interrelações entre eles. O principal contexto de N. é a família. Observam-se nesse sistema fatores de extrema vulnerabilidade, tanto sociais, em decorrência de limitações de recursos materiais, como vulnerabilidades nos relacionamentos, permeados por brigas e situações de violência que podem impactar diretamente o desenvolvimento da criança. No caso de N. é possível identificar o quanto as situações de vulnerabilidade impactavam os demais aspectos.

Ao longo das sessões, foi proporcionado um espaço para a criança expressar esses contextos de vida a partir do brincar. O sintoma inicial também fazia parte das brincadeiras presentes na ênfase dada por N. aos cabelos das bonecas. Aos poucos percebe-se uma passagem do falar/brincar sobre cabelos e brincadeiras ligadas ao concreto, como arrumar bonecas, para falar/brincar dos contextos domésticos até o início de elaboração das situações vivenciadas pelo faz de conta e pela imaginação, o que pode estar ligado à diminuição da necessidade de arrancar os cabelos. As construções narrativas e lúdicas da criança no *setting* clínico são formas importantes tanto de avaliação de seu desenvolvimento quanto de criação de estratégias de enfrentamento dos conflitos.

CONSIDERAÇÕES SOBRE ACOMPANHAMENTO INTERDISCIPLINAR

O caso descrito se beneficiaria de uma intervenção conjunta com um profissional do serviço social para acolher as demandas relacionadas às situações de violência familiar, bem como as situações de vulnerabilidade social. As condições de vulnerabilidade apresentam desafios à saúde mental das crianças e por isso uma ação de promoção de saúde deve abranger não somente o microssistema (família, comunidade próxima), mas também o macrossistema como condições de moradia, situação socioeconômica, nutrição e acesso à educação[5], o que requer um olhar interdisciplinar. A atuação em equipe interdisciplinar é importante para pensar a promoção e a prevenção de saúde mental, sobretudo na primeira infância (0 a 6 anos). A prática dos profissionais que atuam nessa faixa, atenta aos indicadores de desenvolvimento infantil, permite uma atuação pautada na não patologização da infância, bem como maior foco na prevenção das possíveis dificuldades no curso de vida, promovendo maior qualidade de vida.

SUGESTÕES PARA APROFUNDAR

- Fundação Maria Cecília Souto Vidigal. Desenvolvimento: afeto nunca é demais – quanto mais cedo melhor. Episódio 4 [Arquivo de vídeo]. Disponível em: https://www.youtube.com/watch?v=osvYuLZLmCo. Acesso em: 30 out. 2023.
- O começo da vida (Maria Farinha Filmes; direção: Estela Renner, 2016).

REFERÊNCIAS BIBLIOGRÁFICAS

1. Folquitto CTF, Garbarino MI, Souza MTCCD. Psicologia do desenvolvimento – teorias e práticas contemporâneas. Rio de Janeiro: LTC; 2023.
2. Piaget J. Seis estudos de psicologia. 25.ed. Tradução de Maria Alice M. D'Amorin. Rio de Janeiro: Forense Universitária; 2017.

3. Piaget J. A formação do símbolo na criança: imitação, jogo e sonho, imagem e representação. 4.ed. Tradução de Álvaro Cabral e Christiano Monteiro Oiticica. Rio de Janeiro: LTC; 2023.
4. Bronfenbrenner U. Bioecologia do Desenvolvimento Humano: tornando os seres humanos mais humanos. Porto Alegre: Artmed; 2011.
5. Faria NC, Rodrigues MC. Promoção e prevenção em saúde mental na infância: implicações educacionais. Psicologia da Educação. 2020;51:85-96.

11

O desafio do desafio: transtornos mentais na adolescência

Carolina Maroni

PONTOS-CHAVE

- Aspectos da fase da adolescência.
- Sintomas que caracterizam dificuldades ou transtornos mentais.
- Transtornos mentais durante o desenvolvimento adolescente.
- Características da ansiedade generalizada e da fobia social.
- Tratamento multidisciplinar.

VINHETA CLÍNICA

João, 14 anos, estudante do 8º ano do ensino fundamental.

Anamnese: a mãe de João procurou pelo atendimento psicoterapêutico após o filho apresentar muita resistência em relação a sua permanência na escola. Anos antes, João já demonstrava medo e insegurança diante de diversas situações sociais. Manifestava preocupações constantes e excessivas sobre importantes áreas de sua vida. Relatou também que João apresentava dificuldades acadêmicas desde a alfabetização, como trocar letras na verbalização e na escrita, no entanto, havia tido um desenvolvimento dentro do esperado até os 6 anos. A mãe dizia não saber identificar nos comportamentos do filho, o que poderia fazer parte de uma "adolescência normal" e o que poderia representar um transtorno mental.

História médica: João teve de infecções recorrentes durante a infância, para as quais foram prescritos antibióticos em várias ocasiões. Por volta dos 8 anos, foi diagnosticado com perda auditiva parcial, possivelmente por excesso de uso de antibióticos. João experimentava dificuldade em entender conversas em ambientes muito barulhentos e em distinguir sons sutis. Passou por uma intervenção cirúrgica com 9 anos e desde então começou a ouvir melhor, no entanto, ainda relatava alguma dificuldade auditiva, principalmente em ambientes barulhentos.

Avaliação neuropsicológica: os resultados da avaliação evidenciaram um nível de eficiência intelectual global na faixa média. Foram observadas dificuldades leves e moderadas nas habilidades de leitura, escrita e cálculos. João exibiu sinais importantes de desatenção e nível clínico elevado de ansiedade. Por meio dos resultados, apresenta um perfil clínico de ansiedade generalizada e fobia social, assim como de uma leve dificuldade acadêmica, não característica de um transtorno de aprendizagem.

Diagnóstico: com base nos relatos da mãe, na história médica, no teste neuropsicológico e na parte do processo psicoterapêutico, considera-se que a dificuldade auditiva de João, que atrapalhou sua audição plena até os 9 anos, supostamente ocasionou um atrasado na aprendizagem em relação a crianças de sua idade e às demandas do ensino. As dificuldades foram então se agravando conforme o aumento das demandas. Passou alguns anos sentindo-se inferior aos outros alunos e desenvolveu um profundo medo em não corresponder às expectativas de professores, de colegas e de seus pais. Já na adolescência, criou resistência grande em relação à escola, impedindo sua assiduidade, e passou a apresentar sintomas e comportamentos como: dificuldade de concentração, dificuldade em se expressar ou falar em público, preocupação excessiva e crônica com uma variedade de situações e eventos, ansiedade excessiva e medo na maioria das situações sociais, evitação de atividades sociais, isolamento, preocupação constante e exagerada com o julgamento dos outros, baixa autoestima, imaturidade para lidar com questões e tarefas próprias de sua idade, ansiedade de separação (em relação à mãe). Todos esses sintomas e comportamentos interferiam significativamente no funcionamento diário de João, causando sofrimento e prejuízo em diversas áreas de sua vida e em seu desenvolvimento como um todo. João foi diagnosticado com transtorno de ansiedade generalizada, transtorno de ansiedade social (fobia social) e dificuldades acadêmicas e de aprendizagem.

DESCRIÇÃO BREVE DOS TRATAMENTOS DISPONÍVEIS

O tratamento para a ansiedade generalizada e para a fobia social na adolescência geralmente é mais eficaz quando utiliza uma abordagem multiprofissional, como: terapia cognitivo-comportamental (TCC), medicamentos e acompanhamento psiquiátrico, técnicas de relaxamento, tratamento psicopedagógico, terapia ocupacional, tratamento fonoaudiológico, assistência social, grupos de apoio e atividades físicas.

As principais intenções desses tratamentos incluem: identificar e modificar padrões de pensamento que agravam os sintomas, criar estratégias de enfrentamento saudáveis, desenvolver habilidades de resolução de problemas, reduzir e tratar sintomas que prejudicam um desenvolvimento saudável, fornecer estratégias para a superação de desafios, melhorar habilidades sociais e de comunicação, encaminhar aos devidos recursos necessários, ajudar na construção de uma rede de suporte, melhorar as habilidades físicas e contribuir para a saúde global do adolescente.

O tratamento para dificuldades escolares e de aprendizagem pode variar dependendo da natureza e da causa dessas dificuldades. Deve-se realizar uma avaliação minuciosa para identificar as dificuldades específicas e determinar se há algum transtorno de aprendizagem ou outra condição subjacente. Exemplos de tratamento: intervenção educacional individualizada, intervenção psicopedagógica, reforço escolar, terapia ocupacional e tratamento fonoaudiológico.

PAPEL DA FONOAUDIOLOGIA, DA FISIOTERAPIA, DA TERAPIA OCUPACIONAL E DO SERVIÇO SOCIAL

Os profissionais de saúde devem estar atentos ao que seria esperado dentro da fase da adolescência e o que poderia representar uma dificuldade maior ou uma patologia. O desenvolvimento do adolescente refere-se a um período de evidentes transformações físicas, cognitivas e socioemocionais, geralmente entre 10 e 19 anos. A puberdade é um fenômeno da adolescência que se destaca, a princípio, pelas mudanças morfológicas e fisiológicas, mas também comportamentais. Os adolescentes experimentam mudanças notáveis nos processos cognitivos, comportamentais, emocionais e sociais. Transformações no desenvolvimento do cérebro predispõem os adolescentes a se comportarem de maneiras particulares[1] e são reflexos de um processo de maturação natural do cérebro. O desenvolvimento cognitivo à medida que ocorre em contextos sociais afeta, de forma específica, o desempenho do julgamento, da tomada de decisão e risco, do planejamento, do controle de impulso, entre outros[2]. O período da adolescência carrega também mudanças na situação legal e social, que geralmente trazem mudanças de direitos, privilégios e responsabilidades. Ainda que estudos atuais tendam a movimentar a área para além de noções reducionistas a respeito da adolescência, alguns aspectos e características permanecem sendo destacadas e compartilhadas entre diferentes abordagens.

A fonoaudiologia, a fisioterapia, a terapia ocupacional e o serviço social desempenham papéis importantes, contribuindo para o desenvolvimento saudável dos adolescentes, pois abordam entre outros temas, aspectos como comunicação; promoção de um estilo de vida saudável; habilidades práticas;

organização; planejamento; autonomia; habilidades motoras e de expressão; saúde física; identificação e acesso a recursos e serviços adequados; e prevenção de situações de risco. Assim como cada uma dessas áreas pode desempenhar papéis complementares no tratamento de dificuldades e transtornos mentais, por exemplo, no transtorno de ansiedade, na fobia social e no contexto das dificuldades escolares e de aprendizagem. Em conjunto, essas áreas de atuação fornecem uma abordagem multidisciplinar no tratamento tanto dos aspectos físicos quanto dos emocionais e sociais dessas condições, buscando promover a redução dos sintomas, o aumento da funcionalidade e do bem-estar geral dos adolescentes.

A ansiedade generalizada durante a adolescência é uma condição em que os jovens experimentam ansiedade excessiva, desproporcional às situações reais, e preocupações constantes em relação a diferentes áreas de suas vidas. A fobia social em adolescentes pode ter impacto considerável em diversas áreas da vida, como desempenho escolar, relacionamentos interpessoais e participação em atividades sociais, provocando baixa autoestima, insegurança, sentimentos de inadequação e isolamento[3]. É importante ressaltar que embora a adolescência seja uma fase com características compartilhadas, o tratamento deve ser individualizado e adaptado às necessidades específicas de cada pessoa.

SUGESTÕES PARA APROFUNDAR

- Grotuss J, Bjorklund DF, Csinady A. Evolutionary developmental psychology: developing human nature. Acta Psychologica Sinica. 2007;39(3): 439-53.
- McNeely C, Blanchard J, Yohalem N, Pittman K. The teen years explained; a guide to healthy adolescent development. New Hampshire: Pathway Book Service; 2009.

REFERÊNCIAS BIBLIOGRÁFICAS

1. Collins WA, Steinberg L. Adolescent development in interpersonal context. In: Damon W, Lerner RM, Einserbeg N (eds.). Handbook of child psychology. 2007. 1003-67.
2. Andrade AM, Bedendo A, Enumo SF, Micheli D. Desenvolvimento cerebral na adolescência: aspectos gerais e atualização. Adolesc Saúde. 2018;15(1):62-7.
3. Santos L, Pires E. Fobia social em adolescentes: repercussões acadêmicas. Revista de Psicologia da IMED. 2016;8(2):172-84.

12

O relacionamento com familiares

Claudia Cristina de Oliveira Camargo

PONTOS-CHAVE

- A interação dos profissionais da área da saúde com os familiares de pacientes portadores de transtornos mentais graves.
- Desenvolvimento e preocupação com a família.
- Impacto da reforma psiquiátrica.
- Adoecimento agudo e crônico na família.
- Acolhimento.
- Intervenção e comunicação.

VINHETA CLÍNICA

Malu, uma garota de 13 anos, foi encaminhada para avaliação e atendimento em ambulatório de saúde mental, após o pediatra, que a acompanha há 10 anos, não encontrar explicações clínicas para as constantes dores de estômago (com vômitos) e dores de cabeça intensas que acometem a jovem paciente, impedindo-a de realizar suas atividades diárias. Malu é a segunda filha de uma prole de três (Fernando, 15 anos, é o mais velho, e Larissa, 9 anos, a caçula). A jovem vive com os irmãos e os pais (Marcos, 45 anos, corretor de imóveis, e Ana Lúcia, 43 anos, assistente administrativa – desempregada) em um bairro periférico da cidade de São Paulo. Malu cursa o 7º ano do ensino fundamental e já passou por várias escolas. A jovem e a família entendem que Malu foi alvo de perseguição nas instituições escolares, sendo frequentemente hostilizada e isolada da turma. Em descrição da coordenadora pedagógica da última escola, Malu apresenta comportamentos excessivos, como falar muito ou procurar chamar atenção insistentemente, fazendo muitas perguntas ou oferecendo coisas às pessoas recém-apresentadas a ela, o que culmina com o afastamento delas. Em casa, Malu é frequentemente criticada, e seus pais dizem que ela deveria ser mais parecida com irmão, que tem bons amigos. Malu tem uma aparência frágil, muito emagrecida, e sua postura é levemente curvada, com olhos cabisbaixos e sorriso tímido. Seu desempenho escolar é ruim, com faltas frequentes (devido às queixas de mal-estar), e, embora seja encaminhada às aulas de reforço, jamais fez alguma. A jovem costuma ficar isolada em seu quarto por muito tempo, e a família se preocupa por já tê-la surpreendido batendo com a cabeça na parede, algumas vezes. Ainda de acordo com a família, nessas ocasiões, em prantos, a jovem dizia que não queria mais viver.

DESCRIÇÃO BREVE DOS TRATAMENTOS DISPONÍVEIS QUANDO FOR O CASO

A partir do desenvolvimento da terapia familiar, entre os anos de 1950 e 1970, a preocupação com o impacto dos transtornos mentais e dos distúrbios crônicos de saúde de um membro da família sobre os demais tornou-se alvo de interesse dos profissionais de saúde que atuam nos cuidados de indivíduos em sofrimento prolongado ou crônico e seus familiares.

O processo de desinstitucionalização, promovido pelo movimento da Reforma Psiquiátrica, resultou no envolvimento da família nos cuidados de indivíduos com limitações e sofrimento mental intenso – sendo atribuído a ela o papel de cuidar de uma pessoa portadora com adoecimento crônico, limitante ou portando condição de dependência. Isso culminou em excessivas sobrecargas emocional, física e social, entre outras, devido à falta de preparo para fornecer cuidado ao ente adoecido, que deve levar em conta aspectos como o tipo e o grau do adoecimento do familiar, o suporte social e financeiro disponível e o modelo de tratamento aplicado (hospitalar, ambulatorial ou residencial). Dados de pesquisas confirmam que uma assistência inadequada ao paciente, como quando o paciente precisa de cuidado intensivo do sistema de saúde e recebe cuidado não intensivo, acarreta prejuízos ao paciente e aos familiares cuidadores.

É preciso considerar que nesse contexto os familiares têm de lidar com diversas demandas, como sintomas (psiquiátricos e físicos), comportamentos problemáticos (exemplos: compulsão, hiperatividade, irritabilidade, agressividade, desatenção etc.), controle e administração de medicação, supervisão dos cuidados de alimentação, higiene, frequência às consultas e atividades terapêuticas em geral. Tantas questões, além de estreitar o repertório vivencial do familiar cuidador e das ações de autocuidado, resultam em impacto negativo para a sua saúde global, razão pela qual diversos trabalhos científicos foram realizados ao longo das últimas décadas, evidenciando a importância de cuidar dos familiares cuidadores. Considerando que terapia familiar não é uma realidade para todos, é necessário que os serviços em saúde se preparem para oferecer programas de atendimento centrados na família, pois, de acordo com experiências internacionais, essa modalidade de atendimento favorece o desenvolvimento do paciente, melhora o funcionamento e reduz as despesas com os serviços de saúde[1].

Há necessidade de intervenções voltadas à proteção da saúde mental e promoção da qualidade de vida de familiares cuidadores de pacientes portadores de transtornos crônicos e altamente limitantes, mesmo não tendo sido determinada uma abordagem única[2]. De acordo com os mesmos autores, intervenções efetivas possuem os seguintes componentes da terapia cognitivo-comportamental: psicoeducação, redução de estresse, regulação emocional, modificação cognitiva e resolução de problemas. O treinamento de habilidades sociais, com ênfase na comunicação assertiva, também é identificado como intervenção importante para essa população[3].

Há um consenso quanto à abordagem familiar em tratamentos terapêuticos, como aspecto determinante para uma resposta de melhora do paciente psiquiátrico. Desse modo, a família pode ser incluída como parte do tratamento do sujeito, ou como unidade a ser cuidada, sendo alvo de intervenções especialmente desenvolvidas para a família[4].

A ausência de assistência profissional e de apoio de outros membros da família, bem como da comunidade, impacta negativamente o familiar cuidador e o processo de reabilitação do paciente, o que torna de suma importância o papel dos profissionais de saúde envolvidos. O tratamento de transtornos mentais graves necessariamente inclui a família, pois é a partir dela que podemos entender claramente a queixa, as interações mantenedoras, a estrutura familiar e as possibilidades de novas configurações, ou seja, a compreensão diagnóstica e possibilidades de tratamento derivam de tal mapeamento.

PAPEL DA FONOAUDIOLOGIA, DA FISIOTERAPIA, DA TERAPIA OCUPACIONAL E DO SERVIÇO SOCIAL

No contexto do tratamento de transtornos graves, os profissionais de saúde envolvidos precisarão adaptar técnicas e buscar formas de aplicá-las, devido à singularidade dos sujeitos que apresentam esses quadros. O profissional fonoaudiólogo, nesse contexto, tem um papel importante, relacionado ao desenvolvimento da linguagem, tendo uma razão fundamental para isso: viabilizar e facilitar os processos de comunicação entre paciente, família, profissionais e comunidade.

A fonoaudiologia aplicada aos transtornos mentais graves pode contribuir para a identificação (diagnóstico) de alterações fonoaudiológicas (de linguagem, de motricidade, orofacial, de voz e de audição). Desse modo, poderá propor modalidades de intervenção visando à melhora da comunicação (verbal e não verbal), favorecendo o processo de reabilitação biopsicossocial e de interação social.

A fisioterapia no contexto de tratamentos dos transtornos mentais e limitantes lida com alterações na estrutura corporal, na capacidade de mobilidade, com a rigidez muscular, dificuldades na manutenção do padrão normal da respiração, além de alterações posturais e prejuízos de expressão corporal. Muitas dessas manifestações são decorrentes do próprio transtorno mental, enquanto outras são derivadas do tratamento medicamentoso com psicotrópicos, cuidadores[5], e outras, ainda, da falta de estimulação dos familiares cuidadores. Torna-se fundamental que o profissional de fisioterapeuta inclua os familiares cuidadores nos treinos e forneça educação tanto sobre os exercícios quanto sobre os benefícios dos procedimentos fisioterapêuticos.

O profissional de terapia ocupacional tem papel de extrema relevância para a reinserção psicossocial do indivíduo com transtorno mental grave. As ações terapêuticas derivadas dessa modalidade visam investir na compreensão e no domínio da complexidade da vida cotidiana dessa pessoa em sofrimento, de modo que ela compreenda aspectos de vida: práticos e concretos, relacionais e sociais, simbólicos e materiais, de modo que o sujeito desenvolva competências que lhe permita a superação das limitações impostas pelo transtorno. O terapeuta ocupacional também deve habilitar o familiar cuidador sobre as técnicas aplicadas ao paciente, educando sobre a função e os resultados esperados e atingidos; assim, esse familiar será um multiplicador das ações terapêuticas.

O serviço social se depara frequentemente com familiares que estão exercendo dupla função: prover e cuidar. Esse profissional deve procurar compreender e mapear esse(s) indivíduo(s) e os recursos comunitários e sociais que podem ser acionados para a composição da rede de apoio. O assistente social, no contexto da saúde mental, trabalha com a análise da realidade social do sujeito, para desenvolver estratégia de intervenção junto aos familiares e pacientes, de modo a promover o fortalecimento dos vínculos familiares, além de atuar na identificação de fatores de risco e de proteção que participam do desenvolvimento do sujeito, buscando a superação das limitações sociais e o acesso aos direitos necessários à inserção social do indivíduo em sofrimento e sua família.

SUGESTÕES PARA APROFUNDAR

Livros

- Bolsoni-Silva, AT, Fogaça, FFS. Promove-Pais – Treinamento de habilidades sociais educativas: guia teórico e prático. São Paulo: Hogrefe; 2018.
- Madeiro Leite AJ, Caprara, A, Coelho Filho JM. Habilidades de comunicação com pacientes e familiares. São Paulo: Sarvier; 2007.
- Meyer DJ. Pais de crianças especiais – relacionamento e criação de filhos com necessidades especiais. São Paulo: M. Books; 2014.

Alguns grupos de apoio para familiares – com informações úteis para profissionais

- Associação Brasileira do Déficit de Atenção (ABDA) – *site*: https://tdah.org.br/; Instagram: https://www.instagram.com/abdatdah/
- Associação de Pais, Amigos e Pessoas com Deficiência, de Funcionários do Banco do Brasil e da Comunidade (APABB) – *site*: https://www.apabb.org.br/
- Associação dos Amigos da Criança Autista (AUMA) – *site*: https://www.auma.org.br

REFERÊNCIAS BIBLIOGRÁFICAS

1. Minuchin S, Nichols MP, Lee WY. A família e os serviços sociais. In: Minuchin S, Nichols MP, Lee WY. Famílias e casais: do sintoma ao sistema. Porto Alegre: Artmed; 2009. p. 187-8.
2. Yesufu-Udechuku A, Harrison B, Mayo-Wilson E, Young N, Woodhams P, Shiers D, et al. Interventions to improve the experience of caring for people with severe mental illness: systematic review and meta-analysis. Br J Psychiatry. 2015;206(4):268-74.
3. Roldán G, Salazar I, Garrido L, Cuevas-Toro A. Intervención psicológica grupal, basada em la aceptación y el entrenamiento em comunicación, com familires de personas com transtorno mental grave. Anal Psicol. 2015. 4.
4. Rosa L. A inclusão da família nos projetos terapeuticos dos serviços de saúde mental. Psicologia em Revista. 2005;11(18):205-18.
5. Silva S, Pedrão L, Miasso A. O impacto da fisioterapia na reabilitação psicossocial de portadores de transtornos mental. Rev Eletrônica Saúde Mental Álcool Drog. 2012;8(1):34-40.

13

Cuidados paliativos

Henrique Ribeiro
Vitória Penido de Paula

PONTOS-CHAVE

- Panorama dos cuidados paliativos no mundo e no Brasil.
- Definições e princípios dos cuidados paliativos.
- Indicações de cuidados paliativos.
- Abordagem multidisciplinar em cuidados paliativos.

VINHETA CLÍNICA

Paciente do sexo feminino, 42 anos, casada, dois filhos, advogada, cristã. Recebeu diagnóstico de câncer de mama metastático há 10 meses, com rápida progressão da doença, apesar dos tratamentos modificadores de doença instituídos. Evolui com sintomas de dor, dispneia, fadiga e sintomas depressivos graves, com alteração do apetite, insônia, tristeza e desesperança. Sua médica oncologista orienta encaminhamento para acompanhamento conjunto com a equipe de cuidados paliativos para otimização do controle de sintomas diante de quadro de alta complexidade clínica.

PANORAMA DOS CUIDADOS PALIATIVOS NO BRASIL E NO MUNDO

A Organização Mundial da Saúde (OMS) estima que, no mundo todo, a cada ano, cerca de 56,8 milhões de pessoas precisem de cuidados paliativos

(CP), embora apenas 14% os recebam. A maioria dessas pessoas vive nos países subdesenvolvidos e em desenvolvimento[1].

No Brasil, estima-se que de 1 a 2% da população na atenção primária encontram-se no último ano de sua vida ou aproximando-se dele. Quando falamos em pacientes hospitalizados, a taxa sobe para 30%. Logo, calcula-se que cerca de 2 a 4 milhões de pessoas precisem de CP em nosso país, podendo ser prestado em diferentes níveis de atenção à saúde (primário, secundário e terciário), bem como ambulatorial, domiciliar ou hospitalar[2].

Nos últimos anos, o país tem evoluído na oferta de CP, predominantemente no setor público (50%), embora ainda sejam distribuídos desigualmente no território nacional (concentrados nas regiões Sudeste e Sul).

Segundo o mais recente *Atlas Global de Cuidados Paliativos*, publicado pela WorldWide Hospice Palliative Care Alliance (WHPCA) em conjunto com a OMS, o Brasil ainda se encontra na categoria 3b, patamar em que há prestação generalizada com desenvolvimento em vários locais, com crescimento de suporte local e serviço de *hospice*, múltiplas formas de investimentos, disponibilidade de opioides e provimento de capacitação pelos serviços.

Os benefícios dos CP não se limitam aos pacientes e seus familiares; incluem também um impacto econômico positivo no sistema de saúde, devido a maior equidade no uso de recursos de saúde. A despeito dos avanços, ainda imperam enormes estigmas e desconhecimentos relacionados aos CP, seja entre os profissionais da saúde, a população leiga ou até mesmo o Poder Judiciário. Em suma, debater sobre CP, bem como sobre as melhores maneiras para a sua oferta, abordagem e universalização, é uma necessidade humanitária e de saúde pública.

DEFINIÇÕES E PRINCÍPIOS

A OMS publicou sua primeira definição de CP em 1990, atualizada e revisada em 2002 para a que usamos até hoje: "cuidados paliativos consistem em uma abordagem que objetiva a melhoria da qualidade de vida do paciente e de seus familiares, diante de uma doença que ameace a vida, por meio da prevenção e alívio do sofrimento, da identificação precoce, avaliação impecável e tratamento de dor e demais sintomas físicos, sociais, psicológicos e espirituais"[3].

Sempre prezando pelos preceitos bioéticos de autonomia, justiça, beneficência e não maleficência, a prática se baseia nos seguintes princípios:

- Reafirmar a importância da vida, considerando a morte como um processo natural, visando melhorar a qualidade de vida.

- Estabelecer um cuidado que não acelere a chegada da morte, nem a prolongue com medidas desproporcionais (obstinação terapêutica) – Conselho Federal de Medicina. Resolução n. 1805/19, de 9 de novembro de 2006.
- Fornecer alívio para a dor e outros sintomas que geram sofrimento, como fadiga, anorexia, dispneia e sintomas gastrintestinais.
- Integrar os aspectos psicológicos, sociais e espirituais na estratégia do cuidado.
- Oferecer um sistema de suporte para ajudar os pacientes a viverem o mais ativamente possível até a sua morte.
- Oferecer um sistema de apoio para ajudar a família a lidar com a doença do paciente e seu próprio luto.
- Utilizar uma abordagem multidisciplinar para abordar as necessidades dos pacientes e suas famílias, incluindo suporte ao luto, se indicado.

INDICAÇÕES

Os CP são indicados a todos os pacientes (e familiares) portadores de doenças ameaçadoras à continuidade da vida, independentemente de diagnóstico, prognóstico e idade. O modelo atual de CP propõe que sejam oferecidos precocemente, no momento do diagnóstico. Dessa forma, a doença é manejada como um *continuum*, que vai desde o polo em que predominam terapias modificadoras de doença (TMD) e os CP são complementares, até o polo oposto, em que os CP se tornam o foco do cuidado.

Portanto, a principal questão a ser enfrentada por pacientes, familiares e equipe não é se o paciente é candidato ou não a CP, mas qual é o foco prioritário do tratamento, que irá variar de acordo com as necessidades de cada um em relação ao momento em que se encontra na curva evolutiva da doença, bem como com os seus valores pessoais e história de vida – visão legitimada pela Resolução n. 1.805/2006 do Conselho Federal de Medicina (CFM).

Assim, é imprescindível definir diretivas antecipadas de vontade (DAV) como o conjunto de desejos, prévia e expressamente manifestados pelo paciente, sobre cuidados e tratamentos que quer, ou não, receber no momento que estiver incapacitado de expressar, livre e autonomamente, sua vontade, conforme previsto tanto pela Resolução n. 1.995/2012 do CFM quanto pela Resolução n. 564/2017 do Conselho Federal de Enfermagem (COFEN).

ABORDAGEM MULTIDISCIPLINAR EM CUIDADOS PALIATIVOS

Para pacientes com doenças ameaçadoras à vida, a perda de autonomia e funcionalidade são dificuldades comuns, que acarretam significativamente a redução da qualidade de vida. A reabilitação pode ajudar a manter ou restaurar a funcionalidade, permitir que os pacientes mantenham a mobilidade e a autonomia e melhorar os sintomas, o que contribui também para a redução da sobrecarga sobre as famílias e os cuidadores.

As principais modalidades de reabilitação são fisioterapia, terapia ocupacional e fonoaudiologia, de forma a atender as necessidades emocionais, sociais e espirituais dos pacientes e suas famílias. Consequentemente, de igual importância são os médicos, psicólogos, nutricionistas, enfermeiros, capelães e assistentes sociais (Quadro 1)[4]. Portanto, a integração da abordagem multidisciplinar nos CP deve ser feita o mais precocemente possível, já que parece contribuir significativamente para a qualidade de vida.

Quadro 1 Papéis e funções principais dos membros da equipe multidisciplinar de reabilitação

Categoria profissional	Aspectos avaliados e ações desenvolvidas
Terapeuta ocupacional	Identificação e treinamento de habilidades cognitivas, de autocuidado e atividades da vida diária (AVD).
	Criação de possibilidades de comunicação, expressão e exercício da criatividade.
	Manutenção das atividades significativas para o doente e sua família.
	Criação de espaços de convivência e interação social.
Fisioterapeuta	Avaliação e tratamento de desordens de movimento, força, marcha e mobilidade.
	Adaptação do ambiente domiciliar às necessidades do paciente.
	Manejo sintomático não medicamentoso dos principais sintomas.
Fonoaudiólogo	Avaliação e tratamento de todos os aspectos da comunicação, linguagem e dos distúrbios da deglutição (ex.: disfagia, sialorreia, xerostomia).
	Recomendações de alterações de dieta e posicionamento para tratamento da disfagia.
Assistente social	Avaliação da identidade biográfica do paciente, dos fatores familiares e de cuidado domiciliar e de fatores socioeconômicos.
	Avaliação e encaminhamento para outros recursos da rede (ex.: Conselho Tutelar, Centros de Referência de Assistência Social, Centros de Referência Especializados de Assistência Social).
	Orientações legais, burocráticas e de direitos.

(continua)

Quadro 1 Papéis e funções principais dos membros da equipe multidisciplinar de reabilitação (*continuação*)

Categoria profissional	Aspectos avaliados e ações desenvolvidas
Enfermeiro	Avaliação da funcionalidade e habilidades de autocuidado.
	Educação do paciente e da família.
	Manejo não farmacológico de sintomas, cuidado de feridas e gerenciamento de medicamentos.
Psicólogo	Atuação nas desordens psíquicas causadoras de estresse e sofrimento, bem como transtornos mentais.
	Suporte ao luto ao paciente e familiares.
	Abordagem da finitude, bem como autonomia do paciente.
Médico	Revisão constante da prognosticação e objetivos do cuidado.
	Definição das diretivas antecipadas de vontade (DAV).
	Manejo farmacológico de sintomas (ex.: dor, dispneia, disfagia, anorexia, fadiga, lesões de pele/mucosas, náuseas).
	Prática da ortotanásia.

Fonte: Montagnini e Javier, 2022[5].

SUGESTÕES PARA APROFUNDAR

- Arantes ACQ. A morte é um dia que vale a pena viver: e um excelente motivo para se buscar um novo olhar para a vida. Rio de Janeiro: Sextante; 2019.
- Conselho Federal de Enfermagem. Resolução n. 564/2017, de 6 de dezembro de 2017. Aprova o Código de Ética dos Profissionais de Enfermagem. [Internet]. [acesso em novembro de 2023]. Disponível em: https://www.cofen.gov.br/resolucao-cofen-no-5642017/
- Conselho Federal de Fisioterapia e Terapia Ocupacional. Resolução n. 424, de 8 de julho de 2013 – Estabelece o Código de Ética e Deontologia da Fisioterapia. [Internet]. [acesso em novembro de 2023]. Disponível em: https://www.coffito.gov.br/nsite/?p=3187
- Conselho Federal de Fisioterapia e Terapia Ocupacional. Resolução n. 425, de 8 de julho de 2013 – Estabelece o Código de Ética e Deontologia da Terapia Ocupacional. [Internet]. [acesso em novembro de 2023]. Disponível em: https://www.coffito.gov.br/nsite/?p=3188
- Conselho Federal de Medicina. Resolução n. 1805/19, de 9 de novembro de 2006. Publicada no Diário Oficial da União de 28/11/2006. [Internet]. [acesso em novembro de 2023]. Disponível em: https://sistemas.cfm.org.br/normas/visualizar/resolucoes/BR/2006/1805

- Soares AM. Enquanto eu respirar: dançando com o tempo e com todas as possibilidades de estar viva até o último suspiro. Rio de Janeiro: Sextante; 2019.
- Vattimo EFQ, Belfiore EBR, Zen Júnior JH, Santana VS, organizadores. Cuidados paliativos: da clínica à bioética. São Paulo: Cremesp; 2023.

REFERÊNCIAS BIBLIOGRÁFICAS

1. Connor SR. Global atlas of palliative care at the end of life, 2. ed. Londres e Genebra: Worldwide Palliative Care Alliance e Organização Mundial da Saúde; 2020.
2. Santos AFJ, Ferreira EAL, Guirro UBP. Atlas dos cuidados paliativos no Brasil 2019. São Paulo: Academia Nacional de Cuidados Paliativos; 2020.
3. World Health Organization. National cancer control programmes: policies and managerial guidelines. Genebra: WHO; 2002.
4. Hermes HR, Lamarca ICA. Cuidados paliativos: uma abordagem a partir das categorias profissionais de saúde. Cien Saude Colet. 2013;18(9):2577-88.
5. Montagnini M, Javier NM. Physical therapy and other rehabilitation issues in the palliative care setting. Waltham: UpToDate; 2022.

14
Luto normal e complicado

Tânia Maria Alves

> "Para a maioria das pessoas, o amor é a fonte de prazer mais profunda na vida. Ao passo que a perda daqueles que amamos é a mais profunda fonte de dor... Por saber disso, algumas pessoas escolheram não investir no amor; o risco pode ser grande demais. Outras, enganam-se ao pensar que elas e aqueles que elas amam são imortais e inseparáveis. Consideram que o amor está garantido e sentem-se ultrajadas se ele correr algum risco ou for perdido."
>
> *(Parkes, 2006)*

PONTOS-CHAVE

- O impacto das doenças crônicas.
- O conceito de luto, enlutamento, luto antecipatório e as reações psicológicas associadas.
- A controvérsia sobre o suicídio assistido e a eutanásia voluntária.
- O luto não reconhecido ou não autorizado e seus impactos sobre a saúde mental.
- A evolução do luto sem complicações e os fatores de risco para o luto complicado.
- Instrumentos para avaliar o luto.

INTRODUÇÃO

De forma conceitual e prática, o luto está intimamente relacionado aos cuidados paliativos, pois ambos os domínios dizem respeito aos fenômenos de perda, sofrimento e desejo de redução da carga de dor. Além disso, as noções de cuidados paliativos e luto podem ser interpretadas como mutuamente inclusivas entre si. Na verdade, não é fácil imaginar um cenário de cuidados paliativos sem nenhum traço de luto tácito ou explícito. Da mesma forma, é difícil postular uma condição marcante de luto, em que algum grau de paliação não seja buscado[1].

PERDAS E DOENÇAS CRÔNICAS

Com o tempo, na maior parte das doenças crônicas, ocorrem mudanças nas capacidades de uma pessoa. Seja alguém com a doença de Parkinson, que não consegue mais abotoar uma camisa, seja alguém com diabetes, que precisa seguir uma dieta especial, ou alguém com doença de Alzheimer, que não consegue se lembrar de quem você é. Os familiares e cuidadores devem se ajustar às necessidades de quem necessita de cuidados. Os portadores de doenças crônicas podem sofrer muitos tipos de perdas: perda de independência, perda de controle, perda do futuro como havia sido imaginado, perda de segurança financeira, perda do relacionamento como era antes e perda de liberdade, perda de sono e harmonia familiar, perda de alguém com quem compartilhar tarefas e/ou simplesmente a perda de alguém com quem conversar, perda de dignidade, perda de papéis que foram desempenhados ou mesmo a perda de um senso de valor. Tudo dependendo de qual deficiência está associada à doença[2].

A perda ambígua é o que se experimenta quando alguém ainda está "lá", mas também "não está". Isso ocorre principalmente quando alguém tem uma deficiência cognitiva causada por demência, lesão cerebral traumática ou acidente vascular e quando alguém com demência tem momentos de lucidez por um curto período. É difícil não pensar que, se eles podem fazer isso de vez em quando, deveriam ser capazes de fazer isso o tempo todo. Quando eles voltam ao seu estado de confusão, muitas vezes se sentem raiva, frustração e decepção.

O diagnóstico de uma doença terminal e efeitos da doença se propagam e têm implicações profundas para o paciente, cuidadores, família e amigos. Os médicos das variadas especialidades cuidam regularmente de pacientes em estágios terminais e seus cuidadores e desempenham papel importante no processo de luto. Estes, assim como os da atenção primária, devem ser capazes de identificar o luto, desenvolver estratégias para o manejo do luto em pacientes, familiares e em si próprios e ser capazes de reconhecer o luto que frustra a expectativa de uma evolução esperada.

CONCEITOS BÁSICOS

Devido às conotações emocionais e às ambiguidades da palavra "amor", os cientistas têm preferido usar outras palavras (libido, relações objetais e apego) para estudar o amor e distinguir suas diversas formas. É errôneo considerar o amor pelo viés cognitivo e instrumental, quando, de fato, ele é vivido como um complexo de sentimentos, emoções e significado[3].

No tocante à diferenciação das energias psíquicas, durante o período do desenvolvimento psíquico de narcisismo, elas existem em conjunto, sendo impossível estabelecer uma distinção entre elas. Somente quando há catexia objetal (depositada em algo ou alguém) é possível discriminar uma energia sexual – a libido – de uma energia dos instintos do ego. O estar apaixonado consiste num fluir da libido do ego em direção ao objeto. A libido objetal atinge sua fase mais elevada de desenvolvimento no caso de uma pessoa apaixonada, quando o indivíduo parece desistir de sua própria personalidade em favor de uma catexia objetal[4].

John Bowlby utilizou o termo "apego" ou "comportamento de apego" para indicar o vínculo da criança com a mãe e o comportamento da mãe para com a criança como comportamento cuidador materno[5]. Criador e pioneiro da teoria do apego, ele considerava que a ligação entre a criança e a figura materna tinha raízes instintivas e dedicou-se a identificar o que é instintivo e o que é aprendido, subjacente ao comportamento e às emoções humanas. Outros pesquisadores usam "apego romântico" para se referir ao amor entre adultos.

LUTO

É conceituado por Freud, em 1917, como a reação à perda de um ente querido, à perda de alguma abstração que ocupou o lugar de um ente querido, como o país, a liberdade ou o ideal de alguém, e assim por diante[6]. Quinodoz acrescentou perdas como perda ou diminuição das capacidades físicas ou mentais, perda do emprego ou moradia, piora da saúde física e mental ou perda do bem-estar geral. Às vezes, uma perda que poderia ser insignificante leva o indivíduo a um estado de angústia maior que o esperado[7]. É quando se torna óbvio que essa reação catastrófica reativou não somente perdas precoces; acima de tudo, uma perda em particular que ocorreu talvez há muitos anos e que, a despeito de todas as aparências, nunca foi bem elaborada. O paciente precisará, então, realizar o trabalho de luto que não tinha realizado com relação a essa perda anterior para elaborar a mais recente.

Embora a morte seja, naturalmente, parte da condição natural da vida humana, a maneira como nos encontramos com a nossa própria morte ou da pessoa amada não é necessariamente natural, nem tem uma única forma de resposta. Essas respostas são moldadas por todas as formas de forças ou discursos culturais. Somos influenciados por coisas como dieta, sistemas econômicos, guerra, qualidade dos cuidados de saúde disponíveis e eventos sociais e psicológicos que afetam a vontade de viver (pulsão de vida). Todas essas forças também influenciam a experiência dos enlutados. Em outras palavras, devem-se levar em conta os efeitos da cultura ou os significados que as pessoas dão sobre suas experiências de morte na vida[8].

Sobre o enlutamento

Freud introduziu o conceito de dor psíquica pela perda de alguém (luto) e descreveu o trabalho de luto como um trabalho paulatino, resistente, doloroso e de inesgotável posição investigativa do ego em relação ao seu objeto de amor perdido por morte ou abandono, como ocorre nas separações com o objeto vivo[6]. Traçou pontos de referências como:

- A realidade se apresenta informando que o objeto amado já não existe mais, passando a exigir que toda a libido seja retirada de suas ligações daquele objeto.
- Essa exigência provoca uma oposição que pode ser tão intensa que dará lugar a um desvio da realidade, e o ego ocupar-se-á principalmente da busca incansável pelo objeto perdido, recriando-o e salvando-o incansavelmente. Esclareceu que a libido é resistente em abandonar posições prazerosas já experimentadas e que, aos poucos, a ausência do objeto (dado de realidade) se impõe; o ego, exausto, desiste de recriar e salvar o objeto. Em geral, prevalecerá o respeito pela realidade, ainda que não se possa obedecer às suas ordens de imediato. São executadas pouco a pouco, com grande dispêndio de tempo e energia, prolongando-se psiquicamente, nesse meio tempo, a existência do objeto perdido.
- Cada uma das lembranças e situações de expectativa futura se defronta com a realidade de que o objeto amado não mais existe. Mesmo que outro objeto acene, este não é recebido de bom grado, provocando sentimentos de ambivalência, culpa e traição.
- O ego, confrontado com a questão de saber se partilhará do destino de identificação com o objeto morto, é persuadido pela soma das satisfações narcisistas que deriva de estar vivo, a romper sua ligação com o objeto agora ausente. Quando o trabalho de luto se conclui, o ego fica outra vez livre (sem culpa) e desinibido para novos investimentos.

Em qualquer luto, sabe-se quem perdeu, mas raramente fica claro com exatidão o que foi perdido, e será durante o trabalho de luto que o ego significará e ressignificará o vínculo. E aquilo que foi vivido na realidade externa passa a ser mantido internamente na realidade psíquica como experienciado e internalizado.

Bowlby formulou a hipótese de quatro estágios do luto[5]. O primeiro, choque e entorpecimento, é uma fase inicial de desespero agudo, caracterizado por torpor e protesto. A negação pode ser imediata, e os ataques de raiva e aflição são comuns. Esse estágio pode durar de momentos a dias e ser periodicamente revivido pela pessoa, através do processo de lamentação. O segundo é a fase de desejo e busca intensa pela presença do falecido, caracterizado por inquietação física e preocupação com o falecido. Este pode durar meses ou anos já numa forma mais atenuada. No terceiro, desorganização e desespero, a realidade da perda começa a ser assimilada. A pessoa enlutada sente necessidade de repassar suas emoções de perda e parece retraída, apática e inquieta. Insônia e perda de peso ocorrem com frequência, bem como o sentimento de que a vida perdeu o sentido. Há, também, um reviver contínuo de recordações do falecido e um inevitável sentimento associado de desapontamento, quando o enlutado reconhece que restam apenas recordações. O quarto, reorganização, é definido como a fase durante a qual os aspectos agudamente dolorosos da perda começam a desaparecer e a pessoa começa a sentir-se como se voltasse à vida. O falecido agora é lembrado com alegria, bem como tristeza, e a imagem da pessoa perdida é internalizada.

Parkes considerou que luto não é um conjunto de sintomas que têm início depois de uma perda e, depois, gradualmente se desvanece[3]; envolve uma sucessão de cinco quadros clínicos que se mesclam e se substituem. O primeiro, torpor, é um estado no qual a pessoa parece, superficialmente, não ter sido afetada pela perda, mas, na realidade, está protegendo a si mesma de sentir o desespero agudo por ela produzido. O segundo, alarme, como um período do estresse manifesto por alterações psicológicas e somáticas, como aumento da pressão sanguínea e frequência cardíaca. Essas manifestações de alarme ou estresse são decorrentes de qualquer situação desconhecida ou imprevisível que envolva a falta de escape, de um lugar seguro, ou a presença de sinais de perigo. Todas essas são situações de ameaça à segurança do indivíduo e, como tal, as situações de perda. O terceiro, a procura, caracteriza-se por episódios agudos de dor, com muita ansiedade e dor psíquica na procura do que morreu. Nessas ocasiões, o enlutado chora e chama pela pessoa perdida. As situações de dor trazem um desejo persistente e obstrutivo pela pessoa que morreu, além de preocupação com pensamentos que somente causam mais dor. Essa dor é o componente subjetivo e emocional da urgência em procurar o objeto perdido. No quarto, raiva e culpa, a irritabilidade e a raiva variam de pessoa para pessoa, de família para família e de períodos para períodos. Pode se manifestar em forma de protesto, amargura e resistência em cessar o processo de procura do falecido. Às vezes, é dirigida a outras pessoas, e ao próprio enlutado, como autoacusação ou culpa. No quinto, recuperação/reorganização, o enlutado tenta encontrar um sentido para a perda, para encaixá-la no conjunto de crenças sobre o mundo, ou para modificá-las se necessário. Cada uma dessas fases tem diferenças consideráveis de uma pessoa para outra, no que se refere tanto à duração quanto à sua forma de apresentação.

Stroebe e Schut, em 1999, publicaram o *Modelo do processo dual de luto*, baseados na teoria da transposição psicossocial e na teoria do estresse cognitivo[9]. O principal enfoque desse modelo é que não há estágios fixos para o enlutamento. Ao contrário, o enlutado enfrenta uma oscilação estressante, dual e dinâmica entre orientação para a perda em si e orientação para a restauração. A primeira refere-se à busca dolorosa pela pessoa perdida. A segunda é secundária e decorrente da adaptação ao mundo externo, para se reorientar em um mundo que parece ter perdido seu significado. O resultado normal desse processo de oscilação é que, finalmente, a pessoa enlutada descobre que muito do passado e do relacionamento continua a ter importância no planejamento do futuro.

Luto antecipatório

O luto antecipatório é considerado semelhante ao luto pós-morte, mas com início antes da perda do ente querido. É uma experiência altamente estressante e ambivalente, devido à antecipação da morte e às perdas relacionais enquanto o ente está fisicamente presente e necessita de cuidados, exigindo-se que a família seja funcional e iniba as expressões de luto. Há uma diferença importante entre o luto que ocorre antes e aquele que ocorre depois da perda. Enquanto o luto que sucede a perda tende a diminuir à medida que se aprende a viver sem a presença viva do ente amado, o luto que precede leva a uma intensificação do vínculo e a uma preocupação maior com a pessoa[3].

Ao cuidar de alguém, ao longo do tempo, pode-se começar a lamentar a perda dessa pessoa muito antes de ela morrer. Vivenciar a perda no dia a dia, bem como antecipar a perda no final da vida, saber o que está por vir, pode ser tão doloroso quanto a perda associada a uma morte. Os cuidadores podem sentir culpa ou vergonha por "desejar que tudo acabasse" ou pensar que seu ente querido já "se foi" (especialmente quando alguém tem uma deficiência cognitiva). É importante reconhecer esses sentimentos como normais[2].

Em última análise, o luto antecipatório é uma forma de se permitir emocionalmente para o inevitável. Preparar-se para a morte de um ente querido pode permitir que os membros da família contemplem e esclareçam questões não resolvidas, façam planos de fim de vida para o funeral e o sepultamento e vivenciem sua dor em etapas.

Luto antecipatório de si

Processo que tende a não ser totalmente consciente por si e não reconhecido pelos outros, altamente doloroso, e resultar em estado de angústia e ansiedade paralisantes. Elisabeth Kübler-Ross, a partir da observação de pacientes terminais, descreveu suas agonias e frustrações, na tentativa de encorajar os cuidadores a não se afastarem dos doentes, mas, ao contrário, aproximarem-se deles e ajudá-los em seus últimos momentos[10]. Ela descreveu cinco estágios não fixos, em que o enlutado experimenta vários ao mesmo tempo ou, às vezes, pula estágios. A classificação desses estágios é importante para o profissional de saúde saber como o enlutado está lidando com as perdas no processo de aceitação de sua morte. David Kessler (2019), seu coautor em trabalhos anteriores, acrescentou o sexto estágio do luto, após a morte de Kübler-Ross, com autorização de seus familiares[11]. A seguir, um resumo desses estágios.

- **Choque e negação:** a reação inicial dos pacientes frente à terminalidade é de adormecimento. Perguntam-se como é possível continuar, se dá para continuar e por que continuar. Tentam encontrar uma maneira de simplesmente passar cada dia. Negação e choque ajudam a lidar e tornar a sobrevivência possível. A negação acompanha os sentimentos de tristeza. É a maneira da natureza de deixar entrar apenas o quanto é possível lidar. Ao ir lidando com a realidade da perda e começar a se fazer perguntas, o enlutado está inconscientemente começando o processo de aceitação. E, à medida que se torna mais forte, a negação começa a desaparecer. Mas, conforme o processo de luto prossegue, todos os sentimentos que estavam sendo negados começam a surgir. Alguns pacientes nunca irão além desse estágio e podem ir a outros médicos até encontrar aquele que sustente essa posição.
- **Raiva:** pacientes se tornam frustrados, irritados e com raiva da doença. Perguntam "Por que eu?". São de difícil manejo por deslocarem a raiva para a equipe de cuidadores, hospital e familiares ou para eles mesmos, na forma de punição por terem feito algo de errado na vida. A verdade é que a raiva não tem limites. Pode se estender não apenas aos amigos, médicos, família, ao próprio enlutado e ao ente querido que morreu, mas também a Deus. Pode-se perguntar: "Onde está Deus nisso?" Debaixo da raiva está a dor. É natural sentir-se deserto e abandonado, pois vivemos em uma sociedade que teme a raiva. A raiva é força e pode ser uma âncora, dando estrutura temporária ao nada da perda.
- **Barganha:** período em que predominam os "e se" e arrependimentos. Os pacientes podem tentar negociar com médicos, amigos ou Deus pela obtenção da cura, em troca de promessas, sacrifícios ou doações.
- **Depressão:** pacientes mostram claramente sinais de tristeza, retraimento afetivo, lentificação psicomotora, alterações no sono, desesperança e possíveis ideias de suicídio ao dar-se conta da proximidade do fim.

- **Aceitação:** há a compreensão de que a morte é inevitável e aceita-se a sua universalidade como tal.
- **Ressignificação:** diante da inevitabilidade da própria morte, prepondera a necessidade fundamental de reconstruir a própria história de vida interna e relacionar o fim de sua vida aos caminhos percorridos ao longo de sua existência.

CONTROVÉRSIAS SOBRE O SUICÍDIO ASSISTIDO E A EUTANÁSIA VOLUNTÁRIA

O debate ético, médico e jurídico sobre esses temas é bastante atual. Até bem recentemente, não parecia possível aliviar grande parte do sofrimento associado a doenças graves ou terminais. A depressão associada à doença física foi assumida como sua consequência natural e inevitável. Essa mistura de pressupostos e fatos proporcionou o impulso para os holandeses começarem a sancionar a prática do suicídio assistido e da eutanásia voluntária (a pedido do paciente) mais de uma década antes dos avanços em cuidados paliativos, e, de acordo com a Junta Geral da Associação Médica Real Holandesa, em 1994, pareceu-lhes razoável em termos médicos, legais e morais sancionar o suicídio assistido e a eutanásia àqueles que desejavam, mas não podiam efetuar a própria morte. Os holandeses também concederam suicídio assistido e eutanásia aos doentes crônicos que teriam mais tempo de sofrimento do que os doentes terminais e àqueles que tinham dores psicológicas não associadas a doenças físicas. O caso mostrado a seguir tem particular importância, por ter ajudado a estabelecer-se que o sofrimento mental pode ser uma justificativa para suicídio assistido ou eutanásia: mulher saudável de 50 anos, que perdeu recentemente o filho para o câncer, recusou o tratamento para sua depressão e disse que aceitaria ajuda apenas na morte. Foi encaminhada pela Sociedade Holandesa de Eutanásia Voluntária a um psiquiatra que a atendeu em várias sessões e, por fim, a ajudou em seu suicídio dentro de quatro meses após a morte de seu filho, quando ela disse a ele que, se não a ajudasse, se mataria por conta própria. A justificativa para a aceitação do pedido de eutanásia, nesse caso, foi o sofrimento mental. A probabilidade de que os pacientes acabem com a própria vida se o suicídio assistido e a eutanásia não estão disponíveis para eles é uma das justificativas dos médicos holandeses em fornecer essa ajuda e, assim, evitar o suicídio violento e solitário[12].

Morte assistida, denominada em várias jurisdições como eutanásia voluntária, suicídio assistido ou assistência médica no morrer (MAID), está disponível em várias regiões da Europa, Estados Unidos e Canadá nas últimas décadas para pessoas com doença terminal ou grave e irremediável condição médica.

Selby et al.[13] descrevem as razões dos pacientes para a solicitação de suicídio assistido ou eutanásia (morte voluntária) no Canadá: 64% por declínio funcional (perda da capacidade para se envolver nas atividades desejadas; 20% por perda da independência e dignidade, principalmente por precisar de cuidadores em cuidados pessoais e uma menor taxa por sofrimento físico (10%), psíquico (2%), prevenção de declínio futuro (2%) e desejo de controlar as condições da morte (2%). Essa combinação de funcionamento independente/dignidade/autonomia, juntamente com o número relativamente alto de pessoas que moram sozinhas, sugere que aqueles que escolhem a MAID são um grupo acostumado a valorizar altamente sua autossuficiência nas atividades diárias. A dependência funcional para os cuidados ou perda da capacidade de realizar atividades usuais é considerada intolerável psiquicamente. É um estado de luto antecipatório de si, em que conscientemente se reconhece o fim da vida plena vivida e se pede ajuda para a morte voluntária sem dor, sem violência e acompanhados dos seus vínculos afetivos. Culturalmente, foram coerentes com as crenças de suas regiões sobre a possibilidade de MAID para o fim de suas vidas, e o contexto final da tomada de decisão foi que esta era recente e frente à fulminante doença. Roest et al., em uma revisão de estudos sobre luto de familiares que perderam seus entes por morte voluntária na forma de suicídio assistido ou eutanásia, encontraram relatos de experiências positivas após a morte[14]. A despeito do sentimento de perda, muitos familiares mencionaram que sentiam alívio pelo sofrimento ter terminado, pelo desejo de o familiar ter sido realizado, pela morte ter ocorrido em clima de paz e o ente ter sido rodeado pelas pessoas amadas.

LUTO NÃO RECONHECIDO OU NÃO AUTORIZADO

Outra categoria de luto que pode causar problemas como tendência ao luto ser complicado é quando alguém experimentou uma perda, mas o luto experimentado foi privado de direitos, ou seja, os enlutados não têm o direito de sofrer. Esse direito de lamentar pode não ser concedido por muitos motivos, como pela forma como uma pessoa perde, a natureza da perda ou a natureza do relacionamento. Assim, embora a pessoa experimente luto, este não é abertamente reconhecido, validado socialmente ou observado publicamente[15].

- Exemplos de lutos não reconhecidos por não reconhecimento dos relacionamentos: vínculos extraconjugais, relacionamentos homossexuais, ex-cônjuges ou amantes, pais biológicos de crianças adotivas e médicos, enfermeiras e cuidadores que se vinculam aos seus pacientes.

- Exemplo de lutos não reconhecidos por perdas não reconhecidas: mortes perinatais, abortos, devolução de crianças adotadas aos pais biológicos, disponibilidade de filhos para adoção, morte e animal de estimação, perda social e psicológica sem morte, por exemplo, quando o parceiro desenvolve demência.
- Exemplo de enlutado não aceito como tal: crianças consideradas muito pequenas ou adultos muito velhos ou com alterações cerebrais. Posso exemplificar com um caso: o patriarca da família foi hospitalizado por angina seguida de infarto e morte. O filho adulto tinha próxima relação afetiva com o pai e era portador de esquizofrenia refratária. A família, na tentativa de poupar o sofrimento do filho, o internou pelo período correspondente ao funeral e enterro. Já haviam se passado dois meses da perda e ainda não tinham contado a ele o que tinha acontecido. Contavam outra realidade. Que o pai tinha se separado da mãe e ido embora sem despedidas. A esse paciente foi negada a possibilidade de enlutar pelo pai morto, por medo de reagudização da sua doença de base. Outro exemplo de luto não apoiado pela sociedade é o de família do suicida e o de morte por AIDS. No primeiro caso, a família tende a sentir muita culpa e se reserva, e, em ambas as situações, essas famílias tendem a sentirem-se estigmatizadas socialmente.

Em todos esses grupos, os problemas podem surgir na expressão do luto, que pode ser intensificado por este ter sido ignorado ou reprimido. Nas catástrofes, acidentes naturais e pandemias, a complicação advém de o enlutado sofrer perdas primárias e secundárias a estas, como emprego, casa, documentos etc. e ser excluído de rituais de passagem e apoio social como medidas sanitárias.

EVOLUÇÃO DO LUTO

Luto sem complicações é visto como uma resposta normal, em vista da previsibilidade de seus sintomas e seu curso. No entanto, o processo de enlutamento pode tornar-se desviante com uma ou mais fase do luto ausente, atrasada, intensificada ou prolongada. O DSM-5 considera luto prolongado após os seis primeiros meses entre as crianças e um ano entre os adultos, após a perda. O maior desafio para clínicos consiste em identificar corretamente os indivíduos suscetíveis a desenvolver luto complicado entre os enlutados. Os instrumentos mais utilizados para rastreamento de luto complicado são o *Texas Revised Inventory of Grief* (TRIG)[16], traduzido e validado para o português[17], em que se sugere o uso do ponto de corte a partir de 104 para identificar sujeitos com e sem luto complicado, e o *Inventory of Complicated Grief* (ICG)[18], um instrumento de 19 itens que a partir de escore total ≥ 25 prediz resultados negativos para a saúde. Simon et al., usando o critério clínico para luto complicado criado por eles numa população de 782 enlutados, distinguiram 288 sujeitos com luto complicado e 377 sem[19].

Para a medida de luto antecipatório, um dos instrumentos mais amplamente usados é a Escala de Luto Antecipatório (*Anticipatory Grief Scale*: AGS-27), desenvolvida por Theut et al. em 1991[20]. Ela é composta por 27 itens que medem o luto antecipatório em uma escala Likert, variando de 1 (discordo totalmente) a 5 (concordo totalmente). Seus itens devem ser somados em uma pontuação total variando de 27 a 135, com uma pontuação mais alta indicando níveis mais elevados de luto antecipatório. Oito itens (2, 5, 8, 11, 19, 22, 26, 27) têm uma influência positiva, portanto devem ser revertidos antes que o escore total seja calculado. Nenhuma subescala ou pontuação de corte foi relatada para o AGS, mas uma versão menor, a AGS-13, que pode ser usada mais facilmente para capturar reações comportamentais e emocionais de luto antecipatório entre cuidadores familiares em cuidados paliativos[21].

FATORES DE RISCO

Representam risco especial para a saúde mental fatores relacionados a:

- Forma da morte, ou seja, as mortes acontecidas de forma inesperada, súbita, violenta (suicídio ou assassinato), múltiplas, que não representem a ordem natural da natureza, por exemplo, na morte de um filho para os pais e a morte sem corpo identificado.
- Tipo de vínculo: quanto mais próximo, mais dor. Os vínculos caracterizados por insegurança, ambivalência ou dependência emocional mostram tendência a lutos com mais carga de raiva, culpa e insuportabilidade à separação.
- Vulnerabilidade pessoal: personalidades imaturas, isolamento social e afetivo, experiências na infância de maternagem insegura, doença mental prévia à perda, lutos anteriores não bem elaborados, temperamento pessimista, baixa escolaridade e baixas condições socioeconômicas, que gerem dificuldades de adaptação à nova realidade.

CONSIDERAÇÕES FINAIS

No campo da morte e do morrer, os serviços de cuidados paliativos podem contribuir tenazmente com os cuidadores familiares, investindo seus esforços na identificação, avaliação e apoio ao luto antecipatório quando este houver.

Para o luto pós-morte, reconhecer padrões de luto complicado e desenvolver vias de referência para tratamento. Para o paciente propriamente dito, reconhecer, respeitar e ajudá-lo, possivelmente, na maior forma de angústia do ser humano, a inevitabilidade da própria morte. Na elaboração do luto antecipatório de si, que muitas vezes é não reconhecido conscientemente por si ou pelos que lhe rodeiam.

SUGESTÕES PARA APROFUNDAR

- MyGrief – aplicativo desenvolvido pelo Australian Center for Grief and Breavement (ACGB), onde é possível submeter-se à avaliação sobre o estado de luto e receber orientação para vias de tratamento ao enlutado
- *Site* escrito por David Kessler, autor do sexto estágio do luto acrescentado ao trabalho de Kübler-Ross: www.grief.com

REFERÊNCIAS BIBLIOGRÁFICAS

1. Moon PJ. Grief and palliative care: mutuality. Palliat Care. 2013;7:19-24.
2. Sommer RJ. Family caregiver alliance. Professional Grief Caregivers' Network. 2013.
3. Parkes CM. Amor e perda: as raízes do luto e suas complicações. São Paulo: Summus Editorial; 2006.
4. Freud S. Sobre o narcisismo: uma introdução. Vol XIV (1914-1916). In: Edição Standard Brasileira das Obras psicológicas completas de Sigmund Freud. Rio de Janeiro: Imago; 1969. p. 49.
5. Bowlby J. Processes of mourning. Int J Psychoanal. 1961;42:317-40.
6. Freud S. Luto e melancolia. Vol XIX (1914-1916). In: Edição Standard Brasileira das Obras psicológicas completas de Sigmund Freud. Rio de Janeiro: Imago; 1969. p. 275-91.
7. Quinodoz D. Growing old: a psychoanalyst's point of view. Int J Psychoanal. 2009;90(4):773-93.
8. Hedtke L, Winslade J. The craftinting of grief: constructing aesthetic responses to loss. Nova Iorque: Routledge; 2017. p. 11.
9. Stroebe M, Schut H. The dual process model of coping with bereavement: a decade on. Omega (Westport). 2010;61(4):273-89.
10. Kübler-Ross E. Sobre a morte e o morrer. São Paulo: Martins Fontes; 1969.
11. Kessler D. Finding meaning. The sixth stage of grief. Nova Iorque: Scribner; 2019.
12. Hendin H. Physician-assisted suicide and euthanasia: a medical and psychological perspective. In: Wasserman D, Wasserman D, organizadores. Oxford textbook of suicidology and suicide prevention – a global perspective. Nova Iorque: Oxford; 2009. p. 484-90.
13. Selby D, Bean S, Isenberg-Grzeda E, Bioethics BHD, Nolen A. Medical assistance in dying (MAID): a descriptive study from a Canadian tertiary care hospital. Am J Hosp Palliat Care. 2020;37(1):58-64.
14. Roest B, Trappenburg M, Leget C. The involvement of family in the Dutch practice of euthanasia and physician assisted suicide: a systematic mixed studies review. BMC Med Ethics. 2019;20(1):23.
15. Doka KJ, editor. Disenfranchised grief: new directions, challenges, and strategies for practice. Champaign: Research Press; 2002. p. 5.

16. Faschingbauer TR, DeVaul R, Zissok S. Texas revised inventory of grief manual. Houston: Honeycomb publishing; 1981.
17. Alves TM, Oliveira MC, Lotufo-Neto F. Diagnosis of complicated grief using the Texas Revised Inventory of Grief, Brazilian Portuguese Version. J Psychol Clin Psychiatr. 2016;6(1):00316.
18. Prigerson HG, Maciejewski PK, Reynolds CF 3rd, Bierhals AJ, Newsom JT, Fasiczka A, et al. Inventory of Complicated Grief: a scale to measure maladaptive symptoms of loss. Psychiatry Res. 1995;59(1-2):65-79.
19. Simon NM, Wall MM, Keshaviah A, Dryman MT, LeBlanc NJ, Shear K. Informing the symptom profile of complicated grief. Depress Anxiety. 2011;28(2):118-26.
20. Theut SK, Jordan L, Ross LA, Deutsch SI. Caregiver's anticipatory grief in dementia: a pilot study. Int J Aging Hum Dev. 1991;33(2):113-8.
21. Holm M, Alvariza A, Fürst CJ, Öhlen J, Årestedt K. Psychometric evaluation of the anticipatory grief scale in a sample of family caregivers in the context of palliative care. Health Qual Life Outcomes. 2019;17(1):42.
22. American Psychiatric Association. Anxiety disorders. In: American Psychiatry Association. Manual diagnóstico e estatístico de transtornos mentais, 5ª edição - texto revisado (DSM-5-TR). Porto Alegre. Artmed; 2023.
23. Parkes CM. Luto: estudos sobre a perda na vida adulta. São Paulo: Summus; 1998.

15

Intervenções da terapia comportamental e áreas da saúde para um paciente com transtorno do espectro autista

Eloísa de Souza Fernandes

PONTOS-CHAVE

- A terapia comportamental abrange as "três gerações de terapia": a terapia comportamental, a terapia cognitivo-comportamental e as terapias de terceira onda, todas focadas em comportamentos e/ou estes combinados com emoções e pensamentos.
- O trabalho em equipe é uma prática crescente no atendimento à saúde, de modo que o acompanhamento e a intervenção multiprofissional são muito importantes para a prevenção e a promoção do desenvolvimento global do indivíduo e da qualidade de vida.
- A terapia comportamental trabalha em conjunto com a fisioterapia, a fonoaudiologia, a terapia ocupacional e o serviço social com diversos casos e pacientes, como caso de um paciente infantil diagnosticado com transtorno do espectro autista.
- A terapia cognitivo-comportamental é uma das possibilidades de tratamento, utilizando técnicas de psicoeducação e reestruturação cognitiva, de manejo de comportamento e de regulação emocional.
- O tratamento fisioterápico no autismo trabalha com movimentos, ações rotineiras, habilidades de coordenação, realização de atividades e experiências sensitivo-motoras. A terapia fonoaudiológica trabalha de forma direta e indireta na manutenção das habilidades de interação social, comunicação verbal e não verbal e repertório de interesses e atividades. A terapia ocupacional atua na reabilitação com atividades lúdicas e treino de habilidades sociais em oficinas terapêuticas e intervenções. O serviço social busca a inclusão do indivíduo no meio social, promovendo autonomia e igualitariedade.

As intervenções comportamentais e cognitivas têm seu desenvolvimento, atuação e reorganização nos últimos anos em todo o mundo, com grande impacto no Brasil. Havendo diversas formas de se referir a essas intervenções, o termo "terapia comportamental" abrange as chamadas "três gerações de terapia": a terapia comportamental, a terapia cognitivo-comportamental (TCC) e as terapias comportamentais de terceira onda, todas focadas em comportamentos e/ou estes combinados com emoções e pensamentos. De modo geral, a terapia comportamental é científica, ativa, focada no presente e na aprendizagem, individualizada, progressiva e breve[1].

Uma vez que o trabalho em equipe é uma prática crescente no atendimento à saúde, a terapia comportamental trabalha conjuntamente com a fisioterapia, a fonoaudiologia, a terapia ocupacional e o serviço social em diversos casos e pacientes. Considerando o impacto nos aspectos sociais, familiares e escolares, o acompanhamento e a intervenção multiprofissional buscam o bem-estar físico, mental e social e a prevenção e a promoção do desenvolvimento global do indivíduo e da qualidade de vida[2].

A fisioterapia contribui, por exemplo, em casos de dor crônica, disfunções temporomandibulares, disfunção sexual e problemas urológicos; a fonoaudiologia, em casos de transtorno do espectro autista (TEA), transtorno global do desenvolvimento (TGD), transtorno de processamento auditivo, disfonia, gagueira, zumbido; a terapia ocupacional, em casos de reabilitação do TEA, síndrome de Down, Alzheimer, transtornos alimentares, dependência química; o serviço social, em casos de TEA, transtorno de déficit de atenção e hiperatividade (TDAH), dependência de álcool e drogas.

Este capítulo pretende apresentar a interlocução entre a terapia comportamental e a fisioterapia, fonoaudiologia, terapia ocupacional e serviço social para um caso de paciente diagnosticado com TEA.

VINHETA CLÍNICA

B. M., 12 anos, desde os primeiros meses evitava contato visual e se comunicava com a mãe por gestos. Atualmente, na escola, tem dificuldades para se expressar e para compreender diálogos e piadas. Também tem tido dificuldades para organizar sua rotina de estudos em casa. Apresenta, ainda, alguns movimentos repetitivos e tensão muscular. A dificuldade com a interação social na escola e a dificuldade de organização da rotina têm trazido sintomas ansiosos como nervosismo, irritabilidade e falta de ar. F. M., 34, mãe de B. M., buscou atendimento psicológico para o filho, pois tem observado sua ansiedade no dia a dia.

DESCRIÇÃO BREVE DOS TRATAMENTOS DISPONÍVEIS QUANDO FOR O CASO

O TEA influencia o desenvolvimento neuropsicomotor, comprometendo a interação social e a comunicação, tendo um repertório restrito de interesses. Atrasos na habilidade de linguagem acarretam alterações na comunicação gestual, dificuldade com diálogo, interpretação de palavras, frases e sinais sutis, na compreensão e apresentação de uma mensagem[3]. Também há atrasos motores, como tensão muscular, hipotonia, posições e atitudes, problemas na marcha e estereotipias[2].

Embora o tratamento mais recomendado para pacientes infantis do espectro autista seja a análise comportamental aplicada (ABA), com o ensino de habilidades por vários passos e usando reforço e recompensa, para um caso em que não há importante comprometimento cognitivo ou de habilidades verbais, o tratamento da ansiedade poderá ser seguir a abordagem da TCC. Entre as técnicas utilizadas, estão a psicoeducação, a reestruturação cognitiva, o questionamento socrático e a técnica de exposição e prevenção de resposta. Técnicas para manejo de comportamento, como recompensa e reforço, são empregadas para aumentar ou reduzir a frequência de determinados comportamentos. Por fim, técnicas de regulação emocional promovem a identificação e manejo de emoções, pensamentos e comportamentos[4].

PAPEL DA FONOAUDIOLOGIA, DA FISIOTERAPIA, DA TERAPIA OCUPACIONAL E DO SERVIÇO SOCIAL

O tratamento fisioterápico no autismo trabalhará com os movimentos, ações rotineiras (ou afazeres diários), aprendizado de habilidades de coordenação (como desenho e escrita) e realização de atividades (como esportes). Também intervirá com técnicas para a aquisição de experiências sensitivo-motoras, contribuindo para a evolução adaptativa e interação social[2]. A terapia fonoaudiológica intervirá no desenvolvimento da linguagem de forma direta (com atendimentos para adequação do comportamento comunicativo) e indireta (com treinamentos e orientações para a família e a escola), trabalhando a manutenção de habilidades de interação social, comunicação verbal e não verbal e repertório de interesses e atividades[3].

A terapia ocupacional atuará na reabilitação com estratégias como atividades lúdicas e treino de habilidades sociais em oficinas terapêuticas e intervenções para promover o desempenho ocupacional e funcional do paciente, favorecendo a independência[5]. O serviço social buscará ampliar possibilidades de autonomia e independência de forma material, com a inclusão do indivíduo com TEA e seus familiares no meio social, a eliminação de preconceitos e um acesso igualitário aos serviços disponíveis[6].

SUGESTÃO PARA APROFUNDAR

- Matos RDSP. As dificuldades de aprendizagem em pessoa com autismo e as contribuições da análise do comportamento aplicada. J Spec. 2019;1(4).

REFERÊNCIAS BIBLIOGRÁFICAS

1. Santos PL, Gouveia JP, Oliveira MDS. Primeira, segunda e terceira geração de terapias comportamentais. In: Santos PL, Gouveia JP, Oliveira MDS, organizadores. Terapias comportamentais de terceira geração: guia para profissionais. Sinopsys; 2015. p. 29-58.
2. Marcião LGA, Costa GEP, Lima PE, da Silva VHF, Bezerra AB, Oliveira ACC, et al. A importância da fisioterapia no atendimento de pessoas com transtorno do espectro autista. Res Soc Dev. 2021;10(5).
3. Tamanaha AC, Chiari BM, Perissinoto J. A eficácia da intervenção terapêutica fonoaudiológica nos distúrbios do espectro do autismo. Rev CEFAC. 2015;17:552-8.
4. Consolini M, Lopes EJ, Lopes RFF. Terapia cognitivo-comportamental no espectro autista de alto funcionamento: revisão integrativa. Rev Bras Ter Cogn. 2019;15(1):38-50.
5. Mapurunga BA, Mendes ALR, Silveira VB, Oliveira Correia RF, Carvalho AFM. A atuação do terapeuta ocupacional na reabilitação de pessoas com autismo. Rev Casos e Consultoria. 2021;12(1).
6. Damasceno MA, Almeida R, Volpato LMB. Trabalho do assistente social e a saúde da pessoa com transtorno do espectro autista: contribuições do serviço social na garantia do direito na utilização serviços públicos de saúde. ETIC. 2017;13(13).

16

Uma abordagem multidisciplinar para trabalhar a desregulação emocional: terapia comportamental dialética

Érica Panzani Duran

PONTOS-CHAVE

- Regulação emocional.
- Tolerância ao mal-estar.
- Estimulação sensorial.
- Qualidade de vida.
- Bem-estar.

A terapia comportamental dialética (TCD) é uma abordagem terapêutica que visa compreender os déficits comportamentais que corroboram para o quadro clínico da desregulação emocional, para então desenvolver habilidades de foco no momento presente, regular emoções intensas, tolerar o mal-estar das reações fisiológicas das emoções e dos estímulos externos e melhorar a qualidade das relações interpessoais[1].

Esse repertório comportamental é um grande desafio para o psicoterapeuta implementar e generalizar em várias circunstâncias de vida do paciente. Para isso, no contexto dessa abordagem, os profissionais de fisioterapia, terapia ocupacional, fonoaudiologia e serviço social desempenham papéis cruciais para que esses comportamentos, chamados de habilidades, sejam adquiridos, visto que a neurobiologia da desregulação emocional não facilita o processo terapêutico.

Para que essa neurobiologia seja trabalhada, a fisioterapia tem como objetivo principal melhorar a função física e a mobilidade dos pacientes, principalmente nas sequelas vindas das tentativas de suicídio ou autoagressões. No contexto da TCD, os fisioterapeutas podem usar técnicas de estimulação sensorial para ajudar o paciente a aumentar sua tolerância ao desconforto físico vindo dos estímulos externos do ambiente ou até mesmo da intensidade das emoções. Isso pode incluir exercícios de relaxamento, técnicas de respiração, alongamento e fortalecimento muscular, bem como técnicas de liberação miofascial. Essas intervenções podem ajudar o paciente a aprender a suportar sensações físicas desconfortáveis e desenvolver uma maior consciência corporal[2].

Para a promoção da independência e funcionalidade nas atividades diárias, o terapeuta ocupacional pode usar estratégias de estimulação sensorial para ajudar o paciente a desenvolver habilidades de autorregulação emocional. Isso pode envolver o uso de técnicas de relaxamento, como terapia com peso, compressão sensorial, estimulação tátil e auditiva controlada, para ajudá-lo a se acalmar e a lidar com o mal-estar emocional[3].

Além disso, a fonoaudiologia abrange uma variedade de intervenções terapêuticas relacionadas à comunicação, linguagem e a habilidades de deglutição. No contexto da TCD, os fonoaudiólogos desempenham um papel importante, também com o uso de estimulação sensorial para auxiliar o paciente no desenvolvimento de habilidades de autorregulação emocional e tolerância ao desconforto. Isso pode envolver o uso de técnicas de controle da respiração, vocalização, ritmo e entonação para que o indivíduo se acalme e expresse suas emoções de forma saudável, além da deglutição, pois muitos apresentam transtornos alimentares[4].

Pela grande complexidade do quadro clínico desses pacientes, o serviço social desempenha um papel na coordenação dos cuidados e no suporte psicossocial dos pacientes para que o tratamento seja viável. Os assistentes sociais podem ajudar a identificar as necessidades dos pacientes em ralação ao tratamento e trabalhar em conjunto com os outros profissionais para desenvolver estratégias terapêuticas adequadas. Além disso, eles podem fornecer recursos e apoio para garantir a continuidade do tratamento e o bem-estar geral dos pacientes[5].

Dessa maneira, uma equipe multidisciplinar é fundamental para que os pacientes construam uma vida que valha a pena viver. E, ao utilizarem técnicas e intervenções específicas, esses profissionais ajudam os pacientes a desenvolverem habilidades de autorregulação emocional, consciência corporal, comunicação saudável, tolerância ao mal-estar e funcionalidade nas atividades diárias, para que se chegue às metas de vida da pessoa e ela possa viver uma vida plena. Cada um com sua *expertise* e colaboração contribuem para o sucesso do tratamento e o bem-estar geral dos indivíduos que buscam a TCD.

VINHETA CLÍNICA

Anna (nome fictício), de 14 anos, foi encaminhada pelo psiquiatra para a abordagem da TCD, na qual relatou que a paciente apresenta importante desregulação emocional e tentativa de suicídio. A mãe buscou terapia devido às dificuldades da filha de lidar com emoções quando ficam intensas, principalmente em todos os contextos de relacionamentos, não conseguindo frequentar a escola regularmente e sentindo ataques de raiva com autoagressão e agressão aos outros à sua volta.

Ao chegar ao consultório nas primeiras sessões, foi avaliado o nível de tolerância às emoções límbicas (raiva, tristeza, medo, repulsa e alegria). A paciente se esquiva das suas experiências quando suas emoções ficam muito intensas, pois apresenta grande desconforto físico. O primeiro profissional que pensamos em introduzir ao tratamento foi o terapeuta ocupacional, com especialização em integração sensorial para uma avaliação e um plano de tratamento para auxiliar a paciente a organizar suas sensações corporais com o meio ambiente. Foram realizadas 14 sessões.

A paciente apresentou evolução no tratamento psicoterápico, com redução das tentativas de suicídio, e com a ajuda da terapia ocupacional a paciente consegue voltar a frequentar o ambiente escolar e a identificar a intensidade emocional, processo fundamental para a regulação emocional. Por indicação da própria terapia, outros dois profissionais foram incorporados à equipe.

O primeiro encaminhamento foi realizado para a fisioterapia, que trabalhou com a paciente questões de propriocepção, consciência corporal, técnicas de relaxamento, exercícios de respiração, alongamento e reeducação postural global. A evolução da paciente resultou em diminuição da vergonha, pois agora consegue se sentir mais confiante com a nova postura corporal, além de relatar menor tensão muscular e tolerar uma carga maior de desconforto.

No momento de ir ao profissional seguinte, a fonoaudióloga, a paciente apresentava 15 anos e manifestou o desejo de fazer teatro, porém sua voz era muito baixa e infantilizada. Foram trabalhadas com a paciente técnicas de controle da respiração, entonação e ritmo para que ela pudesse expressar melhor suas emoções. No meio do tratamento com a fonoaudióloga, a paciente precisou ser encaminhada ao serviço público, pois o pai perdeu o emprego, e com muita maestria a assistente social garantiu que os atendimentos fossem realizados, além de elaborar um plano de cuidados personalizado e acesso às medicações.

Ao término de dois anos e meio de tratamento, a paciente frequentava a escola normalmente, tinha um grupo de amigos, com diminuição nos conflitos familiares, até que iniciou um relacionamento afetivo.

A TCD é um poderoso recurso terapêutico para indivíduos que enfrentam desafios emocionais intensos, como no caso de Anna. Uma abordagem multidisciplinar, por meio de uma variedade de técnicas e principalmente a estimulação sensorial, proporciona autorregularão emocional, aceitação do próprio corpo, comunicação saudável, funcionalidades nas atividades diárias, melhor qualidade de vida e bem-estar geral para a adolescente, assim como maior motivação para o psicoterapeuta, pois as múltiplas demandas desse perfil de paciente podem causar *burnout* no profissional que gerencia o caso.

Por meio do trabalho conjunto desses profissionais, os pacientes são capacitados a enfrentar o mal-estar emocional de forma mais saudável e a desenvolver habilidades de tolerância, autocontrole e autorregulação. Essa abordagem multidisciplinar contribui para o sucesso do tratamento, fornecendo as ferramentas necessárias para lidar com seus desafios emocionais.

Diante do exposto, é importante destacar a relevância do trabalho em equipe e da colaboração entre os profissionais de diferentes áreas para promover uma abordagem integral e eficaz. A combinação da TCD com a estimulação sensorial proporciona aos pacientes um caminho para a recuperação, permitindo-lhes desenvolver maior capacidade de enfrentamento, resiliência e melhoria na qualidade de vida para que os pacientes usufruam de sonhos de um futuro esperançoso.

SUGESTÕES PARA APROFUNDAR

- Aron EN. Pessoas altamente sensíveis: como lidar com o excesso de estímulos emocionais e usar a sensibilidade a seu favor. Rio de Janeiro: Sextante; 2021.
- Brackett M. Permissão para sentir: como compreender nossas emoções e usá-las com sabedoria para viver com equilíbrio e bem-estar. Rio de Janeiro: Sextante; 2021.
- Dana D. Polyvagal exercises for safety and connection: 50 client centered practice. Nova Iorque: W. W. Norton & Company; 2020.
- Gross J. Emotion regulation: affective, cognitive, and social consequences. Psychophysiology. 2002;39(3):281-91.

REFERÊNCIAS BIBLIOGRÁFICAS

1. Linehan MM, Wilks CR. The course and evolution of dialectical behavior therapy. Am J Psychother. 2015;69(2):97-110.
2. Rocha KQS, Azevedo AKP, Dias MMA, Brandão JO, Prado AP, Belizário IMLO. A importância da organização sensorial para a evolução do tratamento fisioterapêutico. Fortaleza: Anais do Evento: Conexão Fametro; 2018.
3. Mesquita DSL. Importância da disfunção da integração sensorial e da regulação emocional a manisfestação da perturbação do desenvolvimento da coordenação em crianças com perturbação de hiperatividade e défice de atenção. Dissertação (Mestrado em Terapia Ocupacional) – Instituto Politécnico do Porto, 2015.
4. Figueiredo MO. Análise de um programa de autorregulação para alunos com dificuldades de aprendizagem. Tese (Doutorado em Educação Especial) – Universidade de São Carlos, 2013.
5. Rosa LCS, Lustosa AFM. Afinal, o que faz o serviço social na saúde mental? Serv Soc & Saúde. 2015;11(1):27.

17

Avaliação neuropsicológica

Adriane Bacellar Duarte Lima
Renata Curvello Neves de Souza

PONTOS-CHAVE

- A neuropsicologia é voltada para estabelecer e compreender a natureza das relações entre o funcionamento do sistema nervoso central, as funções cognitivas e o comportamento.
- A avaliação neuropsicológica tem como premissa clínica e metodológica o ajustamento às particularidades do sujeito examinado e às suas necessidades.
- De acordo com cada demanda, serão avaliadas as funções cognitivas que participam da hipótese diagnóstica.

VINHETA CLÍNICA

L., 13 anos e 3 meses, foi encaminhada pela coordenadora escolar, de uma instituição particular, sem queixa de aspectos cognitivos básicos, contudo, com apresentação de "comportamentos impulsivos e erotizados", que têm se agravado há cerca de um ano.

Em entrevista de anamnese, são coletados os dados de história com os responsáveis, sendo os mais relevantes os seguintes: filha única de pais adotivos, mãe biológica com dependência de álcool e "vício" em jogos de aposta, dificuldade quanto à amamentação, perda de peso considerável após o nascimento, desenvolvimento neuropsicomotor dentro dos padrões esperados, desempenho escolar mediano – professores relatam que, embora mostre potencial, "não está sendo tão produtiva como poderia", além de "dificuldade de ficar sentada, solicitando muitas idas ao banheiro"; agitação mais frequente, com pensamentos como "a que horas essa aula termina?", "o que vou fazer depois daqui?", histórico de *bullying*, uso excessivo de celular e dificuldade de sono. Consta, ainda, o uso de bebida alcoólica e cigarro eletrônico quando vai para a casa de amigos.

Feita a seleção das provas psicológicas (escolhidas de acordo com a demanda e queixa), aplicadas e analisadas, obtiveram-se como resultado alterações, principalmente, nos testes que avaliavam atenção, controle de impulsos e flexibilidade mental. Os dados coletados na entrevista de anamnese, somados aos achados da avaliação neuropsicológica, sugerem a instalação de um transtorno de controle de impulsos, possivelmente derivado da carga genética da mãe biológica e do abuso de álcool durante a gestação da paciente. Assim, fica evidenciado nas provas que, apesar da boa capacidade de abstração, seu desempenho é marcado por variações no nível de alerta, baixa capacidade de atenção auditivo-verbal, velocidade de processamento reduzida, pouco "jogo de cintura" para lidar com aquilo que a desafia, sendo muito menos eficiente quanto à sua capacidade de controle inibitório.

Associados aos prejuízos descritos, há também os aspectos de cunho afetivo-emocional, como não elaboração dos aspectos que envolvem sua adoção e o *bullying* sofrido, comprometendo a dinâmica atual com a qual ela se relaciona com os seus pares, expondo-se a riscos e indiferente às consequências negativas.

Como conduta final, L. foi encaminhada para avaliação psiquiátrica, com intuito de confirmação diagnóstica e possível introdução medicamentosa. Concomitantemente, há indicação de acompanhamento psicoterápico, em que serão trabalhados aspectos da sua história de vida e os conteúdos mais desadaptados que foram observados a partir do comportamento de L. Será realizada, ainda, orientação à escola. Todas essas condutas efetivam o caráter multidisciplinar da avaliação neuropsicológica.

O CAMPO DA NEUROPSICOLOGIA

Na primeira metade do século XX, os danos cerebrais e as alterações comportamentais nos ex-combatentes de guerra foram o estopim para a retomada e evolução de estudos que ajudaram a firmar a perspectiva neuropsicológica dentro das ciências relacionadas à cognição* e como ferramenta para o mapeamento de lesões e disfunções cerebrais.

Surgiram, então, diversas contribuições de renomados estudiosos, em especial Luria, que, para além do desenvolvimento de um método de investiga-

* Cognição: é a capacidade psicológica de realizar o processamento de informações e as converter em conhecimento.

ção dos comprometimentos estruturais do cérebro, destacou a importância de conceitos como plasticidade cerebral (capacidade que o cérebro tem para se adaptar de acordo com a necessidade, o estímulo e o ambiente) e a relevância da noção de sistema funcional (conjunto de processos dinâmicos e interligados ou integrados, necessários para construir uma atividade mental complexa).

Com o surgimento dos exames de neuroimagem e os avanços tecnológicos, permitindo identificar e localizar lesões e disfunções mais tênues, o foco deixa de ser apenas a localização em si, e passa a ser também a extensão do impacto e os desdobramentos cognitivos, comportamentais e adaptativos que tais desordens podem suscitar no indivíduo[1].[†] Ou seja, além de considerar o interjogo entre o cérebro e outros órgãos e sistemas, ainda há a relação com o ambiente e a sua implicação na modulação emocional e social diante do funcionamento cerebral. Nesse sentido, cada sujeito deve ser visto de forma singular.

A neuropsicologia é, portanto, um campo do conhecimento voltado para estabelecer e compreender a natureza das relações entre o funcionamento do sistema nervoso central, as funções cognitivas e o comportamento, tanto nos aspectos saudáveis quanto naqueles patológicos. Possui intersecções com outras áreas, fundamentando-se nas neurociências e na psicologia, entre outras. Sua característica multidisciplinar possibilita ampliar o diagnóstico, prática clínica, condutas terapêuticas, bem como os domínios de pesquisa[2].

O QUE É AVALIAÇÃO NEUROPSICOLÓGICA?

A avaliação neuropsicológica é um exame e, como tal, tem por base o objetivo de investigar algo – neste caso, trata-se dos aspectos cognitivos, afetivo-emocionais e comportamentais e a inter-relação entre esses elementos. Inicia-se com hipóteses previamente estabelecidas, derivadas de uma demanda ou queixa, expressa por algum sintoma, e exploradas, adiante, a partir de instrumentos específicos.[‡]

---

† No Brasil, na década de 1970, encabeçado pela pioneira não só nesses estudos, como na disseminação da avaliação neuropsicológica no país, a psicóloga Cândida Helena Pires de Camargo, junto ao neurocirurgião Raul Marino Jr., instituíram a Divisão de Neurocirurgia Funcional do Instituto de Psiquiatria do Hospital das Clínicas da Faculdade de Medicina da Universidade de São Paulo (USP), aplicando o exame neuropsicológico como parte instrumental do auxílio diagnóstico e ao planejamento cirúrgico para os pacientes com doenças neurológicas e neuropsiquiátricas, e posteriormente, em outros contextos clínicos[4].

‡ Testes psicológicos e neuropsicológicos normatizados para a população na qual o sujeito está inserido, que permitem uma análise quantitativa e até qualitativa, dos resultados obtidos.

A necessidade para realizar a avaliação, geralmente, surge por meio do encaminhamento de outros profissionais, do desejo do próprio paciente ou de familiares[1]. Tem como premissa clínica e metodológica o ajustamento às particularidades do sujeito examinado e às suas necessidades (aspectos físicos, questões emocionais, patologia, quando presente), bem como às suas capacidades ou habilidades e limitações ou dificuldades[3].

Os passos básicos do processo avaliativo englobam a entrevista inicial e de anamnese, a escolha das estratégias e a construção da bateria de testes a serem aplicados no indivíduo, a análise dos dados, o registro do laudo e a entrevista de devolução.

Por meio da avaliação neuropsicológica, propõem-se não somente o auxílio diagnóstico e prognóstico, a orientação para o tratamento e o embasamento para um possível planejamento de reabilitação, como, ainda, a melhora na qualidade de vida do sujeito e de quem o cerca[1].

FUNÇÕES COGNITIVAS

Referem-se às várias capacidades ou aos diferentes processos relacionados à receptividade dos estímulos e de que maneira eles são processados, externa e/ou internamente, dando suporte para que o indivíduo esteja apto a desenvolver uma tarefa ou ação[5].

De acordo com cada demanda, serão avaliadas aquelas que participam da hipótese diagnóstica. Geralmente, investigam-se: processos atencionais; memória; linguagem; habilidades visuomotoras, funções visuais e visuoconstrutivas; funções executivas (flexibilidade mental, controle inibitório, capacidade de planejamento, capacidade de abstração, capacidade de julgamento e crítica).

A quantificação de algumas dessas funções, em conjunto, permite que se chegue ao QI, que significa a eficiência intelectual global do examinando, no momento da avaliação.

LAUDO

No laudo, mais do que um registro dos elementos principais obtidos, a partir dos resultados analisados e interpretados, é expressa a integração dos dados psicométricos com as observações clínicas e o raciocínio diagnóstico, que irão alicerçar a terapêutica sugerida e contemplar as estratégias para atenuar possíveis comprometimentos que estarão no encaminhamento.

Trata-se do momento mais formal da avaliação neuropsicológica, em que se dá sentido para o mapeamento das funções cognitivas, como se refletem ou interferem no funcionamento intelectual, comportamento e vida prática afetivo-social do sujeito, incluindo suas possíveis patologias.

Apesar de ser um documento técnico, as informações contidas devem ser tangíveis, isto é, apropriadas à capacidade de compreensão do indivíduo. O laudo é o pilar que sustentará a entrevista de devolução dos resultados.

A organização da escrita deve abranger os seguintes itens: identificação (dados pessoais), objetivo/finalidade da avaliação, descrição da queixa/demanda, história pessoal e clínica, descrição do contato e comportamento do paciente, levantamento e análise dos resultados e, por fim, um resumo de todos os achados, conclusões do examinador e as devidas recomendações.

IMPORTÂNCIA DO PROCESSO DE DEVOLUÇÃO DOS DADOS OBTIDOS E DO ENCAMINHAMENTO

A entrevista de devolução dos dados refere-se ao último encontro com o indivíduo em que o neuropsicólogo retoma os motivos da avaliação, comunica os resultados e sugere encaminhamentos fundamentados no material e adequados às necessidades dele[6].

Costuma-se iniciar pelas potencialidades e habilidades detectadas e, então, passa-se para os aspectos mais comprometidos. Os dados devem ser repassados, associando-os às queixas, de modo que o sujeito possa identificá-los e os correlacionar ao seu cotidiano, comportamentos, emoções e dificuldades. Daí a importância de que as informações tenham uma linguagem acessível para a transposição de um conteúdo teórico-técnico em algo assimilável para o sujeito. Nesse sentido, devem-se levar em conta sua faixa etária e os possíveis déficits/prejuízos ou incapacidades detectadas, inclusive, com adaptações no *setting* terapêutico. Por exemplo, pode-se utilizar a caixa lúdica ou o próprio material avaliativo para a comunicação com crianças. Geralmente, com essa população, faz-se um encontro com os pais ou responsáveis e outro, diretamente com o paciente. Já em relação aos adolescentes e adultos, a devolutiva é interessante para que o sujeito se aproprie das suas questões, iniciando um movimento de implicação pessoal na direção da efetivação da indicação proposta pelo profissional.

Durante a entrevista, deve-se estar atento a como o indivíduo está processando as informações que lhe estão sendo fornecidas, pois essa observação irá delinear o percurso da devolutiva e dá indícios da capacidade que ele tem de enfrentar ou suportar os achados. Alguns indivíduos ficam muito mobilizados nesse momento, podendo ser necessário mais um encontro. Acrescenta-se que a devolutiva propicia que as indicações de encaminhamento sejam esclarecidas e reforçadas.

SUGESTÕES PARA APROFUNDAR

- Lezak MD, Howieson DB, Bigler ED, Tranel D. Neuropsychological Assessment. 5. ed. Nova Iorque: Oxford University Press; 2012.
- Rocca C, Pantano T, Serafim A (orgs.). Série Psicologia e Neurociências – Serviço de Psicologia e Neuropsicologia do Instituto de Psiquiatria do Hospital das Clínicas da Faculdade de Medicina da Universidade de São Paulo (IPq-HCFMUSP). 2. ed. Santana de Parnaíba: Manole; 2023.
- Spreen O, Strauss E. A compendium of neuropsychological tests: Administration, norms, and commentary. Nova Iorque: Oxford University Press; 1998.

REFERÊNCIAS BIBLIOGRÁFICAS

1. Camargo CHP, Bolognani SAP, Zuccolo PF. O exame neuropsicológico e os diferentes contextos de aplicação. In: Fuentes D, Malloy-Diniz LF, Camargo CHP, Cosenza RM, organizadores. Neuropsicologia: teoria e prática. Porto Alegre: Artmed; 2008. p. 103-18.
2. Cosenza RM, Fuentes D, Malloy-Diniz LF. A evolução das ideias sobre a relação entre cérebro, comportamento e cognição. In: Fuentes D, Malloy-Diniz LF, Camargo CHP, Cosenza RM, organizadores. Neuropsicologia: teoria e prática. Porto Alegre: Artmed; 2008. p. 15-9.
3. Cunha JA. O ABC da avaliação neuropsicológica. In: Cunha JA, organizadora. Psicodiagnóstico-V. 5. ed. Porto Alegre: Artmed; 2000. p. 171-6.
4. Mendonça LIZ, Schlecht BG, Azambuja D. A história da neuropsicologia no Brasil. In: Fuentes D, et al. (org.). Neuropsicologia: teoria e prática. Porto Alegre: Artmed; 2008.
5. Parasuraman R. The attentive brain: issues and prospects. In: Parasuraman R, editor. The attentive brain. Cambridge: MIT Press; 1998.
6. Nunes MLT. Entrevista psicológica. In: Cunha JA, Freitas NK, Raymundo MGB, organizadores. Psicodiagnóstico-R. 4. ed. Porto Alegre: Artes Médicas; 1993. p. 29-50.

18

Autocuidado na universidade e no início da vida profissional

Caroline Lopes Nogueira

PONTOS-CHAVE

- Saúde mental do universitário.
- Como avaliar sua saúde mental e saber se precisa de ajuda.
- Estratégias de autocuidado e tratamento.

A fase da graduação na vida dos estudantes costuma trazer consigo uma série de mudanças e demandas, que podem afetar significativamente o seu bem-estar e a qualidade de vida. Não é surpreendente que a incidência de transtornos mentais entre os universitários seja maior do que na população em geral[1,2]. Essa maior prevalência pode ser atribuída, em parte, aos estressores associados à vida universitária, que são diversos e abrangentes, juntamente com os desafios adicionais enfrentados pelos estudantes – observamos, nos últimos anos, os impactos da pandemia da covid-19[1-3].

FATORES DE IMPACTOS E PREJUÍZOS NA VIDA DOS UNIVERSITÁRIOS

Fatores de impacto

A seguir estão os principais fatores que costumam impactar a vida dos graduandos[4-8]. Convido o leitor a fazer um exercício de autoanálise e reconhecer quais fatores podem estar impactando a sua vida atualmente.

- Sobrecarga por demandas acadêmicas (ex.: trabalhos, provas, extensões etc.).
- Estressores na convivência com pares e/ou professores (ex.: trabalhos em grupo).
- Mudança de ambiente físico ou social (ex.: cidade, antiga escola, amigos e família).
- Necessidades financeiras.
- Contato direto com a prática profissional.
- Perspectivas e ansiedades sobre a futura profissão e prejuízos nas necessidades básicas (ex.: sono e alimentação).
- Pouco ou nenhum tempo de lazer.
- Pouca ou nenhuma socialização casual.
- Privação de autocuidado.

Marque os fatores que causam sofrimento ou estresse na sua vida.
Pontuação (0 a 10): ___________

Principais prejuízos

Como você já deve saber, esses fatores acarretam prejuízos e consequências disfuncionais na vida do estudante[4-8]. Verifique a seguir em quais áreas sua vida pode estar sofrendo algum tipo de impacto.

- Prejuízos na saúde mental (ex.: adoecimento psiquiátrico, *burnout* etc.).
- Estratégias de *coping* disfuncionais (ex.: compensar o estresse com comida ou outras substâncias).
- Prejuízos na saúde física (ex.: adoecer fisicamente com frequência), dificuldade de adesão aos tratamentos.
- Aumento da preocupação dos seus amigos e familiares com você, prejuízos no desempenho acadêmico (ex.: notas, aumento no tempo de graduação).
- Dificuldade na aprendizagem prática.
- Impacto nas práticas profissionais/estágios (ex.: menor profissionalismo).
- Procrastinação de responsabilidades e prazos.
- Ideações de abandonar a faculdade ou profissão.

Marque os prejuízos que você identifica na sua vida.
Pontuação (0 a 10): ___________

Estresse durante a graduação na medida certa

É possível que, neste momento, você esteja pensando: "Estou sobrecarregado(a) de estresse e sofrendo com as consequências disso" ou "Preciso reduzir o estresse em minha vida". Antes de considerarmos o estresse como um inimigo a ser eliminado, proponho que compreendamos como ele pode ser funcional quando presente em uma medida adequada[9,10]. Observe a relação de estresse e produtividade na Figura 1.

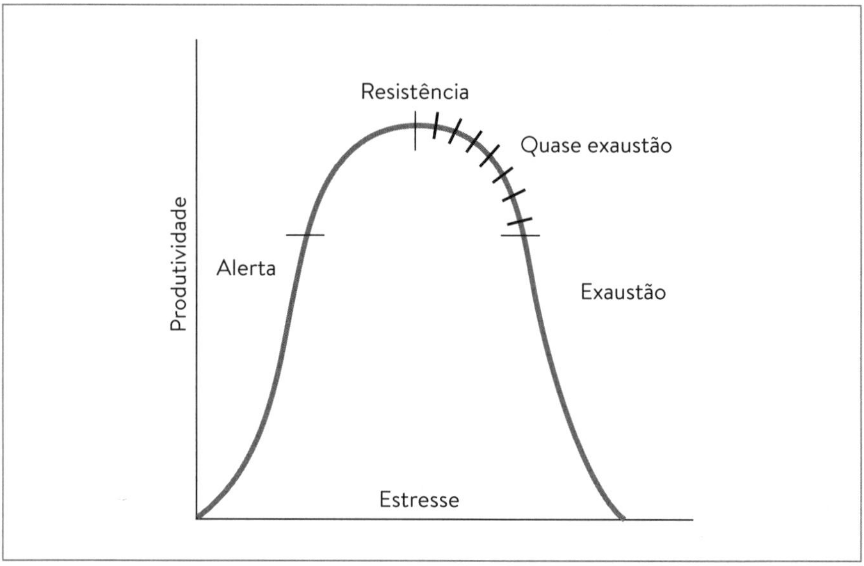

Figura 1 Produtividade do indivíduo em relação às fases do estresse.
Fonte: Pafaro, 2002[23].

Podemos ver, através da imagem, que o estresse é necessário para sermos produtivos, atingirmos nossas metas e lidarmos com os desafios do nosso dia a dia, porém até certo ponto. Muitas vezes, os estudantes universitários acabam perdendo esse "ponto" ao acreditar que, quanto mais se esforçarem, se cobrarem e se sacrificarem, melhores serão os resultados.

O raciocínio "quanto mais esforço, mais resultado" pode funcionar bem para atividades de curto prazo, como corridas de 100 metros, em que a estratégia do corredor é baseada em uma explosão de velocidade máxima desde o início. No entanto, quando olhamos para os corredores de maratona, a abordagem é completamente diferente. A estratégia desses corredores é focada na manutenção de um ritmo constante e sustentável ao longo de uma distância maior. A fase da graduação é uma maratona, assim como a vida em si, não uma corrida de 100 metros.

Pirâmide de Maslow

É comum que, à medida que a rotina de um estudante se intensifica ou os prazos se tornam mais apertados, algumas coisas que parecem "dispensáveis" sejam eliminadas do dia a dia. Muitas vezes, esses fatores incluem o tempo dedicado ao autocuidado e às necessidades mais básicas. No entanto, dificilmente poderemos manter um ritmo sustentável ao adotarmos essa estratégia. Observe a Figura 2.

A pirâmide de Maslow ilustra como nossas necessidades podem ser hierarquizadas[11]. Geralmente, negligenciar nossas necessidades mais básicas em favor das mais complexas não é uma estratégia eficaz. Ao fazer isso, nos tornamos menos eficazes quando buscamos a realização em níveis mais elevados.

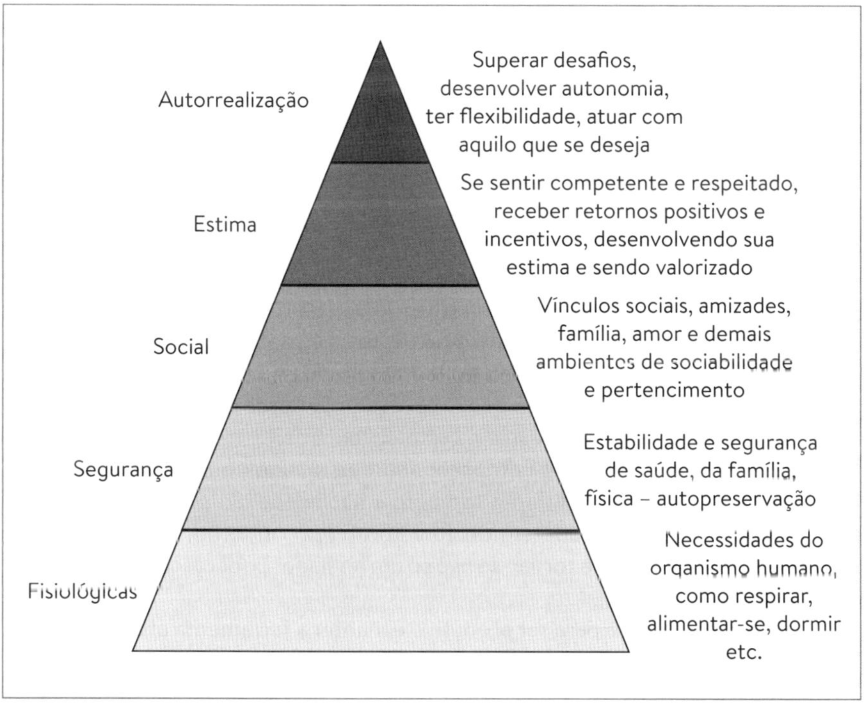

Figura 2 Pirâmide de Maslow.
Fonte: Maslow, 2012[11].

Por exemplo, estudar com sono ou participar de trabalhos em grupo com fome não são combinações ideais. Ao ignorar nossas necessidades básicas, comprometemos nosso desempenho e bem-estar. É importante reconhecer a importância de atender às nossas necessidades fundamentais, como sono adequado, alimentação adequada e cuidados com o corpo, para que possamos estar em uma condição melhor ao buscar realizações em níveis mais complexos[11,12].

VINHETA CLÍNICA: *A PARÁBOLA DO VELHO LENHADOR*

Vou te contar uma história, *A parábola do velho lenhador*[13]:

Era uma vez um lenhador idoso, cuja fama de invencível nos torneios de que participava se espalhava como fogo na floresta. No entanto, um jovem e ousado lenhador decidiu desafiá-lo, acreditando que sua força e vigor físico lhe garantiriam a vitória. Os habitantes da região também compartilhavam dessa crença, acreditando que o velho finalmente perderia seu título de campeão.

No dia marcado, os dois competidores se encontraram para o embate, e o jovem investiu todas as suas energias, convicto de que seria o novo campeão. De tempos em tempos ele lançava um olhar de desdém ao velho lenhador e notava que ele permanecia sentado. Essas pausas pareciam confirmar sua teoria de que o oponente estava velho demais para a disputa. Sem se abalar, o jovem continuou cortando lenha com toda a sua força e vigor.

Ao final da competição, os resultados foram medidos, e, para espanto de todos, o velho lenhador emergiu novamente como vencedor. Intrigado e confuso, o jovem não pôde deixar de questionar o vencedor: "Não entendo! Muitas vezes, quando olhei para você, o vi sentado, descansando. No entanto, você cortou muito mais lenha do que eu. Como isso é possível?"

Com um sorriso sábio no rosto, o velho lenhador respondeu: "Você se engana, meu jovem! Quando você me via sentado, na verdade eu estava amolando meu machado. Você deveria ter feito o mesmo. Percebi que você usava toda a sua força e obtinha pouco resultado. A afiação do machado é tão importante quanto a força que empregamos. Aprenda essa lição, e você se tornará um verdadeiro mestre na arte da lenharia."

Assim, o jovem lenhador compreendeu que o sucesso nem sempre está ligado apenas à força bruta, mas também à habilidade, ao planejamento e à estratégia. Com humildade ele decidiu aprender com o mestre, buscando aprimorar suas técnicas e tornar-se não só um lenhador poderoso, mas também um lenhador sábio.

A melhor estratégia para ser produtivo é manter a ferramenta afiada. Você é sua ferramenta, e o meio de se manter "afiado" é cultivando seu autocuidado! A proposta é encontrar um estilo de vida em que o estresse esteja a seu favor, e não contra você. Para isso, precisamos cultivar um estilo de vida com equilíbrio e autocuidado.

ESTRATÉGIAS DE AUTOCUIDADO

Agora que você já compreende quais fatores precisa trabalhar e quais prejuízos precisa contornar, é hora de explorar algumas das principais estratégias de autocuidado que pode adotar para enfrentar todos esses desafios. Vamos refletir juntos sobre algumas das práticas de cuidado pessoal que podem ser úteis nesse processo.

Tratamento adequado

Se você suspeitar que está enfrentando problemas de saúde mental, é fundamental buscar ajuda profissional o mais rápido possível. O primeiro passo é procurar um profissional qualificado, como um médico psiquiatra e/ou um psicólogo, que poderão avaliar sua situação e lhe oferecer um plano de tratamento adequado. Existem diversas opções terapêuticas disponíveis, como medicamentos, fitoterapia, acupuntura, psicoterapias específicas para o adoecimento (por exemplo, terapia cognitivo-comportamental), eletroconvulsoterapia (ECT), estimulação magnética transcraniana (TMS) e outras, dependendo da avaliação e prescrição profissional.

Caso você enfrente dificuldades financeiras para arcar com o tratamento, algumas universidades disponibilizam serviços de saúde mental para seus estudantes. Recomenda-se verificar com o núcleo de apoio de sua instituição se há esse tipo de suporte. Se não houver, você pode procurar universidades que ofereçam serviços para a população em geral ou considerar a busca por profissionais que ofereçam atendimento a um valor social. Em situações de urgência, é importante procurar um pronto-socorro ou serviço de atendimento de emergência.

Organização e planejamento

Para estabelecer uma rotina que promova autocuidado e equilíbrio, é essencial encarar o autocuidado como um investimento, pois ele não diminui sua produtividade, mas sim a melhora. Para alcançar isso, é importante abordar a organização e o planejamento como atos de autocuidado. A equação é simples:

Organização e planejamento = autocuidado = produtividade

Para se organizar de maneira prática e eficaz, você pode seguir esses passos e responder às seguintes perguntas: "O quê?", "Quando?" e "Como?".

- O quê? Identifique as tarefas e atividades que são importantes para você. Faça uma lista de suas prioridades e objetivos, tanto em curto quanto em longo prazo. Isso o ajudará a direcionar seus esforços e estabelecer metas claras.
- Quando? Defina prazos e cronogramas realistas para suas tarefas. Considere suas responsabilidades acadêmicas, pessoais e sociais e distribua seu tempo de forma equilibrada. Reserve tempo para descanso, lazer e autocuidado. Utilize ferramentas como agendas, aplicativos de gerenciamento de tarefas ou técnicas de gestão do tempo, como a técnica Pomodoro. Adapte essas técnicas às suas necessidades e preferências pessoais.
- Como? Desenvolva estratégias e métodos que facilitem a execução das tarefas se necessário. Você pode lançar mão de um plano de ação se achar que é o caso.

Lembre-se de que a organização e o planejamento são flexíveis e devem ser ajustados conforme necessário. Esteja aberto a revisar e adaptar sua rotina para garantir o equilíbrio e o autocuidado contínuos. Ao seguir esses passos e responder às perguntas "O quê?", "Quando?" e "Como?", você estará construindo uma base sólida para uma rotina de autocuidado e produtividade.

Estabelecendo prioridades

Vamos começar estabelecendo prioridades entre suas tarefas e afazeres diários. É importante considerar todas as atividades, mesmo as que parecem banais, e anotá-las. Classifique suas tarefas da seguinte forma:

- Imprescindíveis: são aquelas indispensáveis, cuja não realização pode causar um grande impacto negativo em sua vida.
- Importantes: são tarefas manejáveis, mas cuja não realização pode ter algum impacto negativo em sua vida.
- Relevantes: são tarefas adiáveis, ou seja, sua realização traz benefícios, mas, caso não sejam realizadas, não causam impacto negativo significativo.

Lembre-se de que encontrar o equilíbrio entre suas responsabilidades e seu autocuidado é essencial para uma vida saudável e produtiva. Priorizar suas tarefas, reservar tempo para si mesmo e ser flexível na abordagem podem ajudá-lo a alcançar esse equilíbrio.

Planejando quando executar

Tente criar um plano para uma semana ideal, começando com suas necessidades mais básicas e atividades imprescindíveis. Ao fazê-lo, seja realista e flexível em vez de criar expectativas irreais sobre o tempo disponível.

Você pode desenvolver um esboço de como seria uma semana ideal para você. Utilize um *planner* de mesa, quadro de planejamento ou agenda, em formato físico ou eletrônico. Escolha o método que mais se adapta ao seu estilo, mas evite torná-lo muito complexo e detalhado. Lembre-se de que "menos é mais", pois é improvável que se consiga manter um planejamento muito complicado em longo prazo. Considere que esse planejamento não deve ser uma restrição, mas uma fonte de inspiração.

Observe se você separou um tempo específico para cada uma das seguintes áreas: sono e alimentação, exercício físico, lazer, tempo livre ou atividades prazerosas, relacionamentos e tempo no mundo real (fora do celular, consoles, computadores e dispositivos eletrônicos). Reserve um tempo dedicado a cada uma dessas áreas. Embora seja desafiador conciliar todas as atividades, é importante ser flexível e realista ao planejar sua rotina. Às vezes, apenas 15 minutos de autocuidado podem fazer toda a diferença.

Lembre-se de separar o seu "eu acadêmico/profissional" do seu "eu pessoal". Você é uma pessoa antes de ser um estudante ou profissional, portanto cuide de si mesmo em todos os aspectos. Fique atento aos "ladrões de tempo": aquelas atividades que consomem seu tempo sem trazer benefícios significativos. Identifique-os e busque maneiras de reduzi-los ou eliminá-los. Uma dica útil é aproveitar o tempo que normalmente seria gasto rolando nas redes sociais do celular para cultivar um *hobby* ou praticar atividades prazerosas e relaxantes.

Plano de ação

Se você estiver com dúvidas sobre como começar um novo comportamento ou como alcançar uma meta, pode ser útil criar um plano de ação. Aqui estão os passos para elaborar um bom plano de ação:

- Identifique o comportamento que deseja adotar ou os comportamentos disfuncionais que deseja substituir.
- Divida essa meta de comportamento em pequenos passos. Isso tornará a tarefa mais gerenciável e ajudará a evitar a sobrecarga;
- Identifique obstáculos que possa enfrentar ao implementar esses novos comportamentos. Isso pode incluir falta de tempo, falta de motivação ou resistência interna.

- Identifique possíveis soluções para superar os obstáculos identificados. Pense em estratégias práticas que possam ajudar a lidar com cada obstáculo específico.
- Planeje quando começará a implementar esses novos comportamentos. Defina uma data de início realista e comprometa-se a seguir o plano.

Ao seguir esses passos e criar um plano de ação, você terá um roteiro claro para iniciar e manter os comportamentos desejados. Lembre-se de ser flexível e ajustar o plano conforme necessário ao longo do caminho. Com consistência e perseverança, você estará mais preparado para alcançar seus objetivos.

ESTRATÉGIAS DE *COPING* DISFUNCIONAIS

Autocuidado não se resume a adotar novas atividades, mas também a deixar de lado aquelas que podem não ser saudáveis para você. Isso inclui identificar e substituir comportamentos disfuncionais, como estratégias de enfrentamento inadequadas. O enfrentamento, ou *coping*, refere-se às maneiras como lidamos com o estresse e o sofrimento, podendo ser de forma saudável ou não. Alguns exemplos de *coping* disfuncional incluem alimentação emocional, uso de substâncias entorpecentes, consumo excessivo de notícias ou outros hábitos e compulsões prejudiciais[15].

Convido você a identificar esses comportamentos e hábitos disfuncionais e criar um plano de ação para substituí-los por comportamentos saudáveis. Isso envolve reconhecer os padrões negativos que você deseja mudar e estabelecer estratégias eficazes para lidar com o estresse e o sofrimento. Por exemplo, em vez de recorrer à alimentação emocional, você pode buscar atividades que promovam relaxamento, como meditação, exercícios físicos ou *hobbies* prazerosos. O importante é encontrar alternativas saudáveis e sustentáveis para lidar com os desafios da vida.

Lembre-se de ser gentil consigo mesmo durante esse processo de transformação, pois a mudança de hábitos pode levar tempo e requer perseverança. Esteja aberto a ajustar e adaptar seu plano conforme necessário, focando sempre em promover seu bem-estar e autocuidado.

OUTRAS ESTRATÉGIAS DE AUTOCUIDADO PARA UNIVERSITÁRIOS

Meditação e relaxamento

Estudos indicam que a prática da meditação *mindfulness*, que envolve a atenção plena, pode reduzir os sintomas de ansiedade e estresse em estudantes universitários, além de promover o aumento da concentração e a percepção de suporte social. Os principais benefícios dessa prática são observados após algumas semanas de prática consistente[16]. A meditação *mindfulness*, por meio da atenção plena, envolve o direcionamento da consciência para o momento presente, cultivando a aceitação e a não reatividade aos pensamentos e emoções. Há muitos livros, aplicativos e até mesmo cursos para aprender a meditação *mindfulness* (*vide* a seção "Sugestões para aprofundar").

Por outro lado, o relaxamento é uma prática que busca diminuir os níveis de tensão, tanto física quanto mental, durante ou logo após sua execução[17]. Embora haja algumas semelhanças entre *mindfulness* e relaxamento, estas são consideradas práticas com propósitos distintos. No entanto, ambas podem ser utilizadas como estratégias de autocuidado. O relaxamento busca induzir um estado de calma e tranquilidade física e mental, muitas vezes utilizando técnicas de respiração, visualização ou relaxamento muscular.

Ambas as práticas podem ser incorporadas em sua rotina de autocuidado, escolhendo aquela que melhor se adapta às suas necessidades e preferências. Independentemente da escolha, a consistência na prática é fundamental para colher os benefícios ao longo do tempo. Lembre-se de que o autocuidado é uma jornada individual, e é importante encontrar as estratégias que funcionem melhor para você.

Técnica de respiração profunda 4 x 4

Experimente a técnica de respiração profunda 4 x 4 para promover relaxamento e reduzir o estresse. Prefira fazer essa técnica em um local tranquilo e confortável para se sentar ou se deitar.

- Inspire profundamente pelo nariz, permitindo que o ar preencha o abdômen. Sinta sua barriga se expandindo enquanto conta mentalmente até quatro.
- Mantenha o ar nos pulmões por mais quatro segundos, sentindo-o se espalhar por todo o seu corpo.
- Expire lentamente pela boca, contando até oito, liberando todo o ar dos pulmões.

- Repita esse ciclo de respiração profunda quatro vezes, seguindo o ritmo de inspirar por 4 segundos, prenda a respiração por 4 segundos e expire por 8 segundos.

Durante todo o exercício, concentre-se na sua respiração e tente relaxar os músculos do corpo. A técnica de respiração profunda 4 x 4 pode ajudar a acalmar a mente e proporcionar uma sensação de calma e bem-estar. Experimente praticá-la sempre que precisar de um momento de relaxamento ou para lidar com situações estressantes.

Autocompaixão

A literatura sugere que estudantes universitários com autocrítica elevada tendem a ter níveis mais baixos de bem-estar e saúde mental, enquanto aqueles que demonstram autocompaixão são associados a um maior bem-estar. Portanto, aprender a cultivar autocompaixão é uma forma de cuidar da sua saúde mental[18-20].

Dentro de cada um de nós, existe uma parte que tende a ser crítica e outra que é mais compassiva. Em certos momentos, uma dessas partes pode predominar sobre a outra. Esse desequilíbrio, quando a autocrítica se torna excessiva, pode levar a problemas como insegurança, ansiedade e baixa autoestima. Felizmente, existem diversas literaturas e estratégias psicoterapêuticas que podem ajudar a desenvolver a autocompaixão de maneira prática (*vide* a seção "Sugestões para aprofundar").

Uma prática interessante para cultivar a autocompaixão é o exercício do "bilhete do amigo": escolha uma situação na qual você tem se criticado e imagine que alguém que realmente gosta de você (pode ser um amigo) escreveu um bilhete sobre essa situação. Anote o que você acredita que essa pessoa diria. Mantenha esse bilhete em um lugar acessível para que você possa consultá-lo quando a autocrítica surgir.

Lembre-se: autocompaixão não significa sentir pena de si mesmo. Autocompaixão envolve olhar para si mesmo com respeito, comprometimento em resolver o seu sofrimento, mas também com responsabilidade e consideração pelas consequências das suas escolhas.

Gratidão

Outra maneira eficaz de cuidar da sua saúde mental é praticando a gratidão. Sim, gratidão! Estudos mostram que os universitários que cultivam altos níveis de gratidão apresentam maior resiliência e são menos afetados pelo estresse, mesmo durante a pandemia de covid-19. Além disso, a prática consistente da gratidão está associada a uma melhor qualidade de vida e autoestima. Você pode começar a perceber os benefícios em apenas três semanas de prática regular[21,22].

Uma estratégia prática para cultivar a gratidão é manter um "diário da gratidão". Selecione três coisas por dia para as quais você é grato nas próximas três semanas. É importante anotá-las, pelo menos até que se torne um hábito. Você pode usar um bloco de notas ou um aplicativo dedicado para isso, existem muitos disponíveis (*vide* a seção "Sugestões para aprofundar").

Este é apenas o começo de uma jornada. Continue além! O autocuidado merece se tornar um valor fundamental em seu estilo de vida. Utilize essas práticas como um ponto de partida e, ao longo de sua jornada, busque constantemente aprimorar sua saúde mental e qualidade de vida. Se necessário, não hesite em pedir ajuda, mas não pare por aí, certo? Mantenha-se comprometido com seu bem-estar de maneira contínua.

SUGESTÕES PARA APROFUNDAR

Aplicativos

- Cíngulo® (terapia guiada)
- Google Agenda® e Google Tarefas® (ferramentas de organização)
- Gratitude: Self-Care Journal®
- Headspace®

Leitura

- Neff K. Autocompaixão: pare de se torturar e deixe a insegurança para trás. Kristin Neff/Lúcida Letra; 2017.
- Penman D, Williams M. Atenção plena (*mindfulness*): como encontrar a paz em um mundo frenético. Sextante; 2015.
- Riso W. Maravilhosamente imperfeito, escandalosamente feliz: dez premissas libertadoras que transformarão sua vida radicalmente. L&PM; 2017.

Série

- *Headspace: meditação guiada* (Netflix®, 2021).

REFERÊNCIAS BIBLIOGRÁFICAS

1. Eisenberg D, Gollust SE, Golberstein E, Hefner JL. Prevalence and correlates of depression, anxiety, and suicidality among university students. Am J Orthopsychiatry. 2007;77(4):534-42.
2. Steel Z, Marnane C, Iranpour C, Chey T, Jackson JW, Patel V, et al. The global prevalence of common mental disorders: a systematic review and meta-analysis 1980–2013. Int J Epidemiol. 2014;43(2):476-93.
3. Teixeira L de AC, Costa RA, Mattos RMPR de, Pimentel D. Saúde mental dos estudantes de Medicina do Brasil durante a pandemia da coronavirus disease 2019. J Bras Psiquiatr. 2021;70:21-9.
4. Ferreira EMR. Investigações sobre autoeficácia no contexto do ensino de graduação em fisioterapia. 69 f. Manuscrito. 2020.
5. Graner KM, Cerqueira ATAR. Revisão integrativa: sofrimento psíquico em estudantes universitários e fatores associados. Cienc Saude Colet. 2019;24(4):1327-46.
6. Criado-Álvarez JJ, González González J, Romo Barrientos C, Ubeda-Bañon I, Saiz-Sanchez D, Flores-Cuadrado A, et al. Learning from human cadaveric prosections: examining anxiety in speech therapy students. Anat Sci Educ. 2017;10(5):487-94.
7. Leão AM, Gomes IP, Ferreira MJM, Cavalcanti LPDG. Prevalência e fatores associados à depressão e ansiedade entre estudantes universitários da área da saúde de um grande centro urbano do Nordeste do Brasil. Rev Bras Educ Med. 2018;42:55-65.
8. Costa KMV, Sousa KRSS, Formiga PDA, Silva WD, Bezerra EBN. Ansiedade em universitários na área da saúde. In: II Congresso Brasileiro de Ciências da Saúde, 2017. p. 14-6.
9. Pafaro RC, De Martino MMF. Estudo do estresse do enfermeiro com dupla jornada de trabalho em um hospital de oncologia pediátrica de Campinas. Rev Esc Enferm USP. 2004;38(2):152-60.
10. Lipp MN. O stress está dentro de você. São Paulo: Contexto; 2015.
11. Maslow A. Pirámide de Maslow. Théorie des besoins de l'homme selon Maslow. 2012.
12. Mondardo AH, Pedon EA. Estresse e desempenho acadêmico em estudantes universitários. Rev Cienc Hum. 2005;6(6):159-80.
13. Lima A. A parábola do velho lenhador. 2023. [Internet]. [acesso em novembro de 2023]. Disponível em: https://www.algosobre.com.br/carreira/a-parabola-do-velho-lenhador.html
14. Beck J. Terapia cognitiva: teoria e prática. Porto Alegre: Artmed; 2007.
15. Chao RCL. Managing perceived stress among college students: the roles of social support and dysfunctional coping. J Coll Couns. 2012.
16. Dai Z, Jing S, Wang H, Xiao W, Huang Y, Chen X, et al. Mindfulness-based online intervention on mental health among undergraduate nursing students during coronavirus disease 2019 pandemic in Beijing, China: A randomized controlled trial. Front Psychiatry. 2022:13:949477.
17. Lipp MEN. Relaxamento para todos. Campinas: Papirus; 1997.
18. Kotera Y, Maybury S, Liu G, Colman R, Lieu J, Dosedlová J. Mental well-being of czech university students: academic motivation, self-compassion, and self-criticism. Healthcare (Basel). 2022;10(11):2135.
19. Melo WV, organizador. Estratégias psicoterápicas e a terceira onda em terapia cognitiva. Sinopsys; 2014. p. 368-95.
20. Souza WC, Silva AMMD. A influência de fatores de personalidade e de organização do trabalho no burnout em profissionais de saúde. Estud Psicol. 2002;19:37-48.
21. Bono G, Reil K, Hescox J. Stress and wellbeing in urban college students in the US during the COVID-19 pandemic: Can grit and gratitude help?. Int J Wellbeing. 2020.
22. Rash JA, Matsuba MK, Prkachin KM. Gratitude and well-being: who benefits the most from a gratitude intervention? Appl Psychol Health Well-Being. 2011;3(3):350-69.

19 Atendimento do paciente surdo

Solange Cardoso S. Benedicto

PONTOS-CHAVE

- A comunidade surda e seu contexto.
- Comunicação com os surdos.
- Atenção à saúde.
- Atendimento do paciente surdo.
- Intérprete de Libras e seu papel.

Realizar um bom atendimento no âmbito da saúde e acolher de forma igualitária, empática e humanizada o paciente surdo: este capítulo objetiva, sucintamente, apresentar alguns pontos sobre o contexto de vida da pessoa surda e refletir sobre a melhor forma de atuação no atendimento e nos cuidados do paciente surdo.

Sabe-se que o ambiente em que o ser humano está inserido tem grande influência em sua formação e desenvolvimento. Os primeiros anos de vida de uma criança é a convivência no seio familiar, ou seja, nesse contato aprende-se a dar os passos iniciais para a caminhada da vida, no toque e no olhar carinhoso da mãe com o bebê; a comunicação verbal e não verbal, além do amor e do respeito emanados no envolvimento com o pai e os demais membros do lar, proporciona um crescimento saudável e acolhedor. A escola seria o segundo lugar onde a criança tem contato com seus pares, professores e outros. É nesse lugar de aprendizado que ela também desenvolve a interação, a integração e a comunicação com o outro.

O descrito anteriormente nos remete a pensar na constituição da identidade de cada pessoa. Segundo Rosa (p. 21), a identidade faz a pessoa surda indagar a si mesma sobre quem ela é, no que ela é igual, que diferenças há entre ela e o outro, deparando-se com um ambiente divergente do qual foi criada, diante de outros valores, como cultura, percepção comunicacional etc. Destaca-se também que a identidade do surdo é de formação plural, de maneira que a diversidade na criação da pessoa surda se dá nas mais variadas formas no convívio em comunidade:

> A identidade não é presa a um modelo único, indivisível; pelo contrário, a diversidade dos indivíduos existentes na esfera social predispõe a uma variedade de identidades decorrentes dessas trocas sociais e escolhas pessoais[1].

Na identidade e comunidade surda, não existe modelo certo ou errado, por ser multifatorial na evolução da caminhada de vida não somente dos sujeitos surdos, mas também do ouvinte. As pessoas surdas têm dentro de si a cultura apreendida no âmbito familiar, que por vezes não veem como pessoas surdas e outras se reconhecem como tais. Falar de identidade surda vale pensar em como se deram sua formação, trajetória de vida e o envolvimento com o povo surdo e sua cultura. Strobel (p. 29), ao discorrer sobre cultura e pensar sobre a narrativa da história de vida privada da individualização de cada sujeito surdo, define cultura surda como:

> O jeito do sujeito surdo entender o mundo e de modificá-lo a fim de torná-lo acessível e habitável, ajustando com suas percepções visual, que contribuem para a definição das identidades surdas e das "almas" das comunidades surda. (...) abrange a língua, as ideias, as crenças, os costumes e os hábitos do povo surdo[2].

Parece difícil associar comunicação, identidade e cultura quando encontramos uma pessoa cuja comunicação é outra que não a nossa; assusta-nos principalmente quando não sabemos esse idioma. Esse fato acontece com a Língua Brasileira de Sinais (Libras), oficializada por leis e decretos; ela ainda impacta, paralisa e desperta curiosidade em quem se depara com um sujeito surdo cuja comunicação é feita em línguas de sinais.

A Libras é firmada através da Lei n. 10.436/2002 e do Decreto n. 5.626/2005, que dispõem sobre o direito legal de as pessoas surdas no Brasil se utilizarem da Libras. Autentica-se liberdade comunicacional concedida à população surda, bem como a pessoas ouvintes, sendo fundamental ressaltar o direito legitimado a todas as pessoas com déficit de audição, independentemente do grau da surdez. Língua e linguagem formam um idioma natural, que expressa sentimentos, desejos e experiências de vida, organizando mutuamente pensamentos, cognição e subjetividade[3].

No entanto, a aquisição da língua de sinais ocorre tardiamente, e, quando se ingressa em outras esferas sociais, no contato com outros iguais, surgem dificuldades e estranhamento. Um número expressivo de crianças ter seu primeiro contato no contexto escolar demonstra atraso cognitivo no processo do aprendizado da língua materna, sendo a fase adulta também prejudicada. Para Turetta e Lacerda (p. 30-1), é imprescindível que o surdo tenha contato com Libras ainda na tenra idade e que a escola o oportunize[4]. As línguas de sinais apresentam uma estrutura gramatical como qualquer outra, sendo consideradas língua natural, e não uma questão patológica ou de problemas adquiridos pelo fato de a pessoa ser surda.

> [...] uma língua natural é uma realização específica da faculdade de linguagem que se dicotomiza num sistema abstrato de regras finitas, as quais permitem a produção de um número ilimitado de frases [...] a utilização efetiva desse sistema, com fim social, permite a comunicação entre os seus usuários [...] um sistema linguístico e não como um problema do surdo ou como uma patologia da linguagem[5].

Na área da saúde, é necessário conhecer o meio comunicacional da cultura surda, e acolher na língua materna e/ou na comunicação aprendida o meio de comunicar com o surdo é desafiador, fundante no atendimento em saúde. Segundo Francisco & Bourguignon (p. 16-7), o contato em consultas com o paciente é crucial à comunicação de qualidade, pois ajuda a ambos no cuidar da saúde de forma eficaz[6]. As práticas profissionalizantes em saúde contribuem para o aprendizado teórico e técnico, sentir dificuldades, viver, conviver com o *setting* hospitalar, ambulatorial, clínico, na sala de medicação, dadas as especificidades, percebendo-se barreiras linguísticas, sobretudo a atenção e o atendimento à comunidade surda.

No Congresso de Milão, de 1880 – referência e marco histórico do povo surdo, de sofrimento, angústia, conflitos, anseios e adoecimentos –, decidiu-se proibir o uso de sinais nas escolas, tanto para o corpo docente como para o corpo discente, no entanto a língua de sinais é um símbolo de luta do povo surdo. Outro fator levantado por Strobel (p. 125) é o ouvinte resolver o que é melhor para o surdo; a pessoa ouvinte não sente "em sua própria pele" tais dificuldades e sofrimentos do surdo, fato que ocorre em atenção e atendimento à saúde[2]. Nesse sentido, saber, conhecer e falar a língua do surdo brasileiro

(Libras) se fazem necessários para promover e constituir um bom atendimento ao paciente surdo.

> A linguagem é um instrumento de poder [...] aceitar a diferença do surdo e conviver com a diversidade humana é um desafio proposto [...] incluindo o atendimento na área da saúde para os surdos, diante de suas necessidades.

A figura do intérprete de Libras tende a contribuir no respeito à diversidade e no atendimento em saúde do paciente surdo. A língua falada no Brasil é a oral-auditiva, e o que a diferencia da população surda brasileira é a visuoespacial (p. 24)[5]; canal de entrada pelo qual significados e significantes passam a fazer sentido. Pessoas ouvintes que procuram cuidados em saúde precisam ser orientadas, suas dúvidas esclarecidas e compreender questões sobre a saúde da pessoa surda inclui-se nesse quadro. Se o profissional da saúde não sabe o idioma, é fundamental a presença do intérprete nessa interação.

O papel dos profissionais dessa área, como fonoaudiólogo, fisioterapeuta, terapeuta ocupacional, assistente social e outros no cuidar da saúde do surdo é ser afetivo, acolhedor, simpatizante, atencioso, sobretudo exercendo amor e compreensão não pela surdez, mas sim por ser humano. Para tanto, é fundante observar a demanda de cuidados específicos, especiais e necessários a um tratamento humanizado, como: considerar desafios quanto à adesão e adaptação, ao histórico de vida cultural e à identidade do surdo; manter oferta hegemônica no/do serviço prestado; acompanhar o paciente nas dificuldades por ele apresentadas; alinhar expectativas do paciente frente ao cuidado de sua saúde para que se sinta apoiado e confiante; orientar sobre critérios hospitalar/ambulatorial ou consultório clínico e éticas utilizadas no decorrer da consulta; manter excelência no atendimento, desde a chegada à recepção até a finalização do tratamento; esclarecer e priorizar toda e quaisquer dúvidas que paciente surdo possa apresentar; utilizar de estratégias claras e transparentes; manter foco na comunicação em Libras ou na escolha comunicacional de preferência do surdo; respeitar a privacidade do surdo; sobretudo, encorajá-lo quanto ao seguimento do tratamento.

Para contribuir na aparição[8] do surdo no contexto de saúde e iniciar um bom atendimento, sugiro considerar a leitura bibliográfica referenciada no final deste capítulo, iniciando experimentalmente o conhecimento de Libras no canal do YouTube® *Um Sinal de Inclusão*[*], além de fazer curso *online* ou presencial de sua escolha: acessando a plataforma do Google, digitar por "Curso de

---

* https://www.youtube.com/@umsinaldeinclusao561/about

Libras" – esse foi o caminho percorrido pela autora, o qual indico. Trata-se de uma iniciativa importante, de baixo custo e de fácil acesso para realizar atendimento ao paciente surdo no âmbito da saúde.

SUGESTÃO PARA APROFUNDAR

- Federação Nacional de Educação e Integração dos Surdos (FENEIS), *site*: https://feneis.org.br/

REFERÊNCIAS BIBLIOGRÁFICAS

1. Rosa EF. Identidades surdas: o identificador do surdo na sociedade. In: Perlin G, Stumpf M, organizadores. um olhar sobre nós surdos: leituras contemporâneas. CRV; 2012. p. 21-8.
2. Strobel K. As imagens do outro sobre a cultura surda. 4. ed. Editora da USFC; 2018.
3. Pereira PCA. Tradutores-intérpretes de libras na saúde: O que eles nos contam sobre questões éticas em suas práticas. Tese (Doutorado em Ciência) – Faculdade de Saúde Pública da Universidade de São Paulo, 2014.
4. Turetta BAR, Lacerda CBF. Língua de sinais como língua das comunidades surdas. In: Lacerda CBF, Santos LF, Martins VRO, organizadores. Libras: aspectos fundamentais. Curitiba: InterSaberes; 2019. p. 21-41.
5. Quadros RM, Karnopp LB. Língua de sinais brasileira: estudos linguísticos. Porto Alegre: Artmed; 2004.
6. Francisco GSAM, Sá TM, Bourguignon SC, organizadores. Libras em saúde II: divulgação científica de uma área na fronteira do conhecimento. Clube de Autores; 2019.
7. Chaveiro N, Barbosa MA. Assistência ao surdo na área da saúde como fator de inclusão social. Rev Esc Enferm USP. 2005;39(4):417-22.
8. Luz RD. Cenas surdas: os surdos terão lugar no coração do mundo?, 1ª reimp. São Paulo: Parábola; 2017.

20

Competência e humildade cultural na prática do cuidado

Carmen Lucia Albuquerque Santana

PONTOS-CHAVE

- Reconhecer que as crenças, os valores e pensamentos dos profissionais de saúde são influenciados por sua própria cultura.
- Compreender que as crenças, os valores e pensamentos dos pacientes estruturam sua maneira de se expressar e comunicar com o serviço de saúde.
- Explicar os conceitos de competência e humildade cultural.
- Identificar práticas de cuidado capazes de integrar aspectos culturais nos atendimentos de sua área profissional.

O PACIENTE DE OUTRA CULTURA

No contexto da diversidade social e cultural do Brasil, os profissionais da saúde enfrentam constantemente o desafio de atender pacientes "diferentes" das pessoas com as quais estão acostumados a conviver. Neste capítulo, exploraremos como podemos abordar e oferecer um atendimento eficaz a pacientes "diferentes", levando em consideração aspectos culturais, sociais, linguísticos e práticas terapêuticas.

VINHETA CLÍNICA

Tabata é uma mulher *trans* de 42 anos, colombiana, morando em São Paulo há 20 anos, que trabalha como profissional do sexo, HIV positiva, vivendo em situação de rua. Procura ajuda em uma Unidade Básica de Saúde em busca de apoio emocional e tratamento psiquiátrico. Ela tem enfrentado diversos desafios em sua vida, incluindo estigma social, discriminação e falta de acesso a serviços básicos. Desde a morte do seu companheiro, há 6 meses, interrompeu o tratamento para o HIV e intensificou o uso de álcool e outras drogas. No momento da avaliação, era perceptível o odor de álcool na respiração da paciente.

Após ouvi-la, a profissional da equipe multidisciplinar expressa sua opinião: "Olha, Tabata, não parece que você esteja assim, tão deprimida. Você está aí, toda montada, usando cílios postiços e maquiagem, então deve estar bem, melhor que eu" (risos).

Tabata, sentindo-se julgada, responde: "Doutora, a aparência não mostra o que sinto por dentro. Estou passando por um momento muito difícil e precisando de ajuda para lidar com pensamentos de morte que não saem da minha cabeça".

A profissional conclui o atendimento: "Você só precisa dar um tempo da bebida... se esforçar mais para sair dessa vida, se cuidar melhor".

Nesse momento, Tabata se sente desvalorizada e incompreendida. Sua identidade como mulher *trans*, imigrante, sua situação de rua, sua condição de vida como profissional do sexo, sua vivência do luto e seu *status* de dependência química não foram levados em consideração na avaliação de risco de suicídio. Com o sofrimento agravado pela falta de apoio, ela toma a decisão trágica de tirar a própria vida, jogando-se à frente de um ônibus, próximo à Unidade de Saúde.

COMPETÊNCIA E HUMILDADE CULTURAL: "CONCEITOS-FERRAMENTA" PARA TRABALHAR COM O DIFERENTE

Este caso trágico destaca a urgente necessidade de trabalharmos elementos sociais e culturais na formação dos profissionais da saúde. Infelizmente, devido à falta de suporte adequado e avaliação de risco de suicídio, Tabata não recebeu a ajuda necessária para lidar com seus pensamentos suicidas.

Questões sociais, como estereótipos, racismo institucionalizado e privilégios dos grupos dominantes são tão reais nos atendimentos em saúde quanto na sociedade em geral, e o preconceito pode ter um impacto profundo no processo de cuidado de saúde. Se um profissional é etnocêntrico (ou seja, considera a sua cultura a única correta, e a pessoa diferente como inferior), suas interações, diagnóstico e tratamento serão distorcidos por seus preconceitos. O objetivo de capacitações que tratem da competência cultural em saúde deve ser orientar os profissionais a controlar esses desequilíbrios de poder[1].

O conceito de cultura começou a ser reconhecido e integrado no âmbito do cuidado à saúde ao longo do século XX, principalmente a partir das décadas de 1960 e 1970. Anteriormente, a abordagem predominante no cenário terapêutico era centrada no indivíduo, desconsiderando o contexto cultural e social em que estava inserido.

Existem muitas definições de cultura, mas, levando em consideração a prática de atendimentos no contexto da saúde, a cultura pode ser definida como um conjunto de princípios e valores fundamentais que orientam a vida de uma pessoa. Envolve crenças, procedimentos e convenções comportamentais compartilhadas por um determinado grupo social e que influenciam (mas não determinam) o comportamento de cada membro desse grupo. A cultura é a base para as interpretações que alguém faz do significado do comportamento de outros seres humanos[2].

Embora muitas vezes o termo "cultura" seja utilizado para falar de determinado país, raça ou etnia, para incluir os aspectos culturais na construção do cuidado, é necessário ir muito além! A diversidade cultural e de identidades constitui a sociedade em que vivemos, portanto atualmente não podemos falar em uma cultura única e homogênea dentro de um mesmo país, região ou cidade.

Em 1989, Cross et al. criaram o conceito de competência cultural, definida como: "um conjunto congruente de comportamentos, atitudes e políticas que se encontram em um sistema, agência ou profissionais, possibilitando um trabalho efetivo em situações interculturais"[3]. Para entender melhor onde alguém está no processo de se tornar mais competente culturalmente, é útil pensar nas formas possíveis de responder às diferenças culturais dentro de um amplo espectro que vai da "destrutibilidade cultural" à "proficiência cultural". Imagine um *continuum* em uma linha crescente de aprimoramento da competência como ilustramos a seguir:

- **Destrutibilidade cultural:** é o estágio em que se considera o indivíduo diferente como inferior, e se causa um mal de maneira intencional; por exemplo, deixando de aplicar anestésico durante a sutura em um pronto-socorro, porque a pessoa atendida está alcoolizada e em situação de rua.
- **Incapacidade cultural:** nessa fase, causa-se um mal de forma não intencional, por desconhecimento de algum elemento importante para o contexto de atendimento. No exemplo que trouxemos, a profissional não compreen-

de que a maneira de se vestir de Tabata faz parte de um esforço de manter sua identidade e possibilidade de trabalho.

- **Cegueira cultural:** nesse ponto, o profissional considera que deve tratar igualmente todas as pessoas, independentemente de sua história de vida, crenças e valores. Entende que a melhor forma de oferecer um serviço é tratando a todas as pessoas como gostaria de ser tratado. Considera, por exemplo, que hábitos de autocuidado ou a possibilidade de cumprir horários é a mesma para todos os pacientes, independentemente das condições em que vive.
- **Pré-competência cultural:** é a fase em que o profissional reconhece que deve buscar conhecimentos sobre o grupo social que atende. Em nosso exemplo, seria a profissional perceber que deve conhecer os modos de vida de mulheres *trans* em situação de rua para prestar o melhor atendimento.
- **Competência cultural:** é o estágio em que de fato o profissional busca o conhecimento e forma efetivas de aprimorar o seu trabalho. No caso que estamos estudando, seria a profissional buscar de fato conhecer os modos de vida da região da Colômbia em que nasceu a paciente, sua trajetória para se assumir mulher *trans*, sua chegada a São Paulo, suas condições atuais de vida e trabalho. Em um atendimento culturalmente competente, por exemplo, a profissional apresentaria suas orientações terapêuticas por meio de desenho, caso a paciente seja analfabeta.
- **Proficiência cultural:** é uma situação em que o profissional já tem um corpo de conhecimento, mas reconhece a necessidade de aperfeiçoamento constante.

O desenvolvimento da competência cultural é um processo dinâmico, que consiste em autorreflexão e autocrítica contínuas, requer humildade. Na verdade, o conceito de "competência cultural" pode ser mais bem descrito como "humildade cultural"[1]. O modelo da competência cultural pressupõe que o profissional da saúde aprenda um conjunto de atitudes e habilidades de comunicação, que permitirão trabalhar eficazmente no contexto cultural dos pacientes. A humildade cultural consiste em ter consciência de que a cultura estrutura grande parte dos comportamentos relacionados à saúde, e que precisamos buscar constantemente este conhecimento[4].

Diferentemente da competência cultural, a humildade cultural não supõe um conjunto quantificável de atitudes. Refere-se a um processo contínuo de reflexão e crítica. Embora "competência cultural" seja descrita como a estratégia para abordar as disparidades na saúde, a concepção de "humildade cultural" reformula o discurso das desigualdades em saúde e expande os entendimentos tradicionais de raça e etnia, para incluir a cultura de construção de alianças entre grupos e indivíduos de diversas origens, gêneros, orientação sexual, (in) capacidades, níveis educacionais, *status* migratório e outros indicadores socioeconômicos e de identidade social[4].

PAPEL DA FONOAUDIOLOGIA, DA FISIOTERAPIA, DA TERAPIA OCUPACIONAL E DO SERVIÇO SOCIAL

O papel do profissional de saúde no atendimento a pacientes de outras culturas vai muito além do conhecimento específico de sua área de atuação. Requer competência e humildade cultural, comunicação eficaz, respeito à diversidade e o compromisso de fornecer um cuidado centrado na pessoa, levando em consideração as necessidades sociais, culturais e individuais únicas de cada paciente.

É muito importante ouvir o paciente para entender o que fazer. As pessoas que atendemos conhecem melhor sua própria condição do que nós e podem ajudar muito a construir os melhores resultados para si mesmos. Quando estamos face a face em um atendimento, precisamos reconhecer como parte da nossa comunicação as três dimensões da cultura que estruturam a escuta e o diálogo, influenciando a compreensão e as manifestações do profissional da saúde e do paciente[5]:

- Valores, ideias e modos de pensar: isto é, a cultura estrutura aquilo que é definido como certo, errado, respeitoso ou engraçado em cada grupo social.
- Maneiras de ser: ou seja, a cultura influencia as formas como essas ideias e valores se expressam, por exemplo, nas práticas terapêuticas (propostas pelo profissional e esperadas pelo paciente), comportamentos e falas.
- Transmissão e o ensino dessas maneiras de pensar e agir: a cultura estrutura histórias familiares, lendas e narrativas de um grupo social, povo ou nação.

Uma abordagem humilde e reflexiva implica uma atitude de respeito a essas diferentes dimensões da cultura, à diversidade, à individualidade de cada experiência e seus significados, incluindo múltiplos pontos de vista no desenho do projeto terapêutico. O planejamento das ações dever levar em conta a influência da cultura na expressão dos sintomas, na experiência da doença, na evolução e progressão dos quadros clínicos em todas as áreas. Aplicar os mesmos protocolos, diagnósticos e tratamentos para uma população culturalmente diferente implica não reconhecer a validade cultural das ações de saúde. Realizar uma avaliação diagnóstica requer alto nível de compreensão cultural. O profissional vai se comunicar dentro do modelo saúde/doença aprendido por ele. A pessoa que atendemos nem sempre compartilha esse modelo. Quanto maior a diferença cultural entre o profissional e o atendido, maiores as chances de erros[4].

Nossas crenças, nossos valores, o que pensamos ser certo ou errado são elementos estruturados por nossa própria cultura; de forma alguma podem ser considerados valores universais. A nossa própria função profissional é construída pela cultura e nem sempre é aceita por pessoas que vêm de lugares diferentes. Se não refletirmos profundamente sobre nossos valores, ideias aprendidas, iremos transferir automaticamente esses valores e crenças para a nossa prática. A visão comum de tratarmos os outros como gostaríamos de ser tratados funciona muito bem se estamos lidando com pessoas que têm as mesmas crenças e princípios que nós. Ao tratarmos pessoas que têm outras referências sociais e culturais, é preciso sair da forma como gostaríamos de ser tratados, para conhecer como aquela pessoa gostaria de ser atendida. O Quadro 1 sintetiza algumas orientações para inserir a humildade cultural em sua prática profissional.

Quadro 1 Práticas da humildade cultural

Respeite os limites de cada paciente; as pessoas que atendemos (especialmente as populações vulneráveis) podem carregar a lembrança de muitos eventos traumatizantes, que interferem diretamente na forma como interpretam cada nova proposta terapêutica ou situação vivida.
Tenha segurança em seus posicionamentos. Sempre as deixe saber o que você está fazendo e por que e peça sempre o consentimento.
Seja paciente. Certifique-se de que os profissionais e o serviço sejam informados sobre as repercussões de traumas no comportamento dos usuários e sua relação com os serviços. Essa consciência irá reduzir barreiras de acesso ao serviço, porque cada profissional procurará entender o que está por trás de determinado comportamento antes de julgá-lo.
A construção de relacionamentos de confiança é de responsabilidade do profissional, e essa construção será determinante no sentido de reunir informações significativas para o diagnóstico, o plano terapêutico e os resultados de cada intervenção. Investir em um relacionamento e trabalhar para construir confiança pode levar muitas visitas e tentativas frustradas de aproximação.
Ao iniciar as entrevistas, dê preferência a perguntas abertas, que possibilitem uma abordagem narrativa, em que cada pessoa pode contar suas histórias. Evite um estilo de entrevista tipo "perguntas e respostas".
Seja curioso, aberto e disposto a aprender. Faça perguntas sobre a realidade, a rotina e experiências de cada pessoa.
Use linguagem simples, sempre com o objetivo de trazer a pessoa para a proximidade com o serviço.

(continua)

Quadro 1 Práticas da humildade cultural (*continuação*)

Conheça os desafios enfrentados pelas populações que você atende. Esse tipo de cuidado centrado na pessoa é sensível às diferentes realidades e contextos.
Reconheça as necessidades das pessoas que você atende; conhecer recursos da comunidade e as pessoas-chave em cada serviço pode ajudar o profissional da saúde a pactuar planos de cuidados e compromissos adequados às condições de vida do paciente.
Seja gentil, atencioso, demonstrando empatia e compaixão. Lembre-se de não julgar e ser não discriminatório. Não culpe os usuários pelos problemas que ele enfrenta.
O comportamento da equipe deve assegurar um equilíbrio entre profissionalismo e formação de um vínculo pessoal. Esteja ciente de como seus valores e preconceitos podem afetar a maneira como você trata os outros.

Fonte: elaboração da autora.

Retomando a história de Tabata, é papel do profissional que atua no setor saúde reconhecer e respeitar as experiências únicas e desafios enfrentados por pessoas *trans*, profissionais do sexo, portadores do HIV e pessoas em situação de rua. Uma avaliação adequada de risco de suicídio, independentemente da aparência externa, seria fundamental para garantir a segurança e o bem-estar da paciente. Valorizar a diversidade, fornecer apoio emocional e promover uma abordagem inclusiva são essenciais para prevenir desfechos trágicos e promover a saúde. Compreender a pobreza, saber lidar com situações de uso e dependência de substâncias, redução de danos, preocupações com a saúde mental, desafios de desenvolvimento e traumas faz parte da competência cultural.

SUGESTÕES PARA APROFUNDAR

Leitura

- Agência da ONU para as Migrações – Brasil. Guia de Atendimento a Migrantes Internacionais no Âmbito do Sistema Único da Assistência Social (SUAS). Brasília: OIM; 2022. Disponível em: https://brazil.iom.int/sites/g/files/tmzbdl1496/files/documents/Guia-Atendimento-a-Migrantes-Internacionais-no-SUAS.pdf
- Alloatti MN. Guia de Comunicação Intercultural. Brasília: OIM; 2022. Disponível em: https://www.gov.br/mj/pt-br/assuntos/seus-direitos/refugio/publicacoes/anexos/Guia_Comunicacao_Intercultural_0.pdf
- Dantas S, Santana C, Zaia M. Guia em saúde mental e atenção psicossocial para população migrante e refugiada no Brasil. Brasília: OIM; 2022.

Vídeos

- Cultura e saúde: https://www.youtube.com/watch?v=jK9_h6YkzZU&ab_channel=SapsSecretariadeAten%C3%A7%C3%A3oPrim%C3%A1ria%C3%A0Sa%C3%BAde
- Diferenças culturais e sistemas de saúde: https://www.youtube.com/watch?v=Eove3SP99CE&ab_channel=CanalProfissional

REFERÊNCIAS BIBLIOGRÁFICAS

1. American Institutes for Research. Teaching cultural competence in health care: a review of current concepts, policies and practices. Washington: AIR; 2002.
2. Spencer-Oatey H. What is culture? A compilation of quotations. Global PAD Core Concepts; 2012. [acesso em outubro de 2023]. Disponível em: https://warwick.ac.uk/fac/soc/al/globalpad-rip/openhouse/interculturalskills_old/core concept_compilations/global_pad_-_what_is_culture.pdf
3. Cross T, Bazron B, Dennis K, Isaacs M. Towards a culturally competent system of care. Washington: Georgetown University Child Development Center, CASSP Technical Assistance Center; 1989. v. 1.
4. Santana C. Humildade cultural: conceito estratégico para abordar a saúde dos refugiados no Brasil. Cad Saúde Pública. 2018;34(11):e00098818.
5. Alloatti MN. Guia de comunicação intercultural. Brasília, DF: OIM; 2022. [acesso em outubro de 2023]. Disponível em: https://brazil.iom.int/sites/g/files/tmzbdl1496/files/documents/Guia_Comunicacao_Intercultural_0.pdf

21

O paciente com obesidade e a equipe multidisciplinar

Leorides Severo Duarte-Guerra
Lis Marina Lopes Lazzarini

PONTOS-CHAVE

- A obesidade é um problema de saúde pública que resulta em sequelas funcionais e ocupacionais.
- A cirurgia bariátrica é opção eficaz de tratamento nos casos de obesidade grave que exige preparação e adaptação do paciente.
- O paciente pode atingir suas capacidades funcionais e ocupacionais com autonomia e independência nas atividades de sua vida.
- Qual é o papel da equipe multidisciplinar.

VINHETA CLÍNICA

Jovem de 22 anos, do sexo masculino, participante de um projeto de terapia ocupacional. Após três semanas de tratamento, ele perdeu 8 kg. F., que pesava 127 kg, tinha como objetivo alcançar o peso ideal entre 90 e 85 kg. F. enfrentava dificuldades para realizar tarefas cotidianas, como amarrar os sapatos, caminhar no *shopping* com os amigos, praticar atividades físicas, participar de passeios familiares e até mesmo cuidar de si mesmo, devido às dificuldades impostas pela obesidade. O aumento da flexibilidade musculoesquelética, estabilidade e condicionamento físico geral influenciaram sua capacidade de participar de ocupações no "fazer" e no "como fazer", incluindo tarefas domésticas, subir escadas, ajoelhar-se ou caminhar com amigos. A aquisição de um centro gravitacional diferente proporcionou-lhe um melhor equilíbrio e, como resultado, maior segurança e estabilidade em atividades como vestir calças sem medo de perder o equilíbrio ou cair, ou a possibilidade de se abaixar para pegar objetos no chão. Além disso, houve uma percepção de diminuição do constrangimento no ambiente físico, devido à maior flexibilidade e redução do tamanho corporal. Após iniciar o tratamento, que incluía natação, pequenas caminhadas e tarefas rotineiras incorporadas em seu dia a dia, ele declara: "Participar do projeto foi uma mudança no meu estilo de vida. Desde que comecei a participar, tudo mudou para melhor. Minha respiração melhorou e meu peso também está melhorando, diminuindo gradualmente. Enfim, só vejo melhorias".

A Organização Mundial da Saúde (OMS) define a obesidade como o excesso de gordura corporal, em quantidade que cause prejuízos à saúde[1]. É considerada uma doença crônica e progressiva de causa multifatorial que representa uma ameaça à vida devido ao acúmulo excessivo de gordura no corpo. A obesidade é uma condição metabólica que, além de causar diversos danos à saúde, resulta em limitações na vida diária do indivíduo. O paciente é considerado portador de obesidade quando apresenta um índice de massa corporal (IMC) maior ou igual a 30 kg/m^2, sendo que a faixa de peso considerada normal varia entre 18,5 e 24,9 kg/m^2, de acordo com a classificação-índice[1].

O IMC é o critério mais utilizado para diagnosticar a obesidade em adultos e é calculado dividindo-se o peso da pessoa em quilogramas pelo quadrado da sua altura em metros (kg/m^2). O IMC é classificado em diferentes graus: abaixo do peso: < 18,5 kg/m^2; peso normal: 18,5 a 24,9 kg/m^2; sobrepeso: 25,0 a 29,9 kg/m^2; obesidade grau 1: 30,0 a 34,9 kg/m^2; obesidade grau 2: 35,0 a 39,9 kg/m^2; obesidade grave: IMC ≥ 40 kg/m^2; superobesidade: IMC ≥ 50,0 a 59,9 kg/m^2; super superobesidade: IMC ≥ 60 kg/m^2.

O Instituto Brasileiro de Geografia e Estatística (IBGE) divulgou recentemente a Pesquisa Nacional de Saúde, realizada em parceria com o Ministério da Saúde. O levantamento revelou que dois em cada dez brasileiros apresentam quadro de obesidade e houve um aumento de 72% na incidência da obesidade no período entre 2006 e 2019, passando de 11,8% para 20,3%. O maior percentual está entre as mulheres (21%) e aumenta com a idade: jovens de 18 a 24 anos apresentam uma taxa de 8,7%, enquanto entre adultos com mais de 65 anos a taxa chega a 20,9%. Pela primeira vez, a pesquisa apresentou dados sobre a busca de tratamento da população, revelando que 17,3 milhões de pessoas procuraram algum serviço de atenção primária à saúde para o tratamento da obesidade entre 2010 e 2019.

TRATAMENTO

O Ministério da Saúde do Brasil publicou, em março de 2013, as Portarias n. 424 e 425, que estabelecem diretrizes e regulamentos técnicos para a assistência de alta complexidade a indivíduos com obesidade[2]. O tratamento da obesidade é principalmente clínico, e estratégias de abordagem em saúde para obter resultados mais eficazes continuam sendo um desafio, devido ao uso inadequado de estratégias e recursos terapêuticos que afetam o sucesso do tratamento. Novos estudos estão surgindo para desenvolver e aprimorar estratégias que forneçam informações científicas relevantes e atendam aos interesses dos profissionais de saúde, como médicos, nutricionistas, psicólogos, professores de educação física e outros que tratam pacientes com obesidade em busca de maior efetividade.

A cirurgia bariátrica, procedimento elegível e eficaz para casos graves de obesidade, é apenas parte de um tratamento abrangente da obesidade. Pacientes com obesidade grave frequentemente apresentam índices de transtornos psiquiátricos acima da média da população em geral[3]. Atualmente, os transtornos psiquiátricos e a obesidade são considerados grandes desafios para a saúde mundial[3]. A maioria dos pacientes com obesidade grave enfrenta dificuldades físicas, sensoriais, psicológicas, mentais e/ou sociais. É importante ressaltar que aproximadamente 80% desses pacientes apresentam um ou mais transtornos psiquiátricos, sendo a depressão, a compulsão alimentar e a ansiedade os mais comuns[3].

As causas e consequências da obesidade representam um grave problema de saúde pública urgente. Recursos e tecnologias voltados para a emancipação e autonomia de pacientes que têm dificuldades de inserção e participação na vida social são escassos. Considerando que a obesidade está associada ao aumento da mortalidade e a comorbidades clínicas, como doença arterial coronariana, *diabetes mellitus* tipo 2 e certos tipos de câncer, bem como lesões musculoesqueléticas e dor crônica, é recomendado o trabalho conjunto entre médicos de atenção primária e equipes multidisciplinares de saúde, a fim de promover tratamentos abrangentes baseados em evidências, comprovadamente eficazes para o controle da obesidade e outras doenças evitáveis.

PAPEL DA EQUIPE MULTIDISCIPLINAR

A equipe multidisciplinar composta por fisioterapeutas, fonoaudiólogos, assistentes sociais e terapeutas ocupacionais desempenha papéis essenciais no tratamento abrangente de pacientes com obesidade. Cada área possui contribuições únicas para melhorar a qualidade de vida e promover a saúde desses indivíduos.

A fisioterapia foca em melhorar a capacidade funcional, promover atividade física e prevenir complicações. Desenvolvem-se programas personalizados de exercícios para fortalecer músculos, aumentar resistência e flexibilidade.

A fonoaudiologia trata distúrbios alimentares e da fala, auxiliando na identificação e no tratamento de problemas de mastigação, deglutição e disfagia. Além disso, fornece orientações nutricionais adequadas.

O serviço social auxilia no enfrentamento de desafios sociais, emocionais e econômicos, oferecendo suporte psicossocial, orientação e encaminhamento para outros profissionais de saúde. Também ajuda a resolver questões relacionadas à acessibilidade aos serviços de saúde e programas de tratamento.

A terapia ocupacional promove o bem estar de pessoas com problemas físicos, sensoriais, sociais e motores, visando à saúde e qualidade de vida. Esse é um campo de conhecimento e intervenção em saúde, educação e área social, indicado para pessoas que passam por situações desafiadoras e que pode contribuir significativamente nos casos de tratamento da obesidade. As atividades terapêuticas ocupacionais são o conjunto de ações que expressam a experiência da vida real e subjetiva do indivíduo, e o terapeuta ocupacional atua como um facilitador desse processo.

A terapia ocupacional funciona também como promotora e articuladora de saúde, ao possibilitar o desenvolvimento da vida contextualizada no cotidiano. Por meio das intervenções terapêuticas, utilizando as atividades humanas de forma geral, são criadas condições e oportunidades para a autonomia e integração do indivíduo, possibilitando melhor qualidade de vida. Fisioterapeutas, terapeutas ocupacionais, fisiologistas do exercício, *personal trainers* e outros profissionais auxiliam os pacientes a estabelecer planos seguros e eficazes para promover e manter níveis saudáveis de atividade física, atividades que contribuem para aumentar a adesão e promover a perda de peso.

O terapeuta ocupacional trabalha com atividades lúdicas, cognitivas, corporais, físicas e produtivas, com habilidades-chave que ajudam a promover a saúde e estabelecer mudanças persistentes no estilo de vida, por meio da participação em atividades de escolha, prevenção da privação ocupacional e aumento da qualidade de vida percebida[4]. A atuação da terapia ocupacional na área de obesidade e cirurgia bariátrica tem como objetivo fazer que o indivíduo alcance suas capacidades funcionais e ocupacionais com autonomia e independência nas atividades de sua vida, tanto antes quanto depois da cirurgia. No entanto, a evidência da eficácia da terapia ocupacional em pacientes com sobrepeso e obesidade é limitada.

Três tipos de mudanças ocupacionais na rotina diária de pacientes com obesidade foram identificados como primordiais: mudanças na capacidade de participar de ocupações (aumento da flexibilidade), no padrão das ocupações rotineiras e nas interações sociais. Os problemas ocupacionais mais relatados pelos indivíduos com obesidade foram a dificuldade de participar de atividades familiares, comprar roupas, fazer refeições regulares e frequentar piscinas, enquanto as barreiras mais comumente mencionadas foram dispneia, distúrbios musculoesqueléticos, cadeiras e assentos estreitos, medo de olhares e comentários alheios e ansiedade social.

Incorporar a saúde comportamental contribuirá para melhorar a coordenação do cuidado e aumentar a probabilidade de mudança comportamental significativa, focada no paciente. A saúde comportamental abrange o suporte nutricional, a adaptação na educação de atividades físicas para aumentar a adesão e promover a perda de peso, a identificação de barreiras mentais e/ou emocionais associadas a modificações no estilo de vida, a monitorização do uso de medicamentos e a identificação de ambientes adequados para a socialização na comunidade, além de práticas em reuniões grupais com pessoas de interesses semelhantes, visando fornecer uma rede de apoio adicional.

Segundo a Teoria do Comportamento Ocupacional, os indivíduos desempenham suas atividades dentro dos papéis ocupacionais que assumem ao longo da vida. Os papéis definem a dinâmica do indivíduo na sociedade em diferentes contextos e são um componente vital para a adaptação biopsicossocial, produtividade humana e melhora da qualidade de vida, uma vez que influenciam aspectos como o engajamento em ocupações diárias, os locais frequentados, os tipos de relacionamentos interpessoais, o uso do tempo e os investimentos financeiros[5].

A OMS, em sua Classificação Internacional de Funcionalidade, Incapacidade e Saúde (CIF), considera o desempenho de atividades e a participação social elementos básicos no modelo de análise do impacto da condição de saúde/doença. A compreensão, reavaliação, organização e reorganização da experiência pessoal do paciente em relação à vida cotidiana são de suma importância como parte do sucesso do tratamento da obesidade[5].

SUGESTÕES PARA APROFUNDAR

- Como a fisioterapia pode atuar no tratamento da obesidade. Disponível em: https://www.facebook.com/crefito3/videos/como-a-fisioterapia-pode-atuar-no-tratamento-da-obesidade/942913626227300/
- Terapia ocupacional: o que é e como pode te ajudar a emagrecer. Disponível em: https://www.youtube.com/watch?v=MN1MU_eqbmQ

REFERÊNCIAS BIBLIOGRÁFICAS

1. World Health Organization. Obesity: preventing and managing the global epidemic. Report of a WHO Consultation on Obesity. Genebra: WHO; 1998.
2. Brasil. Ministério da Saúde. Portaria n. 425, de 19 de março de 2013. Estabelece regulamento técnico, normas e critérios para a assistência de alta complexidade ao indivíduo com obesidade. Brasília: Ministério da Saúde; 2013.
3. Duarte-Guerra LS, Coelho BM, Santo MA, Wang YP. Psychiatric disorders among obese patients seeking bariatric surgery: results of structured clinical interviews. Obes Surg. 2015;25(5):830-7.
4. Wilson LH. Occupational consequences of weight loss surgery: a personal reflection. J Occupational Science. 2010;17(1):47-54.
5. Rebellato C. Relações entre papeis ocupacionais e qualidade de vida em idosos independentes, residentes na comunidade: um estudo seccional. 239 f. Dissertação (Mestrado em Terapia Ocupacional) – Universidade Federal de São Paulo, 2012.

22
O paciente em situação de rua

Cássia Maria Andreucci Naves Fellet

PONTOS-CHAVE

- As catástrofes atuais.
- Os problemas da moradia.
- O medo do pobre e do morador de rua.
- Trabalho com o vulnerável social.

INTRODUÇÃO: NO TEMPO DAS CATÁSTROFES

No tempo das catástrofes, como o batizou Isabelle Stengers, um momento definido por uma emergência climática, inauguramos a consciência de que adentramos no antropoceno (Paul Krutzer), uma nova era geológica caracterizada pela destruição das condições de manutenção da vida no planeta, como a conhecemos até então, pela pegada humana. Nesse sentido, lembrando que há alguns no mundo, que a calcam mais do que outros.

Com a emergência climática, a luta pela redução da desigualdade torna-se essencial, uma vez que se colocam quatro exigências elementares: a do direito ao trabalho com dignidade; a do direito ao repouso, ócio e lazer; uma renda mínima para garantir segurança existencial; um limite para a renda e para o patrimônio, como nos lembra o professor Luiz Marques em *O decênio decisivo*.

O Brasil, como um país "em desenvolvimento", caracteriza-se pelo aumento da pobreza em seu contingente populacional. Ainda que a Constituição Federal de 1988 tenha estabelecido alguns avanços, como a criação do Sistema Único de Saúde (SUS), do Sistema Único de Assistência Social (SUAS), continua a ser um dos países mais desiguais no mundo.

A vulnerabilidade dos cidadãos convivendo com a incerteza extrema em relação à reprodutibilidade de suas condições de sobrevivência gerou, em 2009, a Política Nacional para a População em Situação de Rua. De acordo com essa política, define-se como morador em situação de rua (PopRua) aquele que pertence ao: "Grupo populacional heterogêneo, que tem em comum a pobreza, vínculos familiares quebrados ou interrompidos, vivência de um processo de desfiliação social pela ausência de trabalho assalariado e das proteções derivadas ou dependentes dessa forma de trabalho, sem moradia convencional regular e tendo a rua como espaço de moradia e sustento".

De acordo com uma pesquisa nacional sobre população em situação de rua, já em 2008, 70% realizavam alguma atividade remunerada, sendo flanelinha, trabalhador na construção civil e catador de material, ou lixo reciclável. A reciclagem do alumínio, por exemplo, chegou a 100% no ano de 2023 e beneficia a indústria, além do próprio meio ambiente. Nesse caso, por exemplo, caberia perguntar por que uma atividade como a de catadores ainda não foi reconhecida?

Com isso, pode-se constatar de imediato que estamos na contramão do caminho para enfrentar os efeitos da crise climática. Além disso, os sem-teto ficaram de fora. Talvez, justamente, por tratar-se de um grupo que em geral já está mais organizado politicamente, enfrentando a luta pelo direito constitucional à moradia, em um país onde não se cumpre a função social da propriedade, favorecendo a especulação imobiliária.

Em relação à falta de moradia, é ela que caracteriza a PopRua. Uma moradia é um local em que haja abrigo, conforto, segurança e privacidade[1].

Considerando os Objetivos do Desenvolvimento Sustentável, com foco na superação da desigualdade e encerrando a exclusividade da mortalidade como expressão da situação epidemiológica no mundo, foi introduzido na área da saúde o conceito de anos perdidos de vida útil (DALY – *disability-adjusted life years*), que demonstrou serem as doenças mentais as que mais afetam a perda de anos de vida útil[2]. Como pensar a situação dos anos perdidos de vida útil de quem está em situação de rua?

O CUIDADO: MORADIA PRIMEIRO

Na construção do cuidado a ser oferecido para a PopRua, a tecnologia social que mais se aproximou de oferecer condições efetivas é o Programa Casa Primeiro (*Housing First*). Ela demonstrou ter impacto na recuperação de pessoas em situação de rua inclusive pertencentes ao subgrupo de alta complexidade, as que apresentavam agravos em saúde mental, como o abuso de substâncias.

O programa inicia-se com a pergunta sobre onde essa pessoa preferiria morar, o que inclui uma pesquisa anterior para a oferta de locais que possam recebê-la e despertar seu interesse. Nesse sentido, há uma gama de cuidados para que sejam evitados o isolamento e a discriminação nesse novo local. O paciente pode escolher atividades em que gostaria de se envolver em cada território.

A APOROFOBIA

A aporofobia (*aporos*, do grego: sem posses, fobia, aversão ou medo) é uma construção social que designa a fobia, medo ou ódio ao pobre. Pessoas em situação de rua são facilmente vítimas da aporofobia. Elas não se encaixam em determinado cenário estético, concebido de antemão pelo mercado, com a ajuda da arquitetura e do urbanismo para formatar um mundo homogêneo e hegemônico.

Ao lado do racismo, do capacitismo e da misoginia, a aporofobia é uma herdeira do capitalismo, que emula o ódio ao pobre e ao que não se coadunar com os interesses do mercado, a última tendência, uma vez que escancaram a desigualdade e o sistema de privilégios.

Medo à população em situação de rua

O pediatra e psicanalista Winnicott nos lembra que a mãe, ao ninar a sua criança, a segura para lhe transmitir uma sensação de segurança. É esse gesto dela que pode afugentar a sensação de queda iminente que cada criança tem.

Perceber-se como um eu e perceber que há outro com quem podemos estar em contato envolve processos complexos, em especial se em uma dessas pontas estiver uma pessoa que pode gerar pena, medo e até repulsa em nós, como a pessoa em situação de rua.

Como o profissional, que vai estar em contato com esse paciente, pode identificar seus sentimentos e no momento do contato se abrir para o que requer o cuidado necessário? O que fazer sobre a necessidade de justiça e reparação? Como perceber a possibilidade de conexão, de informação, de construção de laços sociais?

É necessário que tenhamos tido a chance de ter experimentado, dentro de nós, uma área intermediária da experiência, sobre a qual não cabe a pergunta se pertence à realidade interna ou à partilhada, que vai constituir por toda a nossa vida a nossa possibilidade de experimentação, como nos lembra Winnicott.

RECORRER AOS GUARDIÕES DE METAMORFOSES

Para lidar com as dificuldades que podem envolver a convivência com pessoas em extrema vulnerabilidade social e buscam ajuda, mesmo quando parecem fazer o contrário, é importante conseguir estar presente. Estar presente é conseguir se implicar, se responsabilizar, como nos lembra em *O ofício do poeta* o escritor Elias Canetti.

Quem consegue estar mais presente, escutá-las, é quem já passou pela mesma situação. Por isso, hoje em dia, pessoas com histórico de situação de rua são contratadas para trabalhar com essa população nas equipes de consultório na rua: os agentes de saúde.

Em relação à rotina de trabalho com essa população, como o demonstra a literatura, não se pode esperar contar com o cumprimento de atividades planejadas. Ou o acompanhamento continuado dos pacientes, embora fosse desejável que ocorresse. Para trabalhar com essa população atualmente, espera-se que ocorram falta de materiais, parco investimento público, atuação em equipes reduzidas, contratos precários de trabalho e outras dificuldades.

Se esse retrato duro das condições de trabalho não afugentar os que leem este relato até aqui, talvez reste a possibilidade de ficar para aprender, para escutar e, quem sabe, fazer junto.

Para decolonizar a nossa imaginação, lembremos que a pessoa em situação de rua não pode ser paciente. Além da escuta qualificada, pode precisar de ajuda para romper o seu silencio, já que há uma "cultura do silenciamento", como nos ensinou Paulo Freire, que não pode mais prosperar.

SUGESTÕES PARA APROFUNDAR

Leitura

- Santana CLA, Rosa AS, organizadores. Saúde mental das pessoas em situação de rua: Conceitos e práticas para profissionais da assistência social. São Paulo: Epidaurus Medicina e Arte; 2016.

Vídeo

- O papel das narrativas na construção do humano - José Miguel Wisnik: https://www.youtube.com/watch?v=PhylEDlah5I&t=2133s

REFERÊNCIAS BIBLIOGRÁFICAS

1. Fellet CMAN. Saúde mental da População moradora de ocupações de movimentos de moradia na cidade de São Paulo. Dissertação (Mestrado em Filosofia) – Instituto de Estudos Brasileiros da Universidade de São Paulo; 2019.
2. Brasil. Ministério da Saúde. Secretaria de Atenção à Saúde. Departamento de Atenção Básica. Manual sobre o cuidado à saúde junto à população em situação de rua. Brasília: Ministério da Saúde; 2012. 98 p.
3. Cortina A. Aporofobia: a aversão ao pobre, um desafio para a democracia. São Paulo: Contracorrente; 2020. 213 p.
4. Brasil. Decreto n. 7.053 de 23 de dezembro de 2009. Institui a Política Nacional da População em Situação de Rua e seu Comitê intersetorial de Acompanhamento e Monitoramento, e dá outras providências. Brasília: Diário Oficial da União; 2009.
5. Do Vale AR, Dalla Vecchia M. O cuidado à saúde de pessoas em situação de rua: possibilidades e desafios. Estud Psicol. 2019;24(1):5-17.
6. Krieger MGM, Momesso C, Magri G. Não pegamos porque somos invisíveis: a política voltada à população em situação de rua na cidade de São Paulo e seus efeitos durante a pandemia de Covid-19. Int J Homelessness. 2022;2(2):92-115.

23

A arte como terapia: um mergulho na expressão humana

Adriana Esturaro

PONTOS-CHAVE

- A arte, sua importância e suas funções.
- A obra de Osório Cesar e de Nise da Silveira.
- O poder terapêutico da arte.
- Arte como terapia.

A arte sempre foi um poderoso canal de expressão da subjetividade humana, atravessando as fronteiras do tempo e estando presente em todas as épocas da humanidade. Além de seu valor estético, a arte desempenha múltiplos papéis, desde contar histórias e resgatar memórias familiares até registrar os eventos marcantes que moldaram nossa sociedade.

Desde os primórdios, podemos encontrar evidências das pinturas rupestres criadas pelos antigos caçadores, que acreditavam que, ao retratar os bisões nas paredes das cavernas, poderiam capturar esses animais com mais facilidade. Esses achados arqueológicos nos permitem compreender melhor o passado e como as expressões artísticas desempenhavam um papel fundamental na vida dessas comunidades. A cada século, surgem novos movimentos artísticos, e, ao observarmos objetos de arte, imagens e outras formas de expressão, como teatro, literatura e arquitetura, podemos identificar em que período histórico a humanidade estava imersa.

No que diz respeito à função e à importância da arte, Botton e Armstrong (2014) apontam sete funções fundamentais[1]. A primeira delas é a rememoração, que auxilia na tarefa de preservar na memória aquilo que amamos. A segunda é a esperança, que se baseia em experiências agradáveis e graciosas, como paisagens bucólicas e retratos de crianças sorridentes. A terceira função é o enfrentamento do sofrimento, pois a arte pode ensinar a lidar com a tristeza e as causas da dor. Em seguida, temos o reequilíbrio, já que as emoções humanas tendem a oscilar entre extremos, e a arte pode ajudar a restabelecer o equilíbrio psíquico. A quinta função é a compreensão de si mesmo, pois a arte promove o autoconhecimento e é uma poderosa ferramenta de comunicação quando as palavras falham. A sexta função é o crescimento, pois a arte traz novas experiências, nem sempre agradáveis, e nos apresenta a diferentes culturas. Por fim, temos a apreciação, já que o hábito muitas vezes nos distancia do belo e do agradável, e a arte resgata nossa sensibilidade, permitindo-nos renomear e atribuir novos significados à vida.

Quando se trata do uso da arte no contexto da saúde e da relação entre arte e loucura, as pesquisas remontam ao século XIX, com o psiquiatra Max Simon, que associou a expressão artística a doenças mentais e patologias. Em 1906, Fritz Mohr comparou desenhos realizados por pacientes com os de artistas e pessoas consideradas normais, e percebeu que essas produções artísticas poderiam ser utilizadas para estudar a personalidade, abrindo caminho para o desenvolvimento do famoso teste de Rorschach, criado pelo psiquiatra e psicanalista Hermann Rorschach em 1915.

No século XX, destaca-se a figura de Hans Prinzhorn, psiquiatra e historiador da arte, que organizou um acervo de obras dos pacientes na Clínica de Heidelberg, na Alemanha, com finalidade didática. Seu trabalho despertou a atenção não apenas de psiquiatras e psicólogos, mas também de amantes das artes e intelectuais. As obras de arte produzidas pelos “insanos” causavam impacto na época, apresentando muitas semelhanças com a arte de Van Gogh, o cubismo de Picasso e o fauvismo de Matisse[2].

O uso da arte como terapia tem se mostrado uma abordagem eficaz e significativa no campo da saúde mental. Duas figuras importantes que contribuíram para o desenvolvimento dessa prática no Brasil foram Osório César e Nise da Silveira, cujas perspectivas enriquecem nossa compreensão sobre o poder terapêutico da arte.

Osório César foi um médico psiquiatra brasileiro que dedicou sua vida ao estudo e tratamento de pacientes com transtornos mentais. Ele acreditava que a expressão artística tinha um papel fundamental na cura e no bem-estar emocional. Para César, a arte era uma forma de comunicação direta com o inconsciente, permitindo que os pacientes explorassem e expressassem seus sentimentos e conflitos internos de maneira não verbal.

César defendia que a arte proporcionava uma linguagem simbólica, na qual os pacientes podiam transmitir suas experiências internas de forma segura e terapêutica. Ele acreditava que a arte, ao possibilitar a expressão livre e criativa, permitia que as emoções reprimidas viessem à tona, facilitando a compreensão e a transformação dos conflitos psíquicos[3].

Nise da Silveira, por sua vez, foi uma psiquiatra e escritora brasileira conhecida por sua contribuição revolucionária na terapia ocupacional e na utilização da arte como meio de tratamento para pacientes psiquiátricos. Ela via a arte como ferramenta poderosa para dar voz aos marginalizados e promover a inclusão social.

Nise da Silveira acreditava que os pacientes psiquiátricos eram capazes de produzir obras de arte significativas, que revelavam sua riqueza interior e capacidade criativa. Ela enfatizava a importância de oferecer aos pacientes um espaço seguro e acolhedor para explorar sua criatividade, permitindo que eles se reconectassem com seu eu autêntico e se libertassem das restrições impostas pela doença mental[4].

Além disso, Nise da Silveira via a arte como forma de resistência e transformação social. Ela acreditava que o estigma associado à doença mental poderia ser combatido por meio da valorização da expressão artística dos pacientes. Ao expor suas obras em galerias e museus, Nise da Silveira desafiou as concepções tradicionais sobre a insanidade e promoveu uma visão mais humanizada e inclusiva da saúde mental[4].

Tanto Osório César quanto Nise da Silveira reconheciam o poder da arte como ferramenta terapêutica para promover a cura, a transformação e a inclusão social. Suas perspectivas complementares nos inspiram a explorar e utilizar a arte como um meio eficaz de tratamento e autocuidado, permitindo que os indivíduos expressem suas emoções, encontrem significado em suas experiências e descubram novas formas de conexão com eles mesmos e com o mundo.

Por meio desses exemplos históricos e das múltiplas funções da arte, fica evidente o poder terapêutico que ela exerce. Ao explorar a arte como forma de expressão, os indivíduos têm a oportunidade de se conectar com suas emoções, enfrentar seus desafios pessoais e buscar o equilíbrio necessário para a saúde mental. A arte como terapia é uma ferramenta valiosa, capaz de promover o autoconhecimento, a cura emocional e o crescimento pessoal, sendo um caminho rico e inspirador para a jornada humana.

Dessa forma, a arte como terapêutica pode ser aplicada em diferentes contextos e níveis de atenção e por qualquer profissional da área da saúde, como o terapeuta ocupacional, fonoaudiólogo, fisioterapeuta e assistente social, bem como os profissionais da educação.

A atenção primária funciona como um excelente mediador nas ações que envolvem promoção de saúde mental. Na atenção secundária, a intervenção tem sido usada com pessoas de diferentes faixas etárias e tem demonstrado eficácia com idosos com depressão e com diagnóstico de Alzheimer, conforme demonstra Ciasca[2]. Por fim, a atenção terciaria é um excelente recurso terapêutico nas enfermarias psiquiátricas.

SUGESTÕES PARA APROFUNDAR

- Museu de Imagens do Inconsciente – site: https://www.museuimagensdoinconsciente.org.br/
- Museu de arte Osório Cezar, localizado no Complexo Hospitalar do Juquery (Franco da Rocha)
- Nise: o coração da loucura (longa-metragem, 2015)

REFERÊNCIAS BIBLIOGRÁFICAS

1. Botton A, Armstrong J. Arte como terapia. Rio de Janeiro: Intrínseca; 2014.
2. Ciasca EC. Arteterapia e depressão: efeitos da arteterapia como terapia complementar no tratamento de depressão em idosos. Dissertação (Mestrado em Fisioterapia Experimental) - Universidade de São Paulo, 2017.
3. Andriolo A. A "psicologia da arte" no olhar de Osório Cesar: leituras e escritos. Psicol Ciênc Prof. 2003;23(4).
4. Silveira N. Imagens do inconsciente. Petrópolis: Vozes; 2015.

24

Cuidado em saúde digital: aventuras com Alice "Através do Espelho"

Nara Helena Lopes Pereira da Silva

PONTOS-CHAVE

- Resoluções e possibilidades do tratamento em saúde digital no Brasil.
- Especificidades do mundo digital.
- Quatro domínios necessários para tratamentos de saúde mediados por tecnologias digitais.
- Relação e escuta centrada na pessoa: protagonismo tecnológico e territorial.
- As profissões de cuidado diante do presente-futuro mediado homem-tecnologia.

VINHETA CLÍNICA

"Através do espelho e o que Alice encontrou por lá"" (Lewis Carroll, 1871)

"[...] No instante seguinte Alice atravessara o espelho e saltara na sala da Casa do Espelho. A primeira coisa que fez foi verificar se havia fogo na lareira, e ficou muito satisfeita ao constatar que havia fogo de verdade... "Assim vou ficar tão aquecida aqui quanto estava lá na sala... ou mais aquecida, porque aqui não vai haver ninguém mandando que eu me afaste do fogo... como vai ser engraçado quando me virem aqui, através do espelho e não puderem me alcançar"... correu escada abaixo... mantinha... as pontas dos dedos sobre o corrimão e descia flutuando... sem sequer roçar os pés nos degraus... "Sei que deveria atravessar o espelho de novo... voltar à sala... e seria o fim de todas as minhas aventuras!"[1*]

* "Através do Espelho e o que Alice encontrou lá", escrito em 1871 por Lewis Carroll, é uma obra-prima da literatura fantástica.

RESOLUÇÕES E POSSIBILIDADES DO TRATAMENTO EM SAÚDE *ON-LINE* NO BRASIL

Em 2022, é aprovada a Lei n. 14.510, que em caráter permanente autoriza e disciplina a prática de telessaúde no Brasil; altera, ainda, a Lei n. 8.080 (Lei n. 14.510, art. 1º, 2022), sobre as condições para a promoção, proteção e recuperação da saúde (Lei n. 8.080, 1990).

A Lei n. 14.510 (2022) merece destaque. Abrange a prestação remota de serviços às profissões da área da saúde e afirma os princípios: I, autonomia do profissional de saúde; II, consentimento livre e informado do paciente; III, direito de recusa ao atendimento *on-line*, com garantia do atendimento presencial; IV, dignidade e valorização do profissional de saúde; V, assistência segura e com qualidade ao paciente; VI, confidencialidade dos dados; VII, promoção da universalização do acesso dos brasileiros às ações e aos serviços de saúde; VIII, estrita observância das atribuições legais de cada profissão; IX, responsabilidade digital. Ainda, em 2011, a Portaria n. 2.546, art. 1, redefine e amplia o Programa Nacional Telessaúde Brasil Redes e regulamenta a teleconsultoria, a tele-educação, o telediagnóstico e a opinião formativa[2].

As restrições de contato social decorrentes da pandemia de covid-19 aceleraram a inserção tecnológica nos serviços de saúde, rompendo com estigmas e preconceitos e impondo uma nova realidade aos profissionais brasileiros ainda pouco familiarizados com as consultas por videochamada[3]. Entretanto, a inserção digital na saúde é mais ampla do que o uso de tecnologias de comunicação. Podem incluir terapias dirigidas por profissionais ou autoguiadas, realidade virtual, realidade aumentada, *games*, fóruns digitais, robótica, inteligência artificial, análise de dados, tecnologias vestíveis, tecnologias de monitoramento, aplicativos de acompanhamento, entre outras. Tais inovações exigem novos pilares de saber, formação e domínio para uma atuação híbrida, responsável e ética.

ESPECIFICIDADES DO MUNDO DIGITAL

A saúde digital ultrapassa discussões sobre uso e implementação de novas ferramentas de trabalho. Há uma interação homem-tecnologia, cujo palco é um mundo digital que possui natureza própria. Não apenas uma ferramenta; há um encadeamento de experiências humanas, que se manifestam em múltiplas formas de aparições. As percepções de tempo são efêmeras, imediatas, não lineares e difusas. O corpo psíquico é atraído por infinitas experiências inéditas e artificiais, cada vez mais sedutoras e pouco equiparáveis ao *off-line*[4]. A vida é afetada por um espaço que independe do território geográfico, com diminuição dos movimentos musculares e da exploração do entorno físico. Os aspectos territoriais dissolvem-se em imagens digitais e distanciam a apreensão do tempo e do espaço dos usuários, das nuances culturais e sociais, imprescindíveis ao cuidado integral.

Quando Alice atravessa o espelho, surpreende-se porque ali há fogo de verdade. Pode se manter aquecida, pode se queimar, está distante de alguém que lhe peça para se afastar do fogo. Podem vê-la, mas não podem alcançá-la. Pode correr sem tocar os pés no chão, pode viver todas as suas aventuras. A alusão à obra fantástica de Lewis Carroll é um convite a ponderar as especificidades do cuidado mediado. O mundo digital pode ser experenciado como um cenário fictício, distante, fantasioso, onde cada um projeta seu modo de ser mais conveniente, seja para o usuário a quem será ofertado o serviço, ou mesmo na pessoalidade do profissional de saúde. Entretanto, a vida híbrida é real. Além de projeções e vivências pessoais, há formas inovadoras de tratamentos *on-line*, potentes refletores da atenção à saúde, permitindo maior acessibilidade, integralidade do cuidado, intersetorialidade. Porém, paradoxalmente, quando não devidamente preparados, os espelhos digitais podem promover riscos, aumento de vulnerabilidades, exclusão, distanciamento, abandono, manipulação publicitária, consumo inconsciente e esvaziamento do afeto, da escuta e da atenção, elementos essenciais para o cuidado.

Quatro domínios necessários para os tratamentos de saúde mediados por tecnologias digitais

De maneira interrelacionada, propõem-se as intervenções mediadas por tecnologias digitais a partir de quatro domínios: ético, tecnológico, clínico e cultural[5].

Domínio ético

Conhecimento das legislações referentes à saúde (Lei n. 14.510 e Portaria n. 2.546) e Internet no Brasil (Marco Civil da Internet – Lei n. 12.965 – e LGPD – Lei n. 13.709/2018); tratamento dos dados sensíveis (LGPD). Há a obrigatoriedade do Termo de Consentimento Livre e Informado ao paciente, descrevendo benefícios e riscos do atendimento, termos e políticas de uso de dados, motivo do tratamento digital, alternativas diante de possíveis desconfortos, direito à privacidade e ao sigilo, forma de armazenamento e garantia da segurança dos dados, ações necessárias em caso de falhas, direito ao atendimento presencial, dados de localização física e de contato de emergência, necessidade de perda de confidencialidade diante de riscos; envolver todas as partes e atestar ciência. Conhecimento das regulamentações e normativas dos serviços digitais no âmbito profissional; plena informação sobre recursos e procedimentos, responsabilidade pela terapêutica digital e adequação à saúde.

Domínio tecnológico

Treino, habilitação e domínio das terapêuticas digitais escolhidas, detalhamentos e características tecnológicas que propiciam o tratamento. Responsabilidade pelos riscos tecnológicos, escolha de aplicativos apropriados para a área da saúde sem fins de publicidade ou manipulação de dados por terceiros. Verificar a capacidade da banda larga de todos envolvidos, se os recursos estão adequados, se possuem habilidade digital ou se é necessário treinamento. Destacam-se os aspectos da segurança digital, sendo responsabilidade do profissional zelar pelo armazenamento das informações e providenciar formas de proteção e garantia do apagamento dos dados quando solicitado. Uso de senhas pessoais e intransferíveis, criptografia. Delineamento das modalidades utilizadas compatíveis com os recursos: síncrono, assíncrono, misto, fórum, educacional, terapêutico, preventivo, frequência, formas de contato com o profissional, participantes, se aberto ou restrito.

Domínio clínico

Uma comunicação cuidadosa ao usuário sobre os procedimentos visa à corresponsabilização e melhor adesão à terapêutica. O posicionamento do profissional sobre a vida digital é um fator que pode auxiliar ou prejudicar a evolução do tratamento, sendo relevante identificar suas crenças e valores quanto às tecnologias na vida e na saúde. Formação e capacitação adequadas aos serviços oferecidos, conhecimento de novas ofertas digitais e atualização contínuas. Sugere-se uma avaliação criteriosa e continuada de riscos: de ambiente, do psicológico, do físico e do digital[5]. Orientar sobre o plano terapêutico e sobre a privacidade e o sigilo, como o uso de fones de ouvido quando necessário e ambiente sozinho. Elaboração em conjunto com o usuário de cadastro e um plano emergencial, com dados de equipes de saúde de referência, recursos e pessoas aptas a intervir em urgências. Avaliação periódica e *feedbacks* sobre a terapêutica escolhida, estabelecimento de protocolos, oferta de recursos opcionais diante de incômodos decorrentes da terapêutica digital. Observar o local onde o usuário se encontra, as especificidades do ambiente pessoal, respeitando e atentando-se às vivências cotidianas e íntimas, às singularidades e tipicidades de cada pessoa.

Domínio cultural

O tratamento fora do território de pertença do profissional repercute em maior acesso às diversidades. O ambiente digital exige maior atenção aos aspectos biopsicossociais, às características culturais, políticas, econômicas e geográficas do território do usuário. Reconhecer as diferentes formas de expressão dos sintomas, sinais e determinantes de saúde requer do profissional abertura, reavaliação de crenças e valores profissionais e pessoais, escuta atenta e aguçada quanto às narrativas sobre saúde e os processos de adoecimento, sobre a entrada do digital, nos tratamentos e na vida.

RELAÇÃO E ESCUTA CENTRADA NA PESSOA: PROTAGONISMO TECNOLÓGICO E TERRITORIAL

Quando Alice atravessa o espelho, experencia a vida atrás do vidro, um outro lado que não necessariamente é o oposto ou paradoxal; é múltiplo e modifica a vivência diante da infinita reflexividade de visões. "É preciso quebrar a tela, espiar para além do vidro espelhado e do enquadre físico dos dispositivos"[†], para apreender as significâncias e profundezas do outro lado. Sugere-se incluir nas grades curriculares de saúde digital, *a priori* a qualquer terapêutica, a legitimação, o treino e reconhecimento dos processos básicos de empatia, escuta, ressonância e cuidado: reconhecer as humanidades existentes e diversas das do profissional, desenvolver uma escuta interna para além da audição, aprender a ressoar sem a partilha corpórea, cuidar das "Alices" através das telas, suscetíveis a se queimar ou se aquecer, guiando-as para se tornarem corresponsáveis e protagonistas nos tratamentos *on-line*. Assumir a impossibilidade de contato físico por parte do profissional, própria da natureza digital, que implica a necessidade de corresponsabilização do usuário e de estruturas de redes híbridas, protetivas e intersetoriais. Esses são desafios já urgentes, porém intensificados diante da regulamentação da saúde digital.

"Voltar à sala... e seria o fim de todas as minhas aventuras!" A inserção tecnológica na vida já é presente e requer dos profissionais novos saberes. Uma sólida implementação na saúde requer redimensionar o paciente para situá-lo como agente do cuidado. Para tal, o letramento digital junto à educação psicodigital surge como condição elementar. É imprescindível a formação de pessoas aptas ao uso das tecnologias e, também, conscientes das repercussões psicológicas decorrentes da cultura digital, diferenciando as experiências pessoais na internet das práticas profissionais digitais. A tecnologia possibilita am-

† (Silva NHLP, comunicação pessoal, 7 de abril de 2023)

plificar necessidades, carências, vulnerabilidades e, também, empoderamento, acessibilidade, novas terapêuticas e direto pleno à saúde. O protagonismo digital, quando desenvolvido e incentivado, pode repercutir como importante recurso ao desenvolvimento do protagonismo territorial e individual.

AS PROFISSÕES DE CUIDADO DIANTE DO PRESENTE-FUTURO MEDIADO PELA RELAÇÃO HOMEM-TECNOLOGIA

A inserção tecnológica solicita, cada vez mais, o refinamento da sensibilidade e da cinestesia do humano, em especial dos profissionais de saúde. Empatia, escuta, ressonância e cuidado, quando aliados à capacitação técnica e tecnológica do profissional, fundados a partir de uma sólida base dos domínios ético, tecnológico, clínico e cultural nos tratamentos *on-line*, podem proporcionar mais do que acessibilidade: o empoderamento, o protagonismo, além de promover uma melhor adesão aos tratamentos, comprometimento e melhor vínculo. O envolvimento dos setores acadêmicos, governamentais, profissionais e conselhos torna-se urgente, visando à formação do profissional de saúde híbrido e consciente das potencialidades e fragilidades da relação homem-tecnologia.

SUGESTÕES PARA APROFUNDAR

- Brasil. Ministério da Saúde. Portaria n. 2.546, de 27 de outubro de 2011. Redefine e amplia o Programa Telessaúde Brasil, que passa a ser denominado Programa Nacional Telessaúde Brasil Redes (Telessaúde Brasil Redes). Brasília: Diário Oficial da União; 2011.
- Curso-Telessaúde: Uma Introdução aos serviços e Formação de Profissionais UFRN/SEDIS/LAIS/TelessaúdeRN/MS. Disponível em: https://avasus.ufrn.br/local/avasplugin/cursos/curso.php?id=276
- Silva NHLP, Antúnez AEA. Reflexões sobre a construção de uma pesquisa qualitativa em psicoterapia *on-line*. Psicol Estud. 2023.
- Silva NHLP Ottolia RF, Marque LG, Antúnez AEA. Uso de tecnologias digitais na saúde mental durante a covid-19. Estud Psicol. 2022.

REFERÊNCIAS BIBLIOGRÁFICAS

1. Carroll L. Aventuras de Aline no país das maravilhas/Através do espelho e o que Alice encontrou lá. Tradução de Borges MLXA. Rio de Janeiro: Zahar; 2009. p. 161-75.
2. Brasil. Lei n. 14.510, de 27 de dezembro de 2022. Altera a Lei n. 8.080, de 19 de setembro de 1990, para autorizar e disciplinar a prática da telessaúde em todo o território nacional, e a Lei n. 13.146, de 6 de julho de 2015; e revoga a Lei n. 13.989, de 15 de abril de 2020. Brasília: Diário Oficial da União. 2022.
3. Souza VB, Silva NHLP, Monteiro MF. Psicoterapia on-line – manual para a prática clínica. Curitiba: Editora das Autoras; 2020.
4. Silva NHLP, Morujão CAV. Uma leitura fenomenológica sobre a intersubjetividade no digital/on-line. Rev Latinoam Psicopatol Fundam. 2021.
5. Silva NHLP. Desafios e especificidades das consultas on-line. In: Antúnez AEA, Silva NHLP, organizadores. Consultas terapêuticas on-line na saúde mental. Santana de Parnaíba: Manole; 2021. p. 13-25.

Parte II

PSICOPATOLOGIA

25
Psicopatologia geral

Davi Miranda de Almeida
Eduardo Sorice Correa
Ana Laura Alcântara Alves
Pedro Fukuti

"A loucura, objeto dos meus estudos,
era até agora uma ilha perdida no oceano da razão;
começo a suspeitar que é um continente."
(O Alienista, Machado de Assis)

PONTOS-CHAVE

- A psicopatologia é o estudo de como se manifestam os transtornos psiquiátricos.
- A psicopatologia criteriológica (baseada em critérios objetivos) é a adotada pela Organização Mundial da Saúde e é considerada padrão na comunicação entre profissionais de saúde.
- Todo diagnóstico psiquiátrico é baseado exclusivamente no conhecimento da psicopatologia do paciente obtido por meio de sua história clínica e de sua observação.
- O diagnóstico psiquiátrico é um modelo útil na prática clínica e ajuda a orientar a equipe de saúde na tomada de condutas.

VINHETA CLÍNICA

"Agora, porém, que fugiram doudos do hospício e que outros tentaram fazê-lo (e sabe Deus se a esta hora já o terão conseguido), perdi aquela antiga confiança que me fazia ouvir tranquilamente discursos e notícias. [...] Uma vez que se foge do hospício dos alienados onde acharei método para distinguir um louco de um homem de juízo? De ora avante, quando alguém vier dizer-me as cousas mais simples do mundo, ainda que me não arranque os botões, fico incerto se é pessoa que se governa ou se apenas está num daqueles intervalos lúcidos, que permitem ligar as pontas da demência às da razão. Não posso deixar de desconfiar de todos.

Isto, quanto à segunda parte da minha confissão. Quanto à primeira, o que aprendi com a fuga dos infelizes do Hospício, é ainda mais grave que a outra. O cálculo, o raciocínio, a arte com que procederam os conspiradores da fuga, foram de tal ordem, que diminuiu em grande parte a vantagem de ter juízo. O ajuste foi perfeito. A manha de dar pontapés nas portas para abafar o rumor que fazia Serrão arrombando a janela do seu cubículo, é uma obra-prima; não apresenta só a combinação de ações para o fim comum, revela a consciência de que, estando ali por doudos, os guardas os deixariam bater à vontade, e a obra da fuga iria ao cabo, sem a menor suspeita. Francamente, tenho lido, ouvido e suportado cousas muito menos lúcidas."

(*A fuga dos doudos do hospício*, Machado de Assis, 1886)

INTRODUÇÃO

A psicopatologia é a ciência básica da psiquiatria e se dedica a descrever e tentar compreender as manifestações dos transtornos psiquiátricos a fim de diagnosticá-los e propor uma conduta terapêutica. Este capítulo pretende trazer uma breve introdução da psicopatologia em geral. O exame psíquico e a psicopatologia específica de cada transtorno podem ser encontrados em seus respectivos capítulos no decorrer deste livro.

Até meados do século XIX, não havia psicopatologia, e os sujeitos eram divididos em duas categorias: os normais e os "loucos ou alienados"*. Segundo Michel Foucault, não havia critérios bem definidos para o transtorno mental, e de forma arbitrária e moralista, comportamentos destoantes do padrão social, como infidelidade conjugal, orientação sexual, discordâncias políticas e religiosas etc., poderiam ser considerados "insanidade" e justificavam a exclusão da sociedade dos sujeitos "indesejados" ou inconvenientes sob a pecha de "loucos".

No entanto, no século XIX, a loucura passa a ser objeto de estudo da medicina e, adotando o modelo médico, iniciaram-se tentativas de categorização de diagnósticos e buscas por critérios mais objetivos para a definição de loucura[1]. A dificuldade da psicopatologia em definir o normal e patológico no século XIX é brilhantemente denunciada por Machado de Assis em seu livro *O Alienista*, cuja leitura é fortemente recomendada.

O psiquiatra alemão Emil Kraepelin (1856-1926) foi o primeiro a estabelecer uma diferenciação entre diferentes psicopatologias e que perduram até hoje. Pacientes que tinham surtos psicóticos crônicos e arrastados foram clas-

---

* Em francês: *foul, alienne, idiot*; em italiano: *pazzo*; em latim, *mentecaptus* (desprovido da mente); em inglês, *insane, mad, fool.*

sificados por ele como "demência precoce" (atual esquizofrenia); já aqueles que alternavam entre surtos de loucura com agitação, momentos de depressão e apatia e fases "normais" e lúcidas, como "psicose maníaca depressiva" (atual transtorno afetivo bipolar).

O psiquiatra alemão Karl Jaspers (1883-1969) é considerado um dos fundadores da psicopatologia. Até então, diversos termos psiquiátricos tinham definição imprecisa e variavam seguindo a "escola" de cada autor, fragmentando o conhecimento. Seu livro *Psicopatologia geral* (1913) foi o primeiro a compilar, sistematizar e padronizar uma série de terminologias usadas pela literatura psiquiátrica da época.

Outras importantes contribuições de Jaspers incluem a introdução de um novo método na psicopatologia, a Fenomenologia, que consiste na suspensão de todos os "pressupostos teóricos" do examinador em sua observação do paciente e sua patologia em favor de uma descrição precisa, empática e compreensiva, deixando a psicopatologia "objetiva" e a priorização no olhar psicopatológico das alterações da forma (maneira como o paciente experimenta o sintoma), e não do conteúdo (o tema daquilo que o paciente diz)[2].

Um exemplo de alteração da forma é o delírio, caracterizado por uma crença, em geral bizarra e absurda, na qual o paciente tem convicção extrema e absoluta, impermeável a qualquer argumentação lógica ou a provas da realidade e que indica um provável transtorno psicótico como a esquizofrenia. Outra alteração da forma é o pensamento obsessivo, caracterizado por pensamentos repetitivos, estereotipados, que o paciente experimenta como invasivos e angustiantes, que são contra sua vontade (egodistônico) e que ele mantém "críticos" (sabe que são pensamentos absurdos), mas que não consegue controlar, e indica provável quadro de transtorno obsessivo-compulsivo. O conteúdo dessas alterações no entanto pode variar. Veja os exemplos:

Mesma forma (delírio) com conteúdos distintos (paranoico e infestação):

- "Tenho certeza absoluta de que tem parasitas em minha pele."
- "Estou sendo perseguido pelo serviço secreto iraniano."

Formas diferentes (delírio e pensamento obsessivo) e mesmo conteúdo (infestação):

- "Tenho certeza absoluta de que tem parasitas em minha pele."
- "Sei que é absurdo, mas me vem o pensamento recorrente de que minha pele está cheia de parasitas."

O NORMAL E O PATOLÓGICO

Na medicina em geral, é possível "ver a doença com os próprios olhos", seja através da observação de uma alteração física macroscópica ou microscópica (anatomopatológica), exames de imagens, ou alterações mensuráveis no seu funcionamento (fisiologia) que podem ser detectadas por meio de exames de sangue ou por medidas físicas como a temperatura ou a pressão arterial.

Em psiquiatria, a despeito dos avanços da medicina no estudo do cérebro até hoje não foram encontradas alterações anatomopatológicas ou fisiopatológicas que permitam a diferenciação entre o normal e patológico. Todo diagnóstico psiquiátrico é baseado exclusivamente no conhecimento da psicopatologia do paciente obtido por meio da história clínica do paciente e de sua observação. Exames complementares servem apenas para descartar outras causas (clínicas ou neurológicas), e não para elucidar o diagnóstico psiquiátrico.

Assim, a definição do que é patológico em psiquiatria é conceitual. Para a Organização Mundial da Saúde (OMS), um transtorno mental se caracteriza por uma perturbação clinicamente significativa na cognição, regulação emocional ou comportamento de um indivíduo. Geralmente está associado a sofrimento ou prejuízo em áreas importantes de funcionamento. A qualquer momento, um conjunto diversificado de fatores individuais, familiares, comunitários e estruturais pode se combinar para proteger ou prejudicar a saúde mental. Embora a maioria das pessoas seja resiliente, aquelas expostas a circunstâncias adversas – incluindo pobreza, violência, deficiência e desigualdade – estão em maior risco. Os fatores de proteção e risco incluem fatores psicológicos e biológicos individuais, como habilidades emocionais, bem como genética[3].

A definição do normal e patológico ainda é fonte de enormes debates psiquiátricos, psicológicos, filosóficos e sociológicos e foge do escopo deste livro; a título de curiosidade, para Freud (psicanálise) saúde mental é a capacidade de trabalhar e amar. Para a fenomenologia/existencialismo, saúde mental é a liberdade e abertura da pessoa para alcançar todas as potencialidades do seu ser, enquanto o transtorno mental restringe essas potencialidades e diminui os graus de liberdades do paciente.

Machado de Assis frequentemente se referia como "loucas" as pessoas com "ideias fixas". Para Canguilhem, o patológico é a incapacidade da pessoa em se adaptar à norma. Este último autor, aliás, debate esse ponto em seu livro *O normal e o patológico*, cuja leitura é recomendada para quem quiser se aprofundar na questão.

O DIAGNÓSTICO PSIQUIÁTRICO E A SUA IMPORTÂNCIA PARA OS PROFISSIONAIS DE SAÚDE

Existem diversos modelos teóricos e abordagens em psicopatologia. A psicopatologia psicanalítica, por exemplo, utiliza o modelo teórico da psicanálise. Porém, a psicopatologia criteriológica é o modelo mais disseminado, adotado pela OMS em seu Código Internacional de Doenças (CID-11) e pelo *Manual diagnóstico e estatístico de transtornos mentais* da American Psychiatric Association (DSM-5) e amplamente utilizado pelos clínicos. Sua metodologia baseia-se na averiguação da presença ou não de determinados sinais e sintomas "objetivos" que cumpram critérios preestabelecidos que caracterizam um transtorno mental específico. Sua vantagem é ser prática, de alta confiabilidade e relativamente fácil de compreender e aplicar.

Ainda que diagnósticos psiquiátricos possam ser sujeitos a críticas pertinentes como "ser reducionista", "rotular as pessoas", "negar a sua singularidade" etc., para os profissionais de saúde o conhecimento básico da psicopatologia e da classificação diagnóstica dos transtornos psiquiátricos mais comuns (transtornos do humor, transtornos ansiosos, transtornos psicóticos, transtorno por uso de substâncias e transtornos de personalidade) é extremamente importante. Veja alguns exemplos de sua utilidade na prática clínica:

- Poder reconhecer ou suspeitar de transtornos mentais e saber orientar ou encaminhar para profissionais apropriados quando necessário.
- Definir condutas e tratamentos específicos padronizados para cada transtorno.
- Facilitar a comunicação entre profissionais de saúde.
- Saber o prognóstico de cada transtorno (provável evolução da doença ao longo do tempo).
- Guiar pesquisas científicas visando tratamentos específicos.
- Questões judiciais: direito à aposentadoria por incapacidade, ou a capacidade de tomar decisões (no caso de demência, por exemplo) ou imputabilidade penal etc.
- Orientação ao paciente e aos familiares quanto às características do transtorno e maneiras de como lidar.
- Compreender as limitações que cada transtorno mental pode causar no paciente e, assim, orientar e realizar um plano terapêutico adequado.
- Compreender o grau de autonomia do sujeito e, assim, a necessidade de auxílios específicos.
- Saber orientar quanto aos seus possíveis direitos sociais ou trabalhistas.

CONCLUSÃO

Na medicina em geral, a doença causa um sintoma ou uma limitação de função específica do corpo humano (dor no estômago, não conseguir andar, realizar determinado movimento etc.), e o transtorno mental impacta a existência, o cotidiano, a vida do sujeito como um todo. O transtorno mental paralisa o sujeito, impedindo-o de atingir todos os seus potenciais, ou seja, que ele se "realize" na vida.

Todo tratamento psiquiátrico deve visar ajudar o sujeito a se realizar na vida. O tratamento farmacológico nem sempre é suficiente, e a abordagem de equipe multidisciplinar é de suma importância. O conhecimento da psicopatologia é fundamental para ajudar o paciente da melhor forma, dentro de suas limitações. Como exemplo, podemos pensar em pacientes com diagnóstico de esquizofrenia; conhecendo a psicopatologia, sabemos que se trata de um transtorno crônico e incapacitante, que leva a dificuldades de tomar iniciativas (sintomas negativos), de organizar os pensamentos e de realizar coisas básicas da rotina, como tomar banho:

> "Quando fui residente estagiando no Centro de Reabilitação Hospital Dia (CRHD) no Instituto de Psiquiatria da Universidade de São Paulpo, me lembro de uma paciente esquizofrênica, grave e antiga no hospital. Diversos médicos já haviam lhe atendido e diversos medicamentos já haviam sido tentados, sempre com pouca resposta, era considerada intratável. A paciente raramente tomava banho e outros pacientes e profissionais se afastavam dela devido ao seu odor, e ela ficava sempre isolada. Uma jovem terapeuta ocupacional fazendo sua especialização no CRHD passou alguns meses com ela em um árduo e afetuoso trabalho lhe ensinando a tomar banho. Isso resultou na melhora da socialização da paciente com outros pacientes, coisa que remédio nenhum faria. Não sei se aquela jovem sabia, mas ela compreendeu as limitações práticas que a psicopatologia da paciente impunha, sua intervenção deve ter sido a mais significativa na vida daquela paciente." (Pedro Fukuti)

SUGESTÕES PARA APROFUNDAR

- Canguilhem C. O normal e patológico. 6. ed. Rio de Janeiro: Forense Universitária, 2009
- Profunda discussão científico-filosófica sobre o normal e o patológico em Psiquiatria.

- Dalgalarrondo P. Psicopatologia e semiologia dos transtornos mentais, 3. ed. Porto Alegre: Artmed; 2019.
- Livro-texto referência no Brasil em psicopatologia e semiologia psiquiátrica para graduação e profissionais da saúde mental.
- O Alienista
- Conto do gênio Machado de Assis (1882), sobre um médico alienista do século XIX e a dificuldade em distinguir entre o normal e o patológico. Disponível em: http://www.dominiopublico.gov.br/download/texto/bn000012.pdf

REFERÊNCIAS BIBLIOGRÁFICAS

1. Foucault M. História da loucura. 11. ed. São Paulo Perspectiva; 2019. (obra original publicada em 1961)
2. Häfner H. Descriptive psychopathology, phenomenology, and the legacy of Karl Jaspers. Dialogues Clin Neurosci. 2015;17(1):19-29.
3. World Health Organization. Mental health. [Internet]. [acesso em novembro de 2023]. Disponível em: https://www.who.int/news-room/fact-sheets/detail/mental-health-strengthening-our-response
4. Craddock N, Mynors-Wallis L. Psychiatric diagnosis: impersonal, imperfect and important. Br J Psychiatry. 2014;204(2):93-5.
5. World Health Organization. International Statistical Classification of Diseases and Related Health Problems. 11. ed. Genebra: WHO; 2019.

26
Transtornos afetivos

Déo de Almeida Boarati
Miguel Angelo Boarati

PONTOS-CHAVE

- Conceitos e classificação.
- Características clínicas e diagnóstico.
- Tratamento.
- Papel da equipe multidisciplinar.

VINHETA CLÍNICA

Pedro, 22 anos, nascido em Valinhos, interior de São Paulo, estudante de Engenharia na Universidade Mauá, residindo em São Paulo, caçula de três irmãos, o pai faleceu quando o menino tinha 3 meses.

No primeiro semestre da faculdade, apresentou surto psicótico com características maniformes (grandiosidade, delírio de poder e humor eufórico) após o uso de substâncias. Ficou afastado do curso para tratamento clínico, mantendo as aulas em casa, para não perder a bolsa. O seu diagnóstico inicial foi de transtorno psicótico induzido por substâncias.

Entretanto, no início do sexto semestre da faculdade, Pedro apresentou novo episodio de mania com sintomas psicóticos, sendo necessário novamente o seu afastamento da faculdade, sendo internado em clínica especializada dado à gravidade do episódio. Nessa ocasião, foi diagnosticado transtorno bipolar (TB), e Pedro precisou de período maior de afastamento da faculdade, passando a viver no interior com a mãe após a alta hospitalar, auxiliando nos negócios da família, até que se recuperasse totalmente. Nessa ocasião, Pedro perdeu o semestre na faculdade, pois não conseguiu realizar as atividades acadêmicas em casa.

Atualmente, Pedro segue em tratamento farmacológico com o uso de lítio e olanzapina (chamados de estabilizadores do humor) e psicoterapia. Agora mais estável, retornou aos estudos, porém, segundo a mãe, ele ainda continua fazendo uso de substâncias psicoativas. Assim, após a análise do histórico de recaída do paciente, foi avaliada por equipe multidisciplinar a necessidade de abordagem mais ampla, de caráter preventivo, com enfoque na psicoeducação da doença, fatores de prevenção à recaída e dos riscos de uso de substâncias no curso desfavorável do TB. O trabalho foi organizado e estruturado pela equipe multidisciplinar (psicólogo, terapeuta ocupacional, assistente social) do serviço de saúde mental e realizado com outros pacientes que apresentavam quadros semelhantes.

O trabalho de intervenção psicoeducativa foi estruturado em um total de 12 encontros, com duração de 1 hora e meia cada um[1]. O primeiro encontro foi o *rapport*, como forma de acolhimento e sem julgamento, repassando as questões sobre as condições da paciente agora e como vem lidando com a doença e suas implicações na rotina diária.

Do segundo ao quinto encontro, era realizado aquecimento, aplicando uma dinâmica entre os participantes. Em seguida, entrava-se na temática lançando a pergunta "o que vocês conhecem ou já ouviram falar sobre o transtorno bipolar?". Foram apresentadas, nesses primeiros encontros, de forma didática, informações sobre a doença, bem como os sintomas e possíveis tratamentos. Eram incluídas, ainda, músicas, vídeos explicativos e filmes que abordam o TB.

Do sexto ao décimo encontro, já em fase mais específica do processo, contou-se com a presença de um psiquiatra para o esclarecimento e possíveis dúvidas sobre a medicação, seus efeitos colaterais e sugestões para amenizá-los. Os participantes foram também informados sobre gravidez, aconselhamento genético, formas de tratamentos ao longo do tempo e o uso de substâncias psicoativas.

Nos dois últimos encontros, 11º e 12º, os participantes eram orientados quanto ao emprego do exercício de respiração diafragmática e do relaxamento muscular progressivo, sempre visando ao controle do estresse e dos gatilhos que geravam crises – além de incluir a importância de atividades físicas, hábitos regulares de sono, alimentação e como se prevenir de novos episódios. Todas essas orientações eram complementadas com material de orientação, sugestão de filmes, peças e outros materiais que falassem sobre o TB e formas de cuidar da doença.

Com esse trabalho, os participantes puderam aproveitar as informações conhecendo melhor a doença, formas de prevenção de recaída e promoção de saúde. Também puderam se manter atualizados sobre as características da doença, comorbidades, e se engajar no processo de controle e cuidados no dia a dia.

Com essa intervenção, Pedro pôde cuidar melhor de sua doença, evitando recaídas e o surgimento de comorbidades, e desenvolver novos projetos de vida, ganhando em qualidade de vida.

INTRODUÇÃO

Os transtornos afetivos ou do humor são formados por transtornos mentais caracterizados pela desregulação global do humor e da atividade psicomotora associada a alterações do sono, apetite e libido sexual, além de prejuízos cognitivos, principalmente das funções executivas. São condições relativamente frequentes, com gravidade variável e associadas a uma série de comorbidades psiquiátricas e médicas.

Os transtornos afetivos se dividem em dois grandes grupos: os transtornos depressivos ou unipolares e o TB. Apesar de apresentarem semelhanças, principalmente quando se observa a fase depressiva do TB, são condições diferentes com tratamento, evolução e prognósticos distintos[2,3].

Os transtornos depressivos se subdividem em transtorno depressivo maior, ou simplesmente depressão, e o transtorno depressivo persistente ou distimia[2]. Seu quadro é mais estável ao longo do tempo, com períodos de melhora com remissão dos sintomas e retomada do humor normal e períodos de recaída com intensificação dos sintomas do humor e agravamento. Já o TB apresenta fases ou episódios de mania ou hipomania, em que o paciente fica mais exaltado, exageradamente feliz e agitado, alternando com episódios de depressão. Esses episódios chamamos de mania ou hipomania (a depender da intensidade da euforia, irritabilidade e aceleração apresentadas pelo paciente) e geralmente causam grande prejuízo ao indivíduo que se expõe a riscos importantes, pois a crítica fica bastante comprometida[3].

São patologias que geram importante sofrimento e prejuízo psicossocial aos seus portadores, tendo como principais consequências queda na qualidade de vida, problemas relacionados ao trabalho e nas relações interpessoais e risco de comorbidades psiquiátricas, abuso e dependência de substâncias e de suicídio, especialmente quando o paciente está em depressão.

É importante saber diferenciar os transtornos afetivos de condições normais de afeto, como tristeza e alegria, que são normais e esperadas dentro do estado emocional dos indivíduos. Os transtornos afetivos não são causados por situações que geram emoções típicas, mas se trata de alterações cerebrais que afetam a forma de ser e de agir da pessoa.

CARACTERÍSTICAS CLÍNICAS E DIAGNÓSTICO

Transtorno depressivo

O diagnóstico de depressão maior é feito quando o paciente apresenta queixas de humor deprimido com tristeza, desânimo e angústia associado a perda de interesse e prazer por atividades que o motivam (chamamos esse sintoma de anedonia). Esses sintomas surgem de maneira súbita ou gradual, presentes a maioria dos dias e a maior parte do dia por pelo menos 15 dias. Associadamente a essas queixas, o paciente apresenta alteração do sono (insônia, hipersonia ou sono não reparador), alteração do apetite (perda ou aumento) que culminam com o aumento ou diminuição do peso e perda da libido sexual. Além disso, o paciente apresenta dificuldade de concentração, memória ou da capacidade de tomar decisões, além de pensamento recorrente de culpa e sobre a morte, acreditando que seria melhor estar morto ou realizando tentativa de suicídio[2]. O quadro depressivo surge sem relação a um evento estressor claro ou que não justificaria a intensidade dos sintomas apresentados.

Existe outra modalidade de transtorno depressivo cujos sintomas são menos intensos do que o observado na depressão maior, porém que apresenta características de maior cronicidade – o chamado transtorno depressivo persistente ou distimia. Nesse caso, o paciente não apresenta tristeza intensa ou desejo de morrer, porém é cronicamente para baixo, em que o indivíduo não experimenta sensações prazerosas, vive desanimado, aborrecido e triste, queixando-se do sono, do trabalho e das relações interpessoais. Pessoas assim não se envolvem em atividades sociais e passam a vida se queixando de tudo. Para que se faça esse diagnóstico, é necessário que o paciente permaneça ao menos dois anos apresentando esses sintomas (ou um ano, se for criança ou adolescente). Apesar de menos intenso, é uma condição que leva a muitos prejuízos sociais e ocupacionais, além de piorar a qualidade de vida do indivíduo.

Transtorno bipolar

Já o diagnóstico de TB exige a presença de um episódio de mania ou de hipomania, que é um período distinto no qual o humor do indivíduo fica mais exaltado, para cima. O paciente experimenta grande sensação de prazer, bem-estar exagerado e incomum, além de não condizer com o seu humor típico. Nesse período de humor exaltado o indivíduo fica mais falante, arrogante, quer fazer várias coisas ao mesmo tempo, sente muita energia e perde a capacidade de crítica a respeito de seu comportamento e dos riscos a que está se expondo. Ele pode ficar mais desinibido e hipersexualizado, gastar excessivamente, podendo contrair dívidas, e se envolver em atividades que geram prazer, sem pensar nas consequências. A diferença entre a mania e a hipomania está na intensidade dos sintomas, sendo maior na mania[3].

São oscilações extremas de humor, que podem variar entre episódios de mania e depressão. Um paciente nessas condições sofre com essas mudanças de humor, que afetam sua vida cotidiana, refletindo-se em prejuízos de relacionamento e em seu desempenho profissional e acadêmico.

O TB alterna os episódios de mania ou hipomania com episódios de depressão que são muito intensos, semelhante à depressão maior, já descrita. Além disso, o paciente bipolar pode apresentar as chamadas fases mistas, nas quais sintomas de mania/hipomania podem vir associados a sintomas depressivos. As fases mistas são muito difíceis de serem diagnosticadas, pois o paciente apresenta dificuldade em explicar seus sintomas que surgem em um processo confuso de tristeza, angústia, associado ao aumento de energia e interesses. Também é na fase mista que o paciente apresenta maior risco para tentativas de suicídio.

O diagnóstico dos transtornos afetivos exige anamnese detalhada, com avaliação dos sintomas do humor, pensamento e cognição, quando esses sintomas surgiram e qual é o impacto deles na vida do indivíduo. É importante o conhecimento do humor basal que o paciente apresenta fora das crises, e é preciso que o clínico tenha conhecimento dos critérios diagnósticos para cada um dos transtornos afetivos e dos diagnósticos diferenciais. Os transtornos afetivos possuem muitas condições comórbidas, como transtorno de ansiedade, transtorno de uso de substâncias, transtornos alimentares, transtornos do neurodesenvolvimento etc. É bastante importante fazer o diagnóstico diferencial e das comorbidades que podem estar presentes, pois isso influenciará o tratamento.

TRATAMENTO

O tratamento dos transtornos afetivos exige um diagnóstico adequado, pois os tratamentos (principalmente o farmacológico) são bastante específicos. Por se tratar de uma patologia complexa e de importante grau de comprometimento, é preciso um trabalho multidisciplinar e integrado desde o início do tratamento e ao longo do processo de acompanhamento.

Pacientes com depressão, especialmente os adultos, se beneficiarão do uso de antidepressivos associado a abordagens psicoterápicas e outras abordagens psicossociais. Já pacientes bipolares farão uso de medicamentos chamados estabilizadores do humor, os quais dependerão de que episódio o paciente apresenta, ou seja, se fase depressiva, mania/hipomania ou fase mista.

Quando se trata de crianças e adolescentes, os cuidados são redobrados, pois, além de o diagnóstico ser mais complexo e difícil, o tratamento também exigirá maior atenção, visto que essa população responderá de maneira diferente dos adultos a algumas medicações.

Além da intervenção adequada e do possível auxílio de outros profissionais de saúde mental, é preciso uma avaliação mais detalhada, na expectativa de restabelecer o bem-estar do paciente, bem como seguir com seu desenvolvimento esperado. Para tanto, é necessário estruturar um plano terapêutico individualizado e verificar as possibilidades dentro da especificidade de cada paciente.

No caso de crianças e adolescentes, é necessário o envolvimento da família na constituição de planejamento terapêutico de tratamento, envolvendo etapas de psicoeducação, controle imediato de sintomas mais graves, cuidados contínuos para a reabilitação de prejuízos nas relações, bem como de aprendizagem, e, por fim, a intervenção de manutenção preventiva quanto a novos episódios de alteração do humor e como lidar com fatores de risco.

PAPEL DA EQUIPE MULTIDISCIPLINAR

Os transtornos contêm uma complexidade que envolve especificamente profissionais da saúde com intervenção tanto farmacológica como não farmacológica, visando à amplitude de tratamento e, se possível, ao envolvimento de outros profissionais de forma multidisciplinar (médicos psiquiatras, psicólogos, fonoaudiólogos, fisioterapeutas, terapeuta ocupacional e assistente social), favorecendo melhoras no bem-estar dos pacientes diante de suas demandas, no ambiente familiar, acadêmico e do trabalho.

A atuação do profissional da psicologia para pacientes com transtornos afetivos deve avaliar e oferecer suporte emocional, com o entendimento dos padrões de pensamentos negativos e disfuncionais, desenvolvimento de estratégias de enfrentamentos positivos visando a melhoras no comportamento de forma saudável. A abordagem da terapia cognitivo-comportamental (TCC) no uso da psicoterapia e a técnica da psicoeducação têm se mostrado eficazes nos quadros agudos de depressão e no tratamento do TB[4]. Nas técnicas psicoeducativas, o psicólogo apresenta de forma didática informações educativas ao paciente sobre o transtorno, a importância de sua adesão à medicação, o acompanhamento das alterações de humor, o controle dos estímulos, apresentando técnicas de resolução de problemas e estratégias de comportamento objetivando a redução de esgotamento físico e emocional. De imediato, a psicoeducação objetiva o fornecimento tanto ao paciente quanto aos familiares de informações sobre o transtorno, tratamento farmacológico, os efeitos colaterais da medicação, os riscos do uso de drogas psicoativas, gravidez e aconselhamento genético, o risco de suicídio e a importância de hábitos regulares de vida, como boa qualidade do sono e atividades físicas.

O profissional de fonoaudiologia na saúde mental pode ajudar no estímulo da criatividade, participação coletiva e na aprendizagem, favorecendo condições que facilitam a reinserção social da pessoa em tratamento. Sua atuação com paciente com transtornos afetivos, como a depressão e o transtorno bipolar, está direcionada à promoção da comunicação e linguagem, tanto oral como escrita por meio de oficinas e grupos. Ainda com a comunicação, o fonoaudiólogo pode promover estratégias em que seja possível aprimorar as habilidades de expressão emocional, trabalhar na modulação da fala e no auxílio ao desenvolvimento da assertividade e empatia[5].

Na área de saúde mental, a fisioterapia pode auxiliar no aprimoramento da funcionalidade motora e na reestruturação dos aspectos físicos no processo de reabilitação, favorecendo uma melhora da relação e interação com o paciente. A atuação desses profissionais pode minimizar alterações corporais, desenvolvendo e conservando a capacidade física do paciente, em virtude dos efeitos colaterais provenientes do uso de medicamentos que podem alterar os hábitos de vida e o comprometimento da capacidade funcional. Além disso, o fisioterapeuta pode atribuir técnicas de relaxamento, treinamento respiratório, bem como reeducação postural global para o alívio da tensão muscular, dores, equilíbrio, a postura e a consciência corporal, contribuindo com a socialização do paciente diante das terapias incorporadas ao tratamento.

O terapeuta ocupacional desenvolve papel importante no acompanhamento e tratamento de pacientes com transtornos afetivos, pois visa à melhoria funcional no desempenho das atividades diárias, adequando-as às suas necessidades. O paciente em situação de crise perde total motivação e acaba comprometendo as atividades básicas como higiene pessoal, organização das tarefas domésticas, atividades acadêmicas; com isso, o terapeuta ocupacional faz uso de instrumento de avaliação e verificação das habilidades e comprometimento cognitivo e o desempenho nas atividades da vida diária. O trabalho do terapeuta pode ser realizado de forma individual ou em grupos, com recursos visando à reestruturação das rotinas diárias do paciente.

O assistente social numa equipe multiprofissional a pacientes com transtornos afetivos, dependendo da sua condição social, pode avaliar as necessidades psicossociais e recursos disponíveis na comunidade para a elaboração de um plano de cuidados. Esse é um profissional que tem contato mais próximo com o ambiente comunitário do paciente, exercendo um papel importante, interligando familiares e a equipe envolvida no tratamento, com o intuito de facilitar a comunicação e promover um atendimento de forma adequada. Precisa levar em consideração desigualdades sociais acometidas nas famílias e os desgastes sofridos que geram cansaço em situação de desproteção social. É importante que o assistente social se aproxime mais do histórico de vida do paciente com transtorno afetivo, analisando o seu contexto de vida e relacionamento com o meio, para assim direcioná-lo a uma prática mais objetiva.

CONCLUSÃO

Os transtornos afetivos são patologias bastante prevalentes em nosso meio, causando prejuízo e sofrimento aos seus portadores. Caracterizam-se por alterações do humor, das emoções e do comportamento, sendo necessário correto diagnóstico clínico para um tratamento mais adequado e completo, envolvendo uma equipe multiprofissional. O diagnóstico precoce e correto, associado ao bom controle dos sintomas e à prevenção das recaídas, evitará um curso mais grave, o desenvolvimento de comorbidades e prejuízo funcional, proporcionando funcionalidade ao indivíduo, redução de gastos financeiros e maior qualidade de vida.

SUGESTÕES PARA APROFUNDAR

- Boarati MA, Pantano T, Scivoletto S. Psiquiatria da infância e adolescência: cuidado multidisciplinar, 2. ed. Santana de Parnaíba: Manole; 2023.
- Nef K, Germer C. Manual de mindfulness e autocompaixão: um guia para construir forças internas e prosperar na arte de ser seu melhor amigo. Porto Alegre: Artmed; 2019.

REFERÊNCIAS BIBLIOGRÁFICAS

1. Mussi SV, Soares MRZ, Grossi R. Transtorno bipolar: avaliação de um programa de psicoeducação sob o enfoque da análise do comportamento. Rev Bras Ter Comport Cogn. 2013;15(2):45-63.
2. Moreno DH, Moreno RA, Soeiro-de-Souza MG. Transtorno depressivo e distimia. In: Miguel EC, Lafer B, Elkis H, Fortelenza OV Clínica psiquiátrica: as grandes síndromes psiquiátricas, 2. ed. Barueri: Manole; 2021. p. 359-72. v. 2.
3. Lafer B, Nascimento C, Nunes PV, De Almeida KM. et al. Transtorno bipolar. In: Miguel EC, Lafer B, Elkis H, Fortelenza OV Clínica psiquiátrica: as grandes síndromes psiquiátricas, 2. ed. Barueri: Manole; 2021. p. 345-58.
4. Conde AG, Fagundes MLM, Gomes JM. (2022). Abordagens terapêuticas do episódio de mania no transtorno bipolar: Therapeutic approaches in the episode of mania in bipolar disorder. Braz J Health. 2022;5(4):13994-14008.
5. Lipay MS, Almeida EC. A fonoaudiologia e sua inserção na saúde pública. Rev Cienc Med. 2007; 16(1):31-41.

27

Síndromes depressivas e ideação suicida

Edson Shiguemi Hirata

PONTOS-CHAVE

- A depressão é uma doença altamente prevalente, a principal causa de incapacidade em países desenvolvidos e a quarta no mundo.
- A depressão é a principal causa de suicídio, respondendo por 70% dos casos.
- A etiologia da depressão é multifatorial e envolve fatores genéticos, psicológicos e sociais.
- A depressão aumenta o risco de doença coronariana, acidente vascular cerebral, diabetes e piora a evolução de doenças clínicas de maneira geral.
- O tratamento com antidepressivos e psicoterapia é altamente eficaz.

VINHETA CLÍNICA

M. S., 45 anos, sexo masculino, casado, engenheiro, procura o médico clínico geral com queixa de inapetência, emagrecimento e insônia. Relata que estava muito estressado, pois achava que sua empresa estava falindo. Era executivo de sucesso de uma multinacional e resolveu pedir demissão para criar uma empresa com três sócios. Em sua nova atividade como empresário, trabalhou por dois anos com entusiasmo e dedicação, satisfeito com o crescimento da empresa.

Há seis meses, começou a sentir fraqueza, cansaço e insônia. Acordava cansado, sem ânimo para se levantar da cama. Passou a não sentir o mesmo prazer no trabalho, inclusive para atividades antes prazerosas, como passear com a família nos finais de semana, viajar e encontrar amigos.

Na empresa, não tinha mais o mesmo desempenho. Não conseguia se concentrar, tomar decisões, tinha medo de errar. Ficava muito ansioso e preocupado quando tinha algum problema para resolver, mesmo os mais simples. Sentia-se incapaz profissionalmente.

A empresa perdeu alguns clientes, que levou a uma pequena dificuldade financeira. M. S. passou a pensar que perderia mais clientes, que sua empresa iria à falência. Começou a sentir-se arrependido e culpado de ter montado uma empresa. Cogitou sair da sociedade. Seus sócios, no entanto, avaliaram que a empresa estava sob controle e estável financeiramente.

M. S. iniciou tratamento com antidepressivo e psicoterapia. Após dois meses, estava bem melhor, sem entender por que pensou que a empresa iria à falência.

INTRODUÇÃO

O termo "depressão" é comumente usado para se referir a um sentimento de tristeza, que ocorre normalmente de forma transitória, ao longo da vida das pessoas. No entanto, o termo é empregado também para designar uma doença (p. ex., depressão maior) ou uma síndrome (p. ex., síndrome depressiva) que é um conjunto de sinais e sintomas que podem ter várias etiologias.

A depressão é um dos principais problemas de saúde pública. Associada a alta taxa de morbidade e mortalidade, aumenta o risco de desenvolver diabetes, doença cardiovascular, infarto de miocárdio, acidente vascular cerebral, entre outras. Além disso, a presença da depressão agrava a evolução de doenças como câncer, infecções, doenças degenerativas, reumatológicas etc.

A depressão é uma causa frequente de absenteísmo e afastamento por licenças médicas. Atualmente é a principal causa de incapacitação nos países desenvolvidos e a quarta no mundo. Em 2030, será a segunda causa de incapacitação no mundo, de acordo com estimativas da Organização Mundial da Saúde (OMS). Os custos sociais e econômicos dessa doença são elevados.

Embora seja um problema importante, cerca de 50% dos pacientes com o quadro de depressão não são diagnosticados e tratados. O objetivo deste capítulo é apresentar conhecimentos básicos sobre depressão, para profissionais de saúde em geral.

EPIDEMIOLOGIA

A depressão é uma doença altamente prevalente. Estudo realizado em São Paulo mostrou prevalência de depressão de 18,4% ao longo da vida e de 10,4% nos últimos 12 meses[1]. É mais frequente no sexo feminino, a uma proporção de duas mulheres para cada homem.

O início se dá entre a segunda e terceira décadas de vida, mas pode ocorrer na infância ou na terceira idade. É uma doença que pode acometer qualquer pessoa, independentemente de sexo, idade, escolaridade, condição social e econômica.

FISIOPATOLOGIA

O desenvolvimento da depressão depende da interação de fatores genéticos, psicológicos e sociais. A participação genética é alta; a herdabilidade gira em torno de 40% e a herança é poligênica, ou seja, com o envolvimento de vários genes. Apesar dos recentes avanços das pesquisas, ainda é desconhecido o mecanismo exato da fisiopatologia, em parte por se tratar de um transtorno heterogêneo e de etiologia multifatorial.

Até recentemente, a hipótese dominante era a da teoria monoaminérgica, em que haveria quantidades insuficientes de serotonina e norepinefrina – o uso de antidepressivos que aumentam essas monoaminas corrobora essa hipótese.

Com o avanço das pesquisas, foi evidenciada a participação de outros mecanismos fisiopatológicos, entre eles a desregulação do eixo hipotálamo-hipófise-adrenal, com consequente aumento da produção de cortisol, processos inflamatórios com aumento de citocinas inflamatórias IL-1B, IL-2, IL-6 e do fator de necrose tumoral TNF alfa, alteração do ritmo circadiano do sono, anormalidades do segundo mensageiro e da neurogênese.

Além dos fatores biológicos, os psicológicos e sociais têm participação importante no desenvolvimento da depressão. Estudos mostram forte associação com eventos estressantes ao longo da vida, como abuso sexual e violência na infância, problemas ocupacionais e financeiros e perda de pessoas próximas. Fatores psicológicos, como neuroticismo e padrões cognitivos negativos de pensamento, também favorecem o desenvolvimento da depressão

Porém, nenhum desses fatores isoladamente explica a doença – a interação entre esses fatores é a base da etiopatogenia da depressão.

QUADRO CLÍNICO

O início, em geral, é insidioso, e os sintomas se acentuam ao longo de semanas. Os sintomas nucleares incluem um sentimento profundo de tristeza e/ou diminuição de prazer nas atividades em geral. A tristeza é mais intensa pela manhã e aparece com ou sem motivação. O prazer para as atividades em geral – no trabalho, na escola, em casa, em passeios, em conversas com amigos, na prática de um esporte etc. – começa a diminuir. Tudo parece desinteressante.

O paciente sente-se desanimado, cansado, com diminuição da energia. Tem de se esforçar muito para realizar uma tarefa. A iniciativa diminui, com demora para realizar as tarefas que antes eram simples. O indivíduo procrastina, sente-se inseguro e indeciso e passa a ter dificuldade de tomar decisões.

Os problemas de sono são muito frequentes, geralmente com insônia. O paciente pode relatar dificuldade para iniciar o sono, mas o mais característico da depressão é acordar mais cedo que o habitual, ou acordar no meio da noite. O sono não é reparador, e o paciente acorda cansado, sem ânimo para se levantar da cama. Alguns, por outro lado, relatam sonolência excessiva.

O apetite diminui, com perda de peso, podendo chegar a estados de desnutrição. Alguns relatam o contrário, ou seja, compulsão para comer e aumento de peso. As preocupações são excessivas e desproporcionais em relação aos problemas. Problemas menores são vistos como enormes e de difícil solução.

O pensamento tende a ficar lento, a capacidade de concentrar diminui, fica disperso, a memória fica comprometida, assim como a capacidade de organizar e planejar uma tarefa. O indivíduo tem sentimento de incapacidade, de inutilidade, de culpa e autorreprovação.

Surgem pensamentos negativos de forma involuntária. O paciente tem dificuldade de controlar esses pensamentos. Aos poucos, os pensamentos negativos passam a inundar a sua mente. Nos casos mais graves, o indivíduo pode apresentar ideias delirantes de ruína, de culpa, de doença grave, configurando um quadro de depressão psicótica.

Nesse contexto de pensamentos negativos, desesperança e falta de prazer na vida, é que surgem os pensamentos de morte e de suicídio.

DEPRESSÃO E SUICÍDIO

O suicídio é um comportamento complexo e um grave problema de saúde pública. A depressão é a principal causa de suicídio. Aproximadamente 70% dos casos são decorrentes de depressão; 50% dos que se suicidam passaram, no mês anterior, em uma consulta com um médico. Ou seja, médicos e todos os profissionais de saúde devem estar atentos ao diagnóstico de depressão ao avaliar os seus pacientes.

Para todo paciente que relata pensamento de suicídio, devem-se avaliar cuidadosamente os fatores de risco e proteção para definir uma conduta terapêutica. Os principais fatores de risco incluem tentativa prévia de suicídio, impulsividade, uso de álcool, suicídio de familiar de primeiro grau, sexo masculino, idosos e isolamento social. Entre os fatores protetores, estão religiosidade, filhos, gravidez desejada e bom suporte social.

Todo paciente que fala em suicídio merece atenção especial. É um mito achar que quem fala muito em suicídio não se mata, pois a maioria das pessoas que suicidaram deu avisos prévios. Da mesma forma, é um erro achar que pessoas que fizeram tentativas com baixo risco de letalidade querem chamar a atenção, ou pensar que quem quer, se mata mesmo. Muitas dessas pessoas acabam tendo êxito no suicídio por erro de cálculo ou por imprevistos. Tentativa prévia é um dos principais fatores de risco de suicídio.

Também é um mito achar que perguntar sobre ideias de morte ou de suicídio pode induzir a pessoa a tentá-lo, pelo contrário; o paciente tende a se sentir acolhido e encontra espaço para falar sobre o seu sofrimento.

Uma situação comum aos profissionais de saúde é atender o paciente após a tentativa de suicídio. Nessa avaliação, algumas condições sugerem internação: tentativa com método violento, quase letal, não demonstração de arrependimento, recusa em receber ajuda, persistência da intenção suicida, presença de sintomas psicóticos, pouca crítica, suporte social e familiar precário.

DIAGNÓSTICO

O diagnóstico de depressão é feito quando o paciente relata aparecimento de sentimento de tristeza e/ou diminuição de prazer nas atividades, com duração de pelo menos duas semanas e que prejudica o funcionamento social e familiar e o relacionamento interpessoal.

Portanto, a depressão é diferente de uma reação normal de tristeza que ocorre após um evento estressante, como perda de um familiar, crise financeira, perda de emprego etc. Nesses casos, os sintomas são transitórios, passageiros e não trazem prejuízo funcional na vida da pessoa.

Os sintomas fundamentais para o diagnóstico é a presença de humor depressivo e/ou diminuição de prazer nas atividades. Outros sintomas associados importantes para o diagnóstico incluem diminuição de apetite e de peso – embora, em alguns casos, possa ocorrer o contrário –, insônia, podendo haver também sonolência excessiva, retardo psicomotor, fadiga/sensação de falta de energia, sentimento de culpa, de inutilidade, dificuldade de concentração, de tomar decisões, pensamentos de morte ou ideação suicida[2].

É fundamental para o diagnóstico de depressão que ocorra prejuízo no relacionamento interpessoal ou no funcionamento social e ocupacional, além de excluir uma causa orgânica. Não existem exames laboratoriais ou complementares para o diagnóstico da depressão; eles são importantes para excluir uma causa orgânica.

COMORBIDADES

As comorbidades psiquiátricas e físicas são muito frequentes. Aproximadamente 10% a 25% dos pacientes com câncer e 30 a 50% dos pacientes com dor crônica têm depressão associada.

A depressão está presente em 50% dos pacientes com Parkinson, em 20% dos pacientes que sofreram acidente vascular cerebral, em 20 a 50% dos pacientes epiléticos, em 50% dos pacientes com Alzheimer, em 20% a 33% dos casos de fibromialgia, em 20% na artrite reumatoide e de 10 a 40% no lúpus eritematoso sistêmico.

O tratamento da depressão melhora a evolução e o prognóstico das doenças físicas associadas. Por outro lado, a recuperação dessas doenças é importante para a melhora da depressão. Portanto, o conhecimento sobre depressão por parte dos profissionais da fonoaudiologia, fisioterapia e terapia ocupacional é fundamental no tratamento desses indivíduos.

TRATAMENTO

O tratamento é bastante eficaz, e a maioria dos pacientes volta a ter ânimo e disposição para as atividades, a sensação de prazer normaliza, e a pessoa volta ao comportamento de antes da depressão. O planejamento terapêutico deve considerar os aspectos biológicos, psicológicos, socioculturais e ambientais relacionados à depressão apresentados. É importante a participação ativa do indivíduo no planejamento e na escolha terapêutica.

O tratamento básico inclui psicofarmacoterapia, psicoterapia e mudanças do estilo de vida. A escolha do antidepressivo deve ser baseada nas características da depressão, efeitos colaterais, risco de suicídio, idade, doenças clínicas associadas, uso de outros medicamentos, tolerabilidade, custos etc.

Existe uma variedade muito grande de antidepressivos. Os de nova geração, como os inibidores seletivos de recaptação de serotonina (aumentam os níveis de serotonina no cérebro) e os inibidores seletivos de recaptação de serotonina e noradrenalina (aumentam os níveis de serotonina e noradrenalina no cérebro), são considerados medicamentos de primeira escolha no tratamento da depressão. Os antidepressivos começam a fazer efeito após duas semanas de tratamento.

Após a remissão dos sintomas, é importante que o paciente continue tomando a medicação por pelo menos seis meses, para evitar o risco de recaída. Outras modalidades de tratamento eficazes, indicadas principalmente nos casos resistentes aos tratamentos psicofarmacológicos, são a eletroconvulsoterapia, estimulação magnética transcraniana e aplicação de cetamina.

A psicoterapia é importante no tratamento da depressão. Nos casos leves, é a primeira opção terapêutica. Evidências recentes estabelecidas por estudos de revisão e metanálises mostraram eficácia no tratamento agudo das depressões para as seguintes formas de tratamentos psicológicos: terapia cognitivo-comportamental, terapia interpessoal e técnicas de resolução de problemas.

Outras psicoterapias também mostraram eficácia, embora sustentadas por um menor número de estudos, como psicoterapia breve psicodinâmica.

A psicoterapia cognitiva comportamental potencializa o tratamento feito com antidepressivos, associação que produz os melhores resultados terapêuticos. Atividades físicas, especialmente as aeróbicas, ajudam no tratamento por aumento de endorfinas, serotonina e principalmente do fator neurotrófico cerebral, promovendo a neuroplasticidade cerebral.

A fisioterapia em si não é uma indicação para o tratamento da depressão. No entanto, é fundamental nos casos de presença de comorbidades clínicas, como dores osteoarticulares, acidente vascular cerebral, problemas de restrição de mobilidade. A melhora dessas condições clínicas é importante para a melhora da depressão e vice-versa.

A fisioterapia com exercícios físicos regulares, o fortalecimento muscular e a organização corporal melhoram a qualidade do sono, promovendo sensação de bem-estar, melhorando a autoestima e contribuindo para a melhora dos sintomas depressivos.

A fonoterapia também não faz parte das propostas de intervenções terapêuticas na depressão, mas é fundamental quando existem comorbidades clínicas que comprometem a fala e a comunicação. A fonoterapia, ao melhorar as habilidades na comunicação, favorece a expressão emocional, a interação social e a autoestima, o que contribui para a melhora do quadro depressivo.

A terapia ocupacional ajuda no treinamento de habilidades sociais, na estimulação cognitiva e no restabelecimento das atividades do paciente prejudicadas pela depressão. Diversos estudos mostram a eficácia da terapia ocupacional no tratamento da depressão, principalmente em relação ao retorno mais rápido ao trabalho, aquisição de estratégias adaptativas, diminuição da ansiedade e de pensamentos suicidas[3].

O serviço social também possui papel importante no tratamento da depressão, por meio de ações socioeducativas, socioassistenciais e socioterapêuticas.

Enfim, no tratamento da depressão é importante se utilizar de todo recurso que contribua para a melhora dos sintomas. Cada paciente requer um programa terapêutico individualizado, de acordo com suas necessidades clínicas.

REFERÊNCIAS BIBLIOGRÁFICAS

1. Kessler RC, Birnbaum HG, Shahly V, Bromet E, Hwang I, McLaughlin KA, et al. Age differences in the prevalence and co-morbidity of DSM-IV major depressive episodes: results from the WHO World Mental Health Survey Initiative. Depress Anxiety. 2010;27(4):351-64.
2. American Psychiatric Association. Anxiety disorders. In: American Psychiatry Association. Manual diagnóstico e estatístico de transtornos mentais, 5ª edição - texto revisado (DSM-5-TR). Porto Alegre: Artmed; 2023.

3. Chen YL, Pan AW, Hsiung PC, Chung L, Lai JS, Gau S SF, Chen TJ. Life Adaptation Skills Training (LAST) for persons with depression: a randomized controlled study. J Affect Disord. 2015;185:108-14.
4. Christie L, Inman J, Davys D, Cook PA. A systematic review into the effectiveness of occupational therapy for improving function and participation in activities of everyday life in adults with a diagnosis of depression. J Affect Disord. 2021;282:962-73.
5. Moreno DH, Moreno R, Souza MGS. Transtorno depressivo e distimia. In: Miguel EC, Lafer B, Elkis H, Forlenza OV, organizadores. Clínica psiquiátrica. Barueri: Manole; 2021. p. 359-72.

28
Transtorno bipolar

Doris Hupfeld Moreno
Lilian Hupfeld Moreno

PONTOS-CHAVE

- O transtorno bipolar é uma doença de início precoce, recorrente e crônica.
- Caracteriza-se pelo predomínio de episódios depressivos durante a vida, entremeados por fases de hipomania, mania ou mistos.
- Existem dois subtipos principais: tipo I (pelo menos um episódio de mania na vida) e tipo II (nunca mania, somente episódios de hipomania). A mania é mais grave, traz prejuízos significativos e pode ser psicótica.
- O tratamento requer estabilizadores do humor e antipsicóticos de nova geração na fase aguda e prevenção de novos episódios. Antidepressivos são evitados ou usados com cautela. É imprescindível a psicoeducação.
- Em casos cronificados e com déficits funcionais, a equipe multiprofissional deve participar ativamente da recuperação emocional, psicossocial e profissional.

TRANSTORNO BIPOLAR

O transtorno bipolar (TB) é uma doença cerebral recorrente, crônica, caracterizada por episódios depressivos, hipomaníacos, maníacos e mistos, que alternam entre si durante a vida e costumam se iniciar na adolescência ou em adultos jovens. Afeta em torno de 5-6% da população geral, quando se considera o transtorno bipolar de tipos I e II, mas atinge em torno de 8% se incluirmos as formas mais leves, inclusive a ciclotimia.

Os diferentes subtipos de TB se distinguem pela gravidade dos episódios de polo "para cima", chamados de mania e hipomania, já que a intensidade dos episódios de depressão não os diferencia. O TB tipo I é a forma clássica, mais rara, que acomete 1% da população geral, definida pela presença de ao menos um episódio de mania, independentemente do número de períodos em depressão ou hipomania durante a vida. O TB tipo II é mais comum (incidência superior a 5% da população geral) e cursa com episódios de hipomania e de depressão; por definição, jamais pode ter ocorrido um episódio de mania. Alguns apresentam somente sintomas (hipo)maníacos e recebem o diagnóstico de TB.

A herdabilidade do TB é de 80%, e sua principal causa é genética. O TB também apresenta uma ruptura dos ritmos biológicos, com distúrbios do sono e variabilidade dos horários de sono, além de hipersônia; os níveis de energia, alterações cognitivas e afetivas oscilam de gravidade e polo concomitantemente no mesmo dia e de um dia a outro.

Dadas as características centrais do TB, não cabe encontrar causas sociais na sua origem, mas eventuais desencadeantes, e procurar endereçá-los. Em termos de desencadeantes, aqueles associados à ruptura do ciclo sono-vigília são mais potentes e começam pela falta de limites à exposição a estímulos luminosos de noite, inclusive televisão, uso de celular e eletrônicos ou impedindo que a prole de risco mantenha o sono regular, dormindo cedo, independentemente do horário de trabalho dos pais ou da necessidade de sair à noite carregando os filhos consigo.

Mania

Episódios de mania duram pelo menos uma semana até meses ou anos (raramente) e podem ter início abrupto ou insidioso, diferenciando-se claramente do comportamento habitual. Causam consequências nos relacionamentos e/ou desgaste profissional, mas a pessoa não acha que está doente; existe uma perda da liberdade, do *insight*. O humor torna-se expansivo, irritável, com impaciência e pressa. Existe um aumento de sensação de energia física e/ou mental. A pessoa fica mais ativada, porém disfuncional. Por vezes fica inquieta ou até agitada e não consegue parar sequer para ver televisão. Os pensamentos ficam acelerados e a pessoa acha o dos outros lentos; falta concentração e aumentam ideias e planos. Torna-se mais desinibida e falante, inadequada, e interrompe os outros. Surgem sentimentos e pensamentos cunhados de otimismo: grandiosidade, segurança, inteligência, maior autoestima, senso de razão aumentado, falta de medo, arrogância, cinismo etc. Pode haver aumento de religiosidade, fanatismo, polêmicas, sensação de perseguição. Existe aumento da impulsividade em uma ou várias esferas: consumo de álcool/drogas, gastos/presentes, libido (comportamento sedutor, maior necessidade de sexo, falar mais sobre sexo, promiscuidade, inclusive consumo de pornografia, ainda que pela internet etc.), necessidade premente do uso de celular/eletrônicos ou mudanças no visual (mais tatuagens, *piercings*, maquiagem ou acessórios). Na mania, a pessoa corre riscos significativos pela alteração do comportamento, pois não mede as consequências dos seus atos. Os horários de sono são reduzidos e erráticos. Surge uma inquietação, uma busca por estímulos. Raramente aparecem delírios e alucinações, mas a realidade sempre fica distorcida. Aumenta a capacidade de argumentar, manipular ou coagir os outros, e dificilmente a família consegue levar ao médico. Quando em crise, é difícil lidar com o paciente, pois se torna agressivo e provocativo. Os sintomas podem persistir em leve intensidade nos períodos intercríticos.

Hipomania

Os sintomas da hipomania são os mesmos da mania, porém mais leves, nunca ocasionando consequências graves. Pode passar despercebida ou ser vista como melhora de uma fase em que a pessoa ficou deprimida, o que leva a atrasos no diagnóstico correto. Não cursa jamais com sintomas psicóticos ou necessidade de internação. Raramente ocorre euforia, e a irritabilidade predomina, a impaciência, a pressa. Geralmente a pessoa não percebe a própria irritabilidade, achando que os outros a provocam, o que compromete os relacionamentos, principalmente com os mais próximos. A sensação de energia física e/ou mental se intensifica, e pode haver aumento da produtividade temporariamente. Na cognição ocorre uma aceleração de pensamentos, ou pensar demais em um ou vários assuntos ao mesmo tempo. Associa-se a distraibilidade. Para a pessoa, os outros é que são lentos. Aumenta a vontade em geral, e a pessoa fica mais obstinada por algum tema ou projeto, de modo a focar demasiadamente no assunto do momento ou querer insistentemente alguma coisa ou objeto, projeto ou objetivo de vida. Existe um viés para o polo positivo e a grandiosidade se expressa pelo uso de superlativos, maior senso de razão, amor-próprio e segurança. As consequências do aumento da impulsividade, quando ela ocorre, são menos graves que na mania, mas abrangem o uso de álcool/drogas, a necessidade de comprar/presentear (sem fazer dívidas – tal intensidade só acontece na mania), o aumento da libido (sem comportamento de risco, que pode acontecer na mania) e a aparência mais exuberante (mais acessórios, mais tatuagens, *piercings*, mudança de visual etc.). Existe uma distorção da realidade para o positivo e maior reatividade aos estímulos positivos. Cada episódio pode durar dias a anos, em intensidade variável.

O diagnóstico é retrospectivo e realizado apenas quando o paciente busca tratamento (ou a família traz, em casos de mania grave) em depressão ou estado misto, porque a mania e a hipomania não são percebidas como problemas pelos pacientes. Eles acham que os outros são problemáticos. Uma anamnese experiente e cuidadosa revela episódios de mania e hipomania no passado, muitas vezes esquecidos, mas necessários para o diagnóstico de TB. Frequentemente se necessita de informações da família ou de terceiros para fechar o diagnóstico na vigência de uma depressão atual.

Sintomas mistos

De um terço a metade dos episódios de depressão bipolar e de (hipo)mania apresentam concomitantemente sintomas dos dois polos (maníaco e depressivo), sendo chamados sintomas mistos. As principais queixas são de extrema "ansiedade" ou raiva, o que pode fazer os sintomas serem confundidos com quadros ansiosos ou transtorno de personalidade *borderline*, o que dificulta ainda mais o diagnóstico. O cansaço se superpõe ao pensar demais (turbilhão de ideias), catastroficamente, com humor deprimido.

A ansiedade característica é uma mescla de aflição, desespero, desassossego e angústia. Ansiedade/angústia ou depressão se combinam com a impulsividade da hipo/mania para compras, abuso de álcool/drogas, cigarro, café, celular, sedativos/hipnóticos/tranquilizantes, estimulantes, ansiedade de comer ou atividades sexuais compulsivas, como que para aliviar o sofrimento. Costuma piorar ao entardecer. A insônia é grave ou troca-se o dia pela noite. São os estados de maior risco de suicídio, e são comuns comportamentos de autoagressão, pois combinam sofrimento com aumento de energia psíquica. A aparência externa frequentemente engana, pois não reflete a agonia interior.

VINHETA CLÍNICA

Sexo feminino, 20 anos, solteira, parou de estudar há 2 anos, internada no Instituto de Psiquiatria por depressão bipolar. Não consegue estudar e trabalhar, descuida da sua higiene, refere angústia, desespero, ideias de morte, falta de energia. Tem consumido álcool diariamente e feito compras pela Internet, sem ter dinheiro. Não conseguia dormir e ficava andando de um lado a outro. Está com a postura arcada, a voz rouca de tanto gemer e falar que está sofrendo muito. Diagnóstico refeito: estado misto. Estava em mania antes, quando apresentou agressividade, gastos excessivos com dívidas e sexo sem proteção. Desde os 13 anos de idade já teve vários episódios depressivos, mistos e hipo/maníacos, mas nunca foi adequadamente tratada.

Pais separados, durante a infância sofreu negligência por parte da mãe e o pai era ausente, mas pagava as contas. Era muito irritável e agressiva, sempre apressada e sem tempo; abusava de álcool e teve vários casos extraconjugais. Filha única, mãe com depressão crônica, pai com suspeita de TB, tio paterno com TB tipo I.

TRATAMENTO

O tratamento do TB se baseia no uso de estabilizadores do humor e antipsicóticos de nova geração. Entre os estabilizadores do humor, o lítio é o tratamento de escolha, e existem alguns anticonvulsivantes: divalproato, carbamazepina, oxcarbazepina e lamotrigina. Esta última está indicada na depressão bipolar; os demais têm ação preferencialmente antimaníaca. Antipsicóticos possuem ação bimodal, antimaníaca e antidepressiva em maior ou menor grau – cada um deles: olanzapina, quetiapina, risperidona, aripiprazol, ziprasidona, lurasidona. A eletroconvulsoterapia está indicada em casos resistentes a tratamento ou risco de suicídio. Antidepressivos possuem ação desestabilizadora e devem ser suspensos de preferência, porque fazem o paciente ciclar de depressão para hipomania ou estado misto e vice-versa. São reservados para alguns casos de TB II por tempo limitado.

A psicoeducação é imprescindível para aumentar a adesão ao tratamento, instalar hábitos saudáveis e rotina com regularização dos ritmos biológicos, entre outros. Deve ser adotada em uníssono por cada profissional envolvido no tratamento. Sem dormir e sem manter a medicação de base – frequentemente lítio/divalproato com algum antipsicótico –, a doença volta. Os pacientes precisam conhecê-la e saber da importância de ter rotina, fazer atividade física, não beber, nem usar drogas ou café em excesso, para não piorarem. Por fim, toda psicoterapia pressupõe psicoeducação.

Para resgatar a liberdade da pessoa com TB, contudo, a reabilitação é parte integrante do tratamento, especialmente no TB tipo I de início precoce. A equipe multiprofissional deve atuar harmonicamente com esse fim e levar em consideração as caraterísticas singulares da doença.

PAPEL DA FONOAUDIOLOGIA

O transtorno bipolar é caracterizado por anormalidades na fala, refletidas por sintomas como pressão da fala na mania e pobreza da fala na depressão. Pacientes com TB podem ter prejuízos na capacidade de leitura e de comunicação verbal ou escrita, prejudicando sua autonomia e vínculos sociais. Intervenções fonoaudiológicas visam melhorar as habilidades de comunicação e relacionamento interpessoal, promovendo a inserção social do paciente. Por exemplo, na depressão o tom da voz diminui e ela se torna monótona; existe uma falta de vitalidade. Na hipo/mania, quando o paciente se torna falante, pode haver rouquidão. Em decorrência da aceleração de pensamentos e consequente distraibilidade, existe prejuízo na leitura e na capacidade de expressão verbal e escrita, dificultando a compreensão de terceiros. Existe uma impaciência e superficialidade para ouvir o outro, o que pode levar a inferências precipitadas e distorção do que os outros dizem.

PAPEL DA FISIOTERAPIA

Na depressão e na depressão mista, a postura pode ficar arcada. O paciente deixa de se exercitar e movimentar, perde o ânimo e a capacidade de reagir aos sintomas e se desorganiza nas atividades do dia a dia. A aquisição de atividade física dirigida e regular atenua os sintomas e facilita a aquisição de rotina e hábitos saudáveis.

Quando em hipo/mania pura ou mistas, a atividade física pode auxiliar no encaminhamento adequado do excesso de energia, o que permite atenuar a gravidade dos sintomas. Aliás, o aumento de energia de alguns pacientes em hipo/mania se traduz pela necessidade de horas de atividade física ao dia como parte do quadro clínico. Inclusive estão sujeitos a lesões, pela falta de limites e redução da sensibilidade à dor. Diferentemente dos pacientes em hipomania, aqueles em mania podem sofrer acidentes pelo fato de minimizarem riscos e se acharem "invencíveis".

PAPEL DA TERAPIA OCUPACIONAL

No caso descrito, a terapia ocupacional poderia auxiliar na remediação funcional, através da melhora da cognição (concentração) e da capacidade de execução, organização e planejamento. Não é incomum que pacientes com TB tenham dificuldade em cuidados básicos, como de higiene, arrumar seus pertences, ou organizar minimamente suas atividades cotidianas, que dirá ter autonomia. Quando a doença começa grave na adolescência, pode comprometer os estudos e inclusive levar ao abandono escolar.

Segundo o protocolo de Acolhimento da Rede de Atenção Psicossocial de Santa Catarina[4], "Iniciativas na área da reabilitação, supervisionadas por terapeutas ocupacionais, podem ser utilizadas quando a pessoa demonstra déficits funcionais capazes de interferir significativamente no desempenho de responsabilidades cotidianas, de funções e de interesses. Essas áreas incluem as atividades da vida diária (higiene, vestir, alimentação, medicação de rotina , manutenção da saúde, socialização, comunicação funcional, mobilidade funcional, resposta de emergência), trabalho e atividades produtivas (administração da casa, cuidar dos outros, oportunidades educacionais, as atividades de formação profissional), lazer (capacidade de experimentar e identificar interesses de lazer novos e pessoalmente gratificantes e capacidade de envolver e aumentar os níveis de habilidade em atividades de atividades de lazer passados). A terapia ocupacional pode auxiliar as pessoas a estabelecer rotinas diárias saudáveis e equilibrar as funções e responsabilidades, aumentar habilidades vocacionais funcionais e melhorar os comportamentos de trabalho necessário para encontrar, obter e manter um emprego remunerado".

PAPEL DO SERVIÇO SOCIAL

A paciente se beneficiaria de orientação do(a) assistente social não somente na esfera profissional, mas também no trabalho e em esclarecimentos junto à família. Pacientes com TB sempre têm familiares com alguma forma de TB, depressão ou transtorno associado ao uso de álcool, principalmente. Desde cedo estão sujeitos ao estresse e a privações provocados pela doença em um ou vários membros afetados da família, como é o caso da vinheta. Compreender esse contexto empaticamente permite encaminhar para tratamento esses familiares ou prover orientação psicoeducacional. Vale lembrar que geralmente os problemas sociais são consequência do TB não identificado no paciente e nas famílias. O assistente social bem-informado atuaria de modo assertivo na orientação psicoeducacional junto a paciente e famílias.

Por fim, uma atribuição determinante para a recuperação dos pacientes e que cabe ao serviço social fornecer são informações ao paciente sobre recursos adicionais e o leque de oportunidades para inserção no mercado de trabalho (aperfeiçoamento no SESI, SENAI), ou orientações sobre serviços previdenciários (INSS).

SUGESTÕES PARA APROFUNDAR

- Programa de Transtornos Afetivos do Instituto de Psiquiatria do Hospital das Clínicas da Faculdade de Medicina da Universidade de São Paulo (GRUDA-IPq-HCFMUSP) – *podcast* de transtorno bipolar (grudaipq), vídeos educativos no Youtube® e no Instagram® (@grudaipq).

REFERÊNCIAS BIBLIOGRÁFICAS

1. Alves CM, Machado CS, Lira MBS, Pinto SB, Paiva TTS, Inocente NJ. A atuação do profissional de serviço social na área da saúde mental.
2. Canales JZ, Cordás TA, Fiquer JT, Cavalcante AF, Moreno RA. Posture and body image in individuals with major depressive disorder: a controlled study. Braz J Psychiatry. 2010;32(4):375-80.
3. Martins AS. Importância da fisioterapia no tratamento de doenças mentais: revisão integrativa. Trabalho de Conclusão de Curso (Graduação em Fisioterapia) – Pontifícia Universidade Católica de Goiás, Goiânia, 2022.
4. Moreno RA, Moreno DH, Bio DS, David DP. Aprendendo a viver com o transtorno bipolar. Porto Alegre: Artmed; 2015.
5. Sistema Único de Saúde do Estado de Santa Catarina. Protocolo da Rede de Atenção Psicossocial, baseado em evidências, para o acolhimento de problemas de saúde vinculados ao transtorno afetivo bipolar; 2015.
6. Weiner L, Doignon-Camus N, Bertschy G, Giersch A. Thought and language disturbance in bipolar disorder quantified via process-oriented verbal fluency measures. Sci Rep. 2019;9(1):14282.

29

Transtornos de ansiedade e transtorno obsessivo-compulsivo

Fernando Filipe Paulos Vieira

PONTOS-CHAVE

- Fobias específicas.
- Fobia social.
- Transtorno de pânico e agorafobia.
- Ansiedade generalizada.
- Papel da fonoaudiologia, terapia ocupacional, fisioterapia e serviço social no tratamento dos transtornos ansiosos.

VINHETA CLÍNICA

Paciente C., gênero feminino, 41 anos, relata que 10 anos atrás sua casa foi destelhada em uma tempestade. Ficou com muito medo, mas a vida seguiu normalmente. Há cinco anos sua filha ficou doente e desde então se sente muito triste, sem energia e interesse para cuidar de sua casa. Passou a sentir um medo intenso de chuvas e tempestades. Não tira mais a roupa para dormir, para não ser pega desprevenida, esconde-se no armário quando chove ou troveja, não sai de casa quando há nuvens suspeitas. Outro dia, na rua, começou uma ventania. Aterrorizada, foi acolhida pelo dono do bar vizinho e escondeu-se debaixo da pia, chorando muito e achando que ia morrer, pois seu coração saía pela boca. O vizinho tentava tranquilizá-la, dizendo que era só um ventinho, mas ela não conseguia se controlar. Sua depressão foi tratada com inibidor da receptação de serotonina, e a paciente passou a fazer terapia cognitivo-comportamental. Aprendeu exercícios de relaxamento, exposição gradual e a lidar com pensamentos negativos. Vem apresentando melhora.

FOBIA ESPECÍFICA E FOBIA SOCIAL

A fobia específica caracteriza-se pela experiência de excessiva ansiedade e medo devido à exposição e antecipação a um estímulo fóbico[1]. Sua etiologia ainda não é conhecida, no entanto alguns teóricos sugerem uma associação de um objeto ou situação específica com emoções como medo e pânico. O transtorno afeta cerca de 5% a 10% da população dos Estados Unidos. As fobias dos tipos animal, ambiente natural e por injeção e sangue tendem a ter um pico na infância, enquanto há um pico no início da idade adulta para fobia do tipo situacional. Uma das modalidades de tratamento mais eficientes para a fobia específica é a terapia comportamental, que inclui a implementação dos princípios de condicionamento operante e aprendizado de extinção por meio da dessensibilização sistemática e inundação.

A fobia social é caracterizada pelo medo exacerbado de se sentir embaraçado, humilhado ou rejeitado quando exposto a possível avaliação negativa por outros quando envolvido numa *performance* pública ou interação social[2]. Estudos envolvendo famílias e gêmeos sugerem que o papel dos fatores genéticos é altamente dependente dos fatores ambientais. A paternidade excessivamente controladora ou intrusiva pode resultar em temperamento inibido nas crianças, aumentando o risco para a fobia social. A fobia social tem uma prevalência mundial de 5 a 10% e uma prevalência ao longo da vida de 8,4 a 15%. Várias evidências apoiam a eficácia de medicamentos e da terapia cognitivo-comportamental no tratamento da fobia social, a qual responde bem ao tratamento com a referida terapia e com inibidores seletivos da recaptação serotoninérgica.

TRANSTORNO DE PÂNICO E AGORAFOBIA

O transtorno de pânico (TP) é caracterizado pela presença de ataques de pânico inesperados e recorrentes, dos quais pelo menos um foi seguido por um mês (ou mais) de preocupação persistente sobre ter ataques adicionais, preocupação com as implicações do ataque (ou suas consequências) ou uma mudança significativa no comportamento relacionado aos ataques[3]. A agorafobia é a ansiedade de estar em lugares ou situações das quais escapar pode ser difícil ou embaraçoso, ou em que a ajuda pode não estar disponível no caso de um ataque de pânico. A etiologia do TP não é totalmente compreendida e provavelmente é heterogênea. As teorias biológicas incorporam o desencadeamento defeituoso de uma resposta de ansiedade inerente, possivelmente um alarme de sufocamento. A evidência disso vem de testes de desafio biológico (lactato e dióxido de carbono desencadeiam pânico em pessoas com o distúrbio) e de estudos de neuroimagem que mostram ativação de circuitos de medo, como envolvendo a substância cinzenta periaquedutal.

O TP é comum na população em geral, com uma prevalência ao longo da vida de 1% a 4%. Embora se recomende o uso da terapia cognitivo-comportamental para o tratamento do TP, outras terapias psicológicas são propostas como opções terapêuticas viáveis. A psicoeducação fornece aos pacientes informações sobre sua doença psicológica, explicando aos pacientes que seus sintomas podem ser interpretados à luz de determinado modelo de causa-efeito, de acordo com um quadro teórico mais geral que pode variar entre as diferentes abordagens psicológicas. A psicoterapia de apoio utiliza medidas diretas para melhorar os sintomas e manter, restaurar ou melhorar a autoestima, a função do ego e as habilidades adaptativas. As terapias fisiológicas utilizam algum tipo de treinamento físico (por exemplo, retreinamento respiratório, técnicas de relaxamento, *biofeedback*) para ajudar o paciente a controlar as manifestações fisiológicas de ansiedade. A terapia comportamental consiste na exposição gradual às sensações corporais que acompanham o pânico ("exposição interoceptiva") ou a situações percebidas como ameaçadoras ("exposição *in vivo*", "exposição de imagens", "exposição à realidade virtual") ou ambas, para reduzir progressivamente a reação apreensiva do paciente em relação a eles. A Terapia Cognitiva identifica e modifica pensamentos irracionais ou mal adaptativos usando estratégias como questionamento socrático, registro de pensamentos e imagens guiadas. As chamadas terapias de "terceira onda", representadas por um conjunto de diferentes terapias (Terapia Cognitiva Baseada em *Mindfulness*, Terapia de Aceitação e Compromisso, Treinamento da Mente Compassiva, Ativação Comportamental Estendida, Terapia Metacognitiva, Terapia do Esquema), visam ajudar os pacientes a desenvolver respostas emocionais mais adaptativas às situações. As terapias psicodinâmicas veem os sintomas psicológicos como manifestações de conflitos intrapsíquicos ou inconscientes, usando diferentes estratégias terapêuticas (por exemplo, exploração de conteúdos inconscientes, análise de sonhos, análise de experiências passadas, análise de relações parentais, análise de transferência, análise de resistências) para revelar, interpretar e resolver tais conflitos.

TRANSTORNO DE ANSIEDADE GENERALIZADA

O transtorno de ansiedade generalizada (TAG) é caracterizado pela preocupação excessiva e crônica, difícil de ser controlada, relacionada a diversas áreas que fazem parte do cotidiano normal das pessoas[4]. Pacientes com TAG podem apresentar queixas de fadiga, insônia, irritabilidade, tensão muscular e sintomas somáticos. A prevalência de TAG ao longo da vida é de cerca de 6%. Afeta mulheres com mais frequência e está relacionado a alta prevalência de comorbidades psiquiátricas, sendo as mais comuns a depressão, outros transtornos de ansiedade e abuso de substâncias. Em geral, apresenta-se inicialmente em pacientes por volta dos 30 anos.

Os fatores etiológicos e os fisiopatológicos do TAG estão entre os menos estudados nos transtornos de ansiedade. Especula-se que alterações na estrutura e na função da amígdala, como ocorre também em transtornos em que o medo é o sintoma central, podem estar associadas ao TAG. Anormalidades no complexo GABA-benzodiazepínico e serotonérgico também parecem estar implicadas nesse transtorno. Como em outros transtornos psiquiátricos, a hipótese de uma etiologia mediada por vulnerabilidade genética e fatores ambientais é a mais aventada. O tratamento de primeira linha para o TAG inclui administração de inibidores seletivos de recaptação de serotonina (ISRS – venlafaxina, mirtazapina, duloxetina, pregabalina). Quanto ao tratamento psicoterapêutico, técnicas de relaxamento, psicoeducação (explicações sobre o transtorno e o tratamento, leituras), intervenções cognitivas (reavaliação das crenças, questões a respeito de tolerância à incerteza e ao perfeccionismo, probabilidades e realidade a respeito das preocupações), exposições (desenvolvimento gradual de tolerância diante das situações de ansiedade), técnicas para regular a emoção (estratégias de relaxamento), técnicas e estratégias de resolução de problemas e prevenção de recaídas são as mais indicadas.

TRANSTORNO OBSESSIVO-COMPULSIVO

O transtorno obsessivo-compulsivo (TOC) é caracterizado por três grupos de sintomas: obsessões, compulsões e esquiva. As obsessões são pensamentos, impulsos ou imagens recorrentes, persistentes, intrusivas e repugnantes, que a pessoa tenta afastar e que resultam em ansiedade, angústia ou nojo. Exemplos: sentir-se sujo ou contaminado, dúvidas, consequências catastróficas, blasfêmias religiosas, pensamentos obscenos, necessidade de arrumar, pensar ou imaginar corretamente etc.

Compulsões são comportamentos repetitivos ou atos mentais que o indivíduo realiza na tentativa de diminuir ou neutralizar o mal-estar produzido pelas obsessões, ou simplesmente de acordo com regras rígidas: rituais de limpeza, verificação, arrumar simetricamente, repetir atos um número mágico de vezes, rituais cognitivos (rezar, corrigir imagens etc.)[5]. Para diminuir o impacto e a necessidade de realizar as compulsões, a pessoa procura evitar os desencadeantes das obsessões. Por exemplo, evitar segurar a maçaneta para não ter as obsessões de contaminação e precisar passar horas lavando as mãos.

Estudos epidemiológicos realizados em diferentes partes do mundo sugerem que o TOC afeta até 3% da população em geral. As estimativas também indicam que 28,2% da população apresenta ao menos um sintoma de TOC durante a vida. Embora o TOC possa se apresentar em diferentes formas e gravidades, os dados sugerem que é frequentemente um transtorno devastador para quem sofre e para suas famílias; quase dois terços dos casos relatam graves prejuízos de função. Leva uma mediana de 4,0 anos (média = 7,96 anos) desde as primeiras manifestações do TOC até seu reconhecimento e terapia adequados. Os médicos comumente atendem pacientes gravemente incapacitados pelo TOC e que ainda assim não receberam um diagnóstico adequado. Por essas razões, a identificação e o tratamento precoces são frequentemente defendidos para minimizar o seu impacto e alterar o curso da doença.

Pesquisas têm apontado para o papel da genética e dos circuitos corticoestriadotalamocorticais (CSTC) paralelos na fisiopatologia do TOC. Doenças que afetam tálamo e corpos estriados no sistema límbico podem desencadear essa síndrome (infecções virais, infecções estreptocócicas etc.). O tratamento farmacológico de primeira linha para o TOC inclui inibidores de recaptação de serotonina. A principal terapia é a terapia comportamental, baseada em técnica denominada exposição e prevenção de resposta.

PAPEL DA FONOAUDIOLOGIA, DA FISIOTERAPIA, DA TERAPIA OCUPACIONAL E DO SERVIÇO SOCIAL

Em conjunto com o profissional de saúde mental, o fonoaudiólogo atua na identificação de alterações ou deficiências motoras que poderão estar intrínsecas ao lado emocional. Já o fisioterapeuta proporciona a manutenção do estado de saúde e a reabilitação da capacidade funcional do paciente. O terapeuta ocupacional colabora na retomada das atividades cotidianas do paciente. O assistente social atua diretamente com familiares, por meio de trabalhos em grupo, atendimento em domicílio, entre outros.

SUGESTÕES PARA APROFUNDAR

Leitura

- Bernik MA, Savoia MG, Lotufo Neto F. Transtornos de ansiedade. São Paulo: Edimédica; 2019.
- Cordioli A, Vivan AS, Braga DT. Vencendo o transtorno obsessivo--compulsivo: manual de terapia cognitivo-comportamental para pacientes e terapeutas. Porto Alegre: Artmed; 2016.
- Gonçalves FG. O que você precisa saber sobre TAG - Transtorno de Ansiedade Generalizada – e tem medo de perguntar. Sinopsys; 2021.
- Lotufo-Neto F, Corchs F, Savoia MG, Bernik MA. Como lidar com a ansiedade. São Paulo: Hogrefe; 2022.
- Paes de Barros T. Sem medo de ter medo. São Paulo: Companhia das Letras; 2024.
- Possatto L. Medos, fobias e pânico. Lúmen; 2010.
- Torres AR, Shavitt RG, Miguel EC, orgs. Medos, dúvidas e manias: orientações para pessoas com transtorno obsessivo-compulsivo e seus Familiares. Porto Alegre: Artmed; 2013.

Filmes

- *Depois a louca sou eu* (direção: Júlia Rezende, 2021)
- *Melhor é impossível* (direção: James L. Brooks, 1997)
- *O aviador* (direção: Martin Scorsese, 2004)

Vídeo

- Anxiety: https://www.youtube.com/watch?v=TvOgJTBmVuc

REFERÊNCIAS BIBLIOGRÁFICAS

1. Samra CK, Abdijadid S. Specific Phobia. In: StatPearls. Treasure Island: StatPearls Publishing; 2023.
2. Melkam M, Segon T, Nakie G. Social phobia of Ethiopian students: meta-analysis and systematic review. Syst Rev. 2023;12(1):41.
3. Quagliato LA, Carta MG, Nardi AE. Panic disorder seeks more specific drugs for treatment: might the amygdala be the best target? J Clin Psychopharmacol. 2022;42(5):427-8.
4. DeGeorge KC, Grover M, Streeter GS. Generalized anxiety disorder and panic disorder in adults. Am Fam Physician. 2022;106(2):157-64.
5. American Psychiatric Association (APA). Diagnostic and statistical manual of mental disorders, 5.ed. (DSM-V). Arlington: APA; 2013.

30

Problemas relacionados ao uso de álcool e outras substâncias

Ricardo Abrantes do Amaral

PONTOS-CHAVE

- Substâncias psicoativas e seus impactos.
- Uso de substâncias no Brasil.
- Problemas relacionados ao uso.
- Tratamentos disponíveis.
- Redes de atenção.

VINHETA CLÍNICA

Homem, 20 anos, ensino médio completo, assistente administrativo, evangélico, solteiro, atualmente morando com os tios, procurou atendimento devido ao consumo de cocaína há 3 anos e dificuldades em permanecer abstinente. O paciente refere que, aos 16 anos, um de seus amigos ofereceu maconha e, por curiosidade, experimentou, gostando da sensação. Quando foi morar com os tios, ao mudar para São Paulo com o intuito de trabalhar e estudar, não estava usando substâncias ilícitas. Aproximadamente um ano e meio depois foi morar sozinho e, 3 meses depois, um amigo lhe ofereceu cocaína. Usava toda semana com álcool e maconha; depois, passou a usar sozinho.

As substâncias psicoativas atuam no sistema nervoso central (SNC) e provocam mudanças na estabilidade neuronal, levando a estados induzidos de alerta, sonolência, diversos níveis de anestesia, alterações no humor, comportamento, percepção e/ou consciência. Diversos padrões de uso de substâncias se estabelecem como um *continuum* que relaciona frequência, quantidade e a ocorrência de prejuízos. Quando ocorrem danos, é possível classificá-los em agudos e crônicos. Os danos agudos estariam diretamente relacionados à intoxicação pela substância, enquanto os danos crônicos se devem aos processos de adaptação e deterioração das estruturas afetadas pelas exposições agudas e continuadas.

No Brasil, o uso de substâncias como o álcool na vida foi referido por pouco mais de 64% das pessoas entrevistadas, o uso de *cannabis* e derivados por menos de 8%, e cerca de 5% referiram o uso de coca e seus derivados. O tabaco é fumado por aproximadamente 14% da população adulta, e o número de pessoas que fumam 20 ou mais cigarros por dia vem caindo. Cerca de 9% foram identificados com dependência do álcool; com relação a *cannabis* e derivados, entre os que usaram no último ano, 37% foram considerados dependentes. Entre os usuários de cocaína, 2% usaram no último ano e cerca de 1% podem ser considerados dependentes[1].

Diversos aspectos pessoais, sociais e das substâncias vão interagir para o interesse no uso, o uso propriamente dito e suas consequências[2]. Definir exatamente como se dá a dinâmica entre esses fatores não permite afirmar qual deles é o mais importante, ou qual ocorre primeiro. O mais correto é considerar que fatores de risco muitas vezes ocorrem simultaneamente, acrescentando dificuldades desde a adolescência. O uso inicial, que é voluntário, associado a sensações de prazer, relaxamento, excitação ou de alterações da percepção, pode gerar um fenômeno de sensibilização nas vias anteriormente ativadas, levando a um processo repetido de busca e consumo, muitas vezes mais intenso e persistente. Circuitos do estresse são ativados na ausência das substâncias e se relacionam com o desenvolvimento dos sintomas de abstinência (físicos, como tremores, transpiração, náuseas, vômitos, prostração, dor etc., e psíquicos, como apreensão, tristeza, desinteresse, irritabilidade, ansiedade etc.) e recaídas.

DESCRIÇÃO BREVE DOS TRATAMENTOS DISPONÍVEIS

O tratamento dos problemas relacionados ao uso de substâncias envolve a demanda da pessoa que procura ajuda. O uso de substâncias não deve ser considerado a explicação para todos os problemas. É preciso avaliar se a substância contribui para algum efeito desejado ou se ela faz parte do estilo de vida, considerando a relação entre a pessoa e a substância de escolha.

A vertente da redução de danos (RD) ampliada[3], conceitualmente mais abrangente e com forte potencial preventivo, é o fundamento das ações, valorizando e direcionando o desejo e as possibilidades dos sujeitos, a partir do diálogo e da negociação. A RD visa minimizar as consequências adversas criadas pelo uso, nas diversas esferas de interesse da pessoa, sem deixar de envolver aspectos sociais e familiares. Questões pessoais como o estigma sofrido, a clandestinidade dos comportamentos, os vínculos de uso, o preconceito introjetado, entre outras, devem ser levantadas como possíveis vulnerabilidades a serem enfrentadas.

O local deve nortear o atendimento: atenção primária, pronto atendimento, pronto-socorro, ambulatório/consultório, Centro de Atenção Psicossocial (CAPS), na rua, em casa etc. Depois, é preciso considerar a equipe disponível e os recursos de rede. A Rede de Atenção Psicossocial (RAPS) é constituída por diferentes serviços que devem atuar de forma integrada[3]. O processo de acolhimento amplia a resolubilidade das ações e, em conjunto com a elaboração de um Projeto Terapêutico Singular (PTS), procura atender as especificidades de cada pessoa e cada demanda. O tratamento pode ser realizado em grupo ou individualmente, existindo uma forte relação entre intensidade e resposta. As técnicas envolvem a intervenção breve, a entrevista motivacional, diferentes tipos de psicoterapia, como a terapia cognitivo-comportamental, e a prevenção de recaídas. O tratamento farmacológico é limitado. As estratégias terapêuticas geralmente propõem o manejo da intoxicação e da síndrome de abstinência. Outras estratégias terapêuticas medicamentosas psiquiátricas só têm efetividade se a pessoa se decidir pela abstinência e se mantiver abstinente.

PAPEL DA FONOAUDIOLOGIA, DA FISIOTERAPIA, DA TERAPIA OCUPACIONAL E DO SERVIÇO SOCIAL

Atividades como acolhimento, planejamento do PTS, acompanhamento, gerenciamento de casos, atendimento de crises etc., são atribuições de toda a equipe[3]. Quanto às ações específicas, podemos citar as seguintes[4].

Fisioterapia

Avaliar o estado físico dos pacientes, a função muscular, a mobilidade articular, a força e a resistência; desenvolver e implementar programas de reabilitação física personalizados, com foco na recuperação de habilidades motoras afetadas pelo uso das substâncias; aplicação de técnicas terapêuticas; melhorar a mobilidade, reduzir a dor e promover a reabilitação; orientar sobre a postura, a prevenção de lesões e os cuidados físicos gerais.

Fonoaudiologia

Avaliar habilidades de comunicação, linguagem, fala e deglutição; desenvolver e implementar planos de intervenção fonoaudiológica; realizar terapia da fala e da linguagem para melhorar a articulação, a fluência verbal, a compreensão auditiva e a expressão oral; oferecer treinamento e estratégias para a deglutição e a alimentação.

Terapia ocupacional

Avaliar habilidades e capacidades funcionais dos pacientes; desenvolver e implementar planos de tratamento ocupacional individualizados; contribuir para a melhora da funcionalidade e do desempenho ocupacional; promover a reintegração social e a autonomia dos pacientes; realizar atividades terapêuticas que visam melhorar a coordenação motora, habilidades cognitivas, capacidade de concentração, entre outras.

Serviço social

Realizar avaliação social dos pacientes sobre aspectos como a rede de suporte social, as condições de moradia, de trabalho e o acesso a benefícios e serviços; elaborar planos de intervenção social para promover a inclusão social, a autonomia e a qualidade de vida dos pacientes; oferecer orientação e suporte emocional aos pacientes e suas famílias; identificar serviços e programas de apoio externos; fazer o encaminhamento para serviços, programas, grupos e benefícios.

SUGESTÕES PARA APROFUNDAR

Blog

- ABEAD – Associação Brasileira de Estudos do Álcool e Outras Drogas – *site*: https://abead.com.br/site/blog/

Endereços úteis

- Agência FIOCRUZ de Notícias – *site*: https://agencia.fiocruz.br/vozes-da-saude-webserie-lanca-luz-sobre-praticas-do-sus

Leitura

- Costa PHA, Ronzani TM, Colugnati FAB. No meio do caminho tinha um CAPSAD: centralidade e lógica assistencial da rede de atenção aos usuários de drogas. Ciênc Saúde Colet. 2018.

Portaria

- Brasil. Ministério da Saúde. Portaria GM/MS nº 635, de 22 de maio de 2023. Brasília, DF: Diário Oficial da União; 2023.

Vídeos

- Crack, repensar: https://youtu.be/K-TFGOdW8RE
- Rede Humanizasus: fazer rede social como modo de fazer política pública: https://youtu.be/J-nM1kaBy7o
- Saúde mental no postinho - com Nathalia Rodrigues: https://m.youtube.com/watch?v=V_YcmG7SK1E

REFERÊNCIAS BIBLIOGRÁFICAS

1. Bastos FIPM, Vasconcellos MTLD, De Boni RB, Reis NBD, Coutinho CFDS, organizadores. III Levantamento Nacional sobre o uso de drogas pela população brasileira. Rio de Janeiro: FIOCRUZ/ICICT; 2017. 528 p.
2. Malbergier A, editor. Abordagem clínica da dependência de drogas, álcool e nicotina: manual para profissionais de saúde mental. Barueri: Manole; 2018.
3. Brasil. Ministério da Saúde. Secretaria de Atenção à Saúde. Departamento de Atenção Básica. Saúde mental. Cadernos de Atenção Básica, n. 34. Brasília: Ministério da Saúde; 2013.
4. Fernandes S. Abordagem Multidisciplinar da Dependência Química. Rio de Janeiro: Grupo GEN; 2013.

31
Esquizofrenia e outras psicoses

Francisco Lotufo Neto

PONTOS-CHAVE

- Conceitos de psicose, esquizofrenia e outros transtornos psicóticos.
- Quadro clínico da esquizofrenia.
- Epidemiologia e etiologia.
- Curso e prognóstico.
- Tratamento.

VINHETA CLÍNICA

B, 41 anos, sexo masculino, há 22 anos não sai de casa, com medo de ser preso. Conta que aos 16 anos namorava dentro de um automóvel e que foi ameaçado de ser levado à delegacia e extorquido por um guarda-noturno. Dois anos depois, passou a ouvir apitos na geladeira e vozes que o ameaçavam quando ligava o chuveiro. Ficou muito assustado e passou a se sentir perseguido pela polícia e na iminência de ser preso, por sua falta no passado. Seu pai, juiz de direito, trouxe delegados e desembargadores para conversar com ele e explicar que não houve crime. O paciente manteve-se irredutível, permanecendo em casa e escondendo atrás das cortinas quando ouvia sirenes na rua. Foi medicado com diversos neurolépticos, apresentou melhora com clozapina e passou a andar pequenas distâncias no bairro. Foi encaminhado para a Terapia Ocupacional, aprendeu com dificuldade um pouco de programação e passou a fazer pequenos trabalhos com informática. Por ser tabagista e sedentário, foi encaminhado para a Fisioterapia.

As psicoses são transtornos mentais graves caracterizadas por alterações do juízo e perda do contato com a realidade. Os sintomas psicóticos são delírios, alucinações, desorganização dos afetos, pensamento e comportamento. A principal psicose é a esquizofrenia (melhor dizer esquizofrenias, pois as apresentações clínicas são muito variadas). Sintomas psicóticos podem estar presentes em diversas outras síndromes psiquiátricas como o *delirium*, transtorno bipolar, transtorno de personalidade *borderline* e outras. São muitos os quadros orgânicos que podem cursar com sintomas psicóticos: infecções do sistema nervoso central (SNC), tumores do SNC, trauma cranioencefálico, epilepsia, demências, lúpus eritematoso sistêmico, hipo e hipertireoidismo, distúrbios hidroeletrolíticos, insuficiência renal e hepática, intoxicações e uso de medicamentos (corticoides, estimulantes, anticolinérgicos e catecolaminérgicos).

Outras síndromes descritas são o transtorno psicótico breve ou agudo transitório e o transtorno esquizofreniforme, definidos pela presença de sintomas psicóticos (delírios, alucinações, fala desorganizada, comportamento catatônico ou desorganizado) com remissão completa do quadro clínico em algumas semanas.

No transtorno delirante persistente, ocorrem ideias delirantes, mas não outros sintomas da esquizofrenia. No entanto, pode haver alucinações táteis e olfatórias relacionadas ao tema do delírio. No transtorno esquizoafetivo, há associação de um transtorno de humor (depressão e/ou mania) com sintomas psicóticos característicos da esquizofrenia.

QUADRO CLÍNICO

O quadro clínico da esquizofrenia é bastante variado. Pode apresentar sintomas positivos (delírios e alucinações); sintomas negativos (embotamento afetivo, diminuição da motivação, isolamento social, empobrecimento do pensamento); sintomas cognitivos (déficits de memória, de atenção e de funções executivas); sintomas de humor (sintomas depressivos (mais frequentes) ou sintomas maníacos e ansiedade e sintomas de desorganização (desorganização do pensamento e comportamento, afetos inapropriados). Kurt Schneider identificou sintomas que, quando presentes, sugerem fortemente o diagnóstico: sonorização ou irradiação do pensamento, vozes conversando entre si sobre o paciente, vozes comentando suas atividades, delírios de uma força externa impondo pensamentos ou influenciando o comportamento e a vontade, roubo do pensamento e percepções delirantes. Em resumo, não há um único sintoma característico. Muitos sintomas estão presentes em alguns pacientes, mas não em todos.

Há até pouco tempo, a esquizofrenia foi classificada em cinco subtipos, segundo o predomínio de alguns sintomas: paranoide (predomínio de delírios e alucinações); desorganizada ou hebefrênica (desorganização do comportamento, pensamento e afetos); catatônica (sintomas catatônicos como catalepsia, flexibilidade cérea, maneirismos, mutismo, ecopraxia, ecolalia, estereotipias, negativismo); indiferenciada (sem predominância de um dos grupos de sintomas); residual (predomínio de sintomas negativos).

Como descrito anteriormente, o diagnóstico da esquizofrenia e transtornos correlatos é clínico. Além da anamnese e de exames físico, neurológico e psíquico cuidadosos, estão indicados exames complementares, especialmente quando é o primeiro surto psicótico ou se o início se dá depois dos 40 anos de idade.

EPIDEMIOLOGIA

A prevalência da esquizofrenia é de cerca de 1%, com pequenas variações em alguns países. Ser imigrante ou filho de imigrante aumenta em três vezes o risco de desenvolver esquizofrenia. Morar em ambiente urbano também pode aumentar o risco. É uma síndrome que acomete os jovens, embora possa se iniciar em qualquer idade. O pico da incidência se dá em torno dos 20 a 25 anos. As mulheres desenvolvem a doença, em média, 5 anos mais tarde que os homens e podem apresentar um segundo pico de incidência dos 45 aos 49 anos. Por último, pessoas separadas ou divorciadas apresentam maiores taxas de prevalência da doença (2,9%); as solteiras estariam em segundo lugar (2,1%), seguidas das casadas (1,0%) e das viúvas (0,7%).

ETIOLOGIA

A vulnerabilidade à esquizofrenia depende de fatores diversos. Um deles é a predisposição genética. Há uma incidência maior de esquizofrenia e outras psicoses em familiares. A chance de um irmão gêmeo monozigótico de uma pessoa com esquizofrenia também ser portador gira em torno de 45%, mas, se o gêmeo for dizigótico, a chance passa a ser de 10%. A herança genética na esquizofrenia deve-se a vários genes de pequeno efeito cuja presença aumenta a chance de ela se desenvolver.

Complicações na gestação (estresse grave, infecções virais, desnutrição), desenvolvimento fetal anormal e complicações no parto (como hipóxia) também são fatores de risco. O impacto do uso pesado da *cannabis* por adolescentes é discutido. Alguns trabalhos mostram aumento do risco.

A esquizofrenia parece ser uma doença relacionada ao neurodesenvolvimento e a processos neurodegenerativos. Vias dopaminérgicas parecem ser as principais envolvidas.

CURSO E PROGNÓSTICO

Algumas características apontam para uma evolução ruim da síndrome: sintomas negativos proeminentes, idade de início precoce, início insidioso, ajustamento pré-mórbido ruim, baixo nível educacional, classe social desfavorecida dos pais e gênero masculino.

O paciente que tem esquizofrenia comumente apresenta atraso no desenvolvimento neuropsicomotor, desempenho escolar ruim e dificuldades na sociabilidade durante a infância, bem como anormalidades neurológicas discretas, frequentemente despercebidas. O pródromo do quadro é bastante variado, podendo ser constituído por sintomas psicóticos atenuados, isolamento social, sintomas depressivos e ansiosos, entre outros. O transtorno geralmente é diagnosticado quando ocorre o primeiro episódio francamente psicótico. Depois, os pacientes comumente têm melhora de sintomas positivos, de humor/ansiedade e de desorganização com o tratamento medicamentoso (com neurolépticos), apesar de não terem boa resposta nos sintomas negativos e cognitivos. É comum que os pacientes tenham recaídas, frequentemente desencadeadas pela parada da medicação. Recaídas repetidas estão ligadas a uma pior resposta ao tratamento farmacológico e a um pior prognóstico. O prognóstico em longo prazo é bastante variado, e não está claro se a piora cognitiva (evolução "demencial") é característica da esquizofrenia.

TRATAMENTO

O tratamento da esquizofrenia envolve três fases distintas: aguda, de estabilização e manutenção. Em todas as fases de tratamento, o uso de medicações antipsicóticas (também conhecidas como neurolépticos) são necessárias. Os antipsicóticos (AP) mais utilizados são divididos em dois grupos: AP de 1ª geração ou típicos (por exemplo, haloperidol, clorpromazina e trifluoperazina) e AP de 2ª geração ou atípicos (risperidona, quetiapina, olanzapina, ziprasidona, aripiprazol, clozapina). Quanto aos efeitos colaterais, estudos mostram que os AP de 1ª geração têm maior potencial de causar sintomas motores extrapiramidais, enquanto os de 2ª geração aumentam a incidência de problemas metabólicos (ganho de peso, dislipidemia, intolerância à glicose, *diabetes mellitus*). Para pacientes que não responderam aos antipsicóticos, a eletroconvulsoterapia pode auxiliar consideravelmente.

Os antipsicóticos têm boa ação somente sobre os sintomas positivos. A maioria dos pacientes precisará do trabalho da terapia ocupacional: reabilitação cognitiva e profissional, oficinas e pensões abrigadas, melhorar funções executivas, organizar a vida diária, treino de habilidades sociais. A fisioterapia tem importante papel na prevenção da síndrome metabólica e melhora da coordenação motora. A fonoaudiologia ajuda a melhorar as funções cognitivas e executivas. A terapia cognitivo-comportamental tem importante contribuição, sobretudo para tratar alucinações e delírios refratários às medicações e ajudar os pacientes a lidar com fontes de estresse.

SUGESTÕES PARA APROFUNDAR

- Associação Brasileira de Esquizofrenia (ABRE): http://abrebrasil.org.br/a-abre/.
- *Ciúme: o inferno do amor possessivo* (longa-metragem, direção: Claude Chabrol, 1994).
- Elyn Saks: Una história de transtorno psiquiátrico, desde adentro. https://www.ted.com/talks/elyn_saks_a_tale_of_mental_illness_from_the_inside?language=es
- *Estamira* (documentário, direção: Marcos Prado, 2006)
- Manejo individual da esquizofrenia – curso da World Psychiatric Association. https://wpa.learnbook.com.au/course/view.php?id=262
- *Omissão de socorro* (documentário, direção: Olívio Tavares de Araújo). https://www.psicologiahail tonyagiu.psc.br/materias/documentarios/532-omissao-de-socorro
- *Uma mente brilhante* (longa-metragem, direção: Ron Howard, 2011).

REFERÊNCIAS BIBLIOGRÁFICAS

1. Elkis H, Kayo M, Freitas RR, Oliveira GMR, Leite Sa, Fortes M, et al. Esquizofrenia. In: Miguel EC, Lafer B, Elkis H, Forlenza OV (eds.). Clínica psiquiátrica: os fundamentos da psiquiatria, 2.ed., vol. 2. Barueri: Manole; 2021.
2. Sallet PC, Fukuda LE, Elkis H. Transtornos psicóticos breves e agudos transitórios In: Miguel EC, Lafer B, Elkis H, Forlenza OV (eds.). Clínica psiquiátrica: os fundamentos da psiquiatria, 2.ed., vol. 2. Barueri: Manole; 2021.
3. Serpa MH, Rosa PGP, Zanetti MP. Esquizofrenia e outras psicoses. In: Guimarães-Fernandes F, Humes EC, Cardoso F, Hortêncio LOS, Miguel EC. Clínica psiquiátrica: guia prático, 2.ed. Barueri: Manole; 2021.
4. Souza RT, Serpa MH. Esquizofrenia e outros transtornos psicóticos. In: Sampaio LANPC, Lotufo Neto F. Psiquiatria: o essencial. São Paulo: Edimédica; 2019.

32
Transtornos de personalidade

Fabiana Saffi
Cristiana Castanho de Almeida Rocca
Antonio de Pádua Serafim

PONTOS-CHAVE

- Conceito de personalidade.
- Traços patológicos e características clínicas dos transtornos de personalidade.
- Grupos clínicos.
- Diferença entre aquilo que pode ser considerado adaptativo e o que pode ser considerado desadaptativo-patológico em relação aos aspectos de personalidade, como os transtornos de personalidade são divididos e o motivo dessa divisão.

A personalidade representa um conjunto de traços psicológicos, representados por padrões relativamente estáveis de características e tendências que definem a maneira como uma pessoa responde consistentemente a diferentes situações, que podem ser adaptadas ou não e que influenciam a forma como as pessoas pensam, sentem e se comportam em seu ambiente[1].

Diferenças importantes no caráter, tempo e intensidade dessas influências levarão alguns indivíduos a adquirirem traços patológicos (que compõem um transtorno de personalidade) e outros a desenvolverem traços psicológicos adaptativos. Assim, a presença de traços psicológicos adaptativos, que resultam na capacidade de lidar com o ambiente de maneira flexível e de promoverem percepções e atitudes que levam a satisfação pessoal na maior parte do tempo, descreve uma personalidade normal ou saudável. Por outro lado, quando as demandas pessoais, interpessoais, familiares, acadêmicas e profissionais são respondidas de forma inflexível ou acentuadamente instáveis, ou quando as percepções e os comportamentos do indivíduo resultam em constante desconforto pessoal ou reduzem as oportunidades de aprender e crescer, podemos falar de um padrão patológico ou desadaptativo, ou seja, um transtorno da personalidade[1-3].

No escopo dos transtornos da personalidade, Millon[2] ressalta que três características devem ser consideradas:

- **Inflexibilidade adaptativa:** quando as estratégias que a pessoa emprega para se relacionar com os outros, para alcançar objetivos e para lidar com o estresse são parcas e praticadas de forma rígida e são usadas sob condições para as quais não são adequadas. O resultado desse mecanismo impacta na capacidade para aprender comportamentos mais adaptativos, e suas experiências de vida tornam-se cada vez mais circunscritas.
- **Círculos viciosos:** nesses casos, há o uso excessivo de tentativa de manipulação do ambiente que leva a pessoa a criar círculos viciosos ou autodestrutivos de forma rígida e inflexível, assim as necessidades e comportamentos habituais da pessoa perpetuam e intensificam as dificuldades preexistentes. Atitudes pautadas por constrição protetora, distorção cognitiva e generalização do comportamento são processos pelos quais os indivíduos restringem suas oportunidades de novos aprendizados, interpretam mal eventos essencialmente benignos e provocam uma intensa dificuldade nas relações sociais.
- **Tênue estabilidade emocional:** a associação da inflexibilidade adaptativa com a manutenção de ciclos viciosos se traduz em uma importante fragilidade de mecanismos eficazes de enfrentamento das situações do dia a dia. Dessa forma, frente às situações de fracassos recorrentes, ansiosos com o ressurgimento de conflitos antigos e não resolvidos e incapazes de recrutar novas estratégias adaptativas, essas pessoas tendem a voltar a formas patológicas de enfrentamento, a um controle menos adequado sobre suas emoções e, em última análise, a comportamentos cada vez mais resultantes de compreensões e percepções distorcidas da realidade.

A literatura, de maneira geral, organiza os transtornos da personalidade em três *clusters* ou grupos[4] (Tabelas 1 a 3).

Tabela 1 Grupo A – quadros caracterizados por pensamentos ou comportamentos estranhos e excêntricos

Transtorno	Quadro clínico
Personalidade paranoide	Caracterizado por funcionamento frequente e intenso de desconfiança generalizada e suspeita de outros e seus motivos; hesitação em confiar nos outros devido ao medo irracional de que outros usem as informações contra ele, gerando manifestações de raiva e hostilidade
Personalidade esquizoide	Aparência de ser frio ou indiferente aos outros, em função da falta de interesse em relacionamentos sociais ou pessoais, preferindo ficar sozinho; incapacidade de sentir prazer na maioria das atividades e falha na capacidade de captar sinais sociais
Personalidade esquizotípica	Excentricidade na forma de pensar, falar e agir, com tendência a expressar pensamento mágico, acreditando que pode influenciar pessoas e eventos com seus pensamentos; crença de que certos incidentes ou eventos casuais têm mensagens ocultas destinadas apenas a pessoa. Demonstra respostas emocionais inadequadas, ansiedade social e falta ou desconforto com relacionamentos íntimos

Tabela 2 Grupo B – quadros caracterizados por pensamentos ou comportamentos dramáticos, excessivamente emocionais ou imprevisíveis

Transtorno	Quadro clínico
Personalidade antissocial	Padrão de comportamento dotado de desconsideração pelas necessidades ou sentimentos dos outros, mentiras persistentes, manipulação dos outros, ausência de remorso e empatia, problemas recorrentes com a lei, violação repetida dos direitos dos outros, comportamento agressivo, muitas vezes, violento e desrespeito pela segurança própria ou dos outros
Personalidade histriônica	Constante busca de atenção do outro, excessivamente emocional, dramático ou sexualmente provocativo. Fala dramática com opiniões fortes, mas poucos fatos ou detalhes para apoiá-los, facilmente influenciado por outros e com expressões de emoções superficiais e que mudam rapidamente
Personalidade narcisista	Crença de que é especial e mais importante que os outros, fruto das fantasias sobre poder, sucesso e atratividade e exagero de conquistas ou talentos. Falha em reconhecer as necessidades e os sentimentos dos outros. Expectativa de constante elogio e admiração, reagindo com arrogância e até violência quando sua expectativa não é atendida

Tabela 3 Grupo C – grupos caracterizados por pensamentos ou comportamentos ansiosos e moldados pelo medo

Transtorno	Quadro clínico
Personalidade evitativa (ansiosa)	Altamente sensível a críticas ou rejeição; tende a sentir-se inadequado, inferior ou pouco atraente; evita atividades de trabalho que exijam contato interpessoal, principalmente por medo de desaprovação, constrangimento ou ridículo
Personalidade dependente	Dependência excessiva dos outros e sensação de necessidade de ser cuidado, e para isso adota comportamento submisso ou pegajoso. Sente-se incapaz de cuidar de si mesmo ou de cuidar de si mesmo se for deixado sozinho. Baixa autoconfiança, exigindo conselhos excessivos e garantias de outras pessoas para tomar até mesmo pequenas decisões
Personalidade anancástica (obsessivo)	Preocupação com detalhes, ordem e regras, fruto de um perfeccionismo extremo, resultando em disfunção e angústia quando a perfeição não é alcançada, como sentir-se incapaz de terminar um projeto porque não atende aos seus próprios padrões rígidos. Nas relações sociais, tende a impor o controle do outro, das tarefas e situações frente à incapacidade de delegar tarefas. Expressa ainda elevada dificuldade de descartar objetos quebrados ou sem valor – além de expressar inflexibilidade sobre moralidade, ética ou valores

A avaliação das características de personalidade pode ser realizada em vários contextos (clínico, profissional, forense, recrutamento e de seleção). O acesso a traços de comportamento e à caracterização de possíveis problemas no ajustamento emocional pode ser obtido por medidas objetivas e padronizadas do comportamento, como o uso de escalas e testes projetivos e/ou gráficos aplicados por psicólogos[5].

Convém considerar que, antes da aplicação de instrumentos, o primeiro passo é a condução de uma entrevista inicial ou entrevista clínica com o paciente e familiar. Quando um adulto permite que outra pessoa de seu convívio seja também ouvida, as informações trazidas podem fazer menção a aspectos que ele não percebe ou sobre os quais não tem demasiada crítica. A compreensão de uma dinâmica relacional é o foco da entrevista, que inclui a obtenção de dados sobre história de vida, ou seja, o percurso desde o nascimento, o período gestacional, o nascimento da criança, os desenvolvimentos psicomotor e social, as histórias acadêmica e laborativa e o comportamento apresentado até a idade atual. Dá-se atenção especial à forma como são estabelecidos os vínculos afetivos e as relações interpessoais, bem como quais são as angústias, a forma de enfrentamento das dificuldades, a percepção de si e do outro e a condução de atividades ou ocupações produtivas.

SUGESTÕES PARA APROFUNDAR

Filmes

- Dois *perdidos numa noite suja* (direção: José Joffily, 2002) – personalidades dependente e narcisista.
- *Nome* próprio (direção: Murilo Salles, 2007) – transtorno *borderline* de personalidade.
- *O auto da* compadecida (direção: Guel Arraes, 2000) – personalidade histriônica.
- *O cheiro do* ralo (direção: Heitor Dhalia, 2007) – transtornos esquizotípico, esquizoide, *borderline* e antissocial.

Leitura

- Casoy I. Arquivos serial killers. Made in Brazil. Rio de Janeiro: Darkside; 2022.

REFERÊNCIAS BIBLIOGRÁFICAS

1. Serafim AP, Souza J, Rocca CCA. Avaliação da personalidade: testes projetivos, escalas e inventários. In: Miguel EC, Lafer B, Helkis H, Forlenza OV, organizadores. Clínica psiquiátrica: os fundamentos da psiquiatria. 2. ed. Barueri: Manole; 2021. p. 361-70.
2. Millon T. What is a personality disorder? J Pers Disord. 2016;30(3):289-306.
3. Abdala-Filho E. Personality disorders in the 10th and 11th editions of the International Classification of Diseases. Newcastle: Cambridge Scholars Publishing; 2022.
4. Wilson S, Stroud CB, Durbin CE. Interpersonal dysfunction in personality disorders: a meta-analytic review. Psychol Bull. 2017;143(7):677-734.
5. Grassano E. Indicadores psicopatológicos em técnicas projetivas. São Paulo: Casa do Psicólogo; 1996.

33

Transtorno emocionalmente instável subtipo *borderline*

Erlei Sassi Junior
Fernanda Martins Sassi

PONTOS-CHAVE

- Pessoas com transtorno de personalidade emocionalmente instável.
- O que se pode fazer por elas.
- Quem pode fazer por elas.
- Trabalho em equipe.
- Modelo de tratamento.
- A personalidade muda, os transtornos também.

VINHETA CLÍNICA

Paciente K., 25 anos. Em tratamento para transtorno de personalidade emocionalmente instável, desde os 19. Veio para o atendimento em ambulatório de Psiquiatria especializado, encaminhada pelo serviço de interconsulta, pós-alta hospitalar. Paciente com paraparesia, pós-queda.

Caiu de altura de aproximadamente 15 metros. Depois de uma discussão com o ex-marido, entendendo como certa a perda da guarda de seu filho, decidiu pôr fim à vida. Residia em um prédio da região central de São Paulo, no quinto andar. Ao cair, colidiu com os fios de uma rede elétrica no momento desligada e galhos de uma árvore, o que possivelmente diminuiu o impacto final com o solo. Tinha tomado todos os medicamentos que encontrara em casa, junto com água sanitária. Socorrida, ficou aproximadamente um mês na UTI, necessitando de intubação orotraqueal e fixação de vértebras instáveis. Foi acompanhada pela equipe médica de intensivistas e neurocirurgia e pela fisioterapia enquanto estava na UTI. No quarto, já iniciou acompanhamento com a fonoaudiologia, devido a dificuldades para engolir e rouquidão persistente.

Realizada interconsulta com psiquiatra, pela tentativa de suicídio. Nessa consulta ambulatorial, relatou estar em litígio com o ex-marido pela guarda de seu filho de cinco anos. Temia que isso se concretizasse porque apresentava uma doença psiquiátrica. Anteriormente ao "acidente" (como a paciente se referia à tentativa de suicídio), estava trabalhando de vendedora. No momento, está afastada pelo INSS. O ex-marido solicitou na Justiça pensão alimentícia, o que a tem deixado muito instável, insone e impulsiva.

Veio à consulta referindo estar fazendo acompanhamento, com Fisioterapia e terapia ocupacional (apresenta órteses em ambos os membros inferiores, para a correção da postura dos pés). Chorava bastante durante a consulta, mantendo um discurso lógico e coerente. Globalmente orientada no tempo e no espaço. Pediu encaminhamento para o serviço social, para ser orientada em relação ao seu afastamento e a direitos de guarda do filho. Reclamou que, durante a internação, os profissionais que estavam em seu cuidado, em sua percepção, não tinham paciência e se irritavam com ela. Ela se sentia "como uma condenada", como se tivesse culpa do que lhe acontecera. Várias vezes repetiu que se sentia abandonada, não vista, pouco compreendida em seu sofrimento.

TRANSTORNO EMOCIONALMENTE INSTÁVEL SUBTIPO *BORDERLINE*

Para entender esse importante e prevalente transtorno de personalidade, vamos falar um pouco sobre o conceito de personalidade.

Personalidade é uma forma muito particular de perceber, agir, sentir e se relacionar. A palavra vem do grego – *persona* –, ou seja, "máscara", e está intimamente relacionada à personagem e ao teatro. Temos várias teorias para explicar a origem da personalidade. As mais aceitas atualmente são as que incluem aspectos biológicos, psicológicos e sociais. Por incluir esses aspectos, chamamos essas modernas teorias de tridimensionais. Encontramos ainda tendência à inclusão de uma quarta dimensão, a espiritualidade. Enfim, basicamente essas três ou quatro dimensões interagem em dois componentes maiores: o temperamento e o caráter.

O temperamento é a parte mais biológica da personalidade, que concentra características heredogenéticas. O temperamento apresenta mudanças durante o ciclo vital: somos mais impulsivos quando adolescentes, buscamos mais a novidade, temos menos medo de algumas coisas. Quando crescemos mais, lá pelos quarenta anos, existe a tendência a sermos mais prudentes.

O caráter se forma pelas experiências pessoais, pelo que aprendemos durante a vida. As coisas que deram certo e as coisas que não deram muito. Estamos sempre aprendendo, então o caráter está sempre em formação e transformação.

A personalidade inicia sua formação na concepção, se levarmos em conta seu aspecto heredogenético e ao nascimento com a interação com quem exerce a maternagem. Quem tem contato com bebês percebe que eles são muito diferentes entre si, expressam gostos específicos – uns são "mais fáceis", outros "mais difíceis".

A personalidade tem sua conclusão coincidente com o fim da vida do indivíduo. Podemos dizer que as pessoas "terminadas", todas elas, infelizmente morreram... assim, entendemos que a personalidade tem um aspecto dinâmico, em constante modificação.

AFINAL, O QUE É UM TRANSTORNO DE PERSONALIDADE?

Uma pessoa com transtorno de personalidade é aquela que tem um modo de perceber, pensar, agir e, principalmente, se relacionar muito diferente do grupo ao qual pertence. O "jeito de ser" dessas pessoas é percebido como desarmônico, ou seja, causa sofrimento. Sofrimento para quem tem transtorno, para a família, ou seja, para todos que o cercam.

Para que possamos chamar de transtorno de personalidade, ou seja, estabelecer um diagnóstico, essa forma desarmônica deve ter algumas outras características. A primeira é que deve ser duradoura. É notada com frequência no final da adolescência, próximo ao início da idade adulta. Vale dizer que não é necessário ter dezoito anos para receber o diagnóstico de transtorno de personalidade, exceto para o transtorno antissocial. É necessário um tempo de duração desse "jeito de ser", em torno de doze meses.

Outra característica é que os sintomas apresentados, ou seja, o sofrimento causado não deve estar relacionado unicamente a um episódio de intoxicação por drogas, ou abstinência destas. Quem fica muito desarmônico só quando bebe demais, ou quando está sentindo sintomas de abstinência, não necessariamente tem um transtorno de personalidade.

As pessoas com transtorno de personalidade normalmente funcionam de forma parecida, independentemente do local onde estejam. Levando em conta ambientes com carga estressiva semelhante, são mais ou menos parecidas no emprego, na família, com os amigos... As relações com os profissionais da área de saúde na maioria das vezes são caóticas, também.

Frequentemente os transtornos de personalidade se relacionam a um rendimento no trabalho ou social prejudicado. Outra situação interessante está relacionada à mudança de personalidade em decorrência de lesão cerebral ou de crises epilépticas. Esses pacientes recebem um diagnóstico específico: transtorno mental e comportamental decorrente de lesão ou disfunção cerebral, ou transtorno de personalidade de origem orgânica, mais específico.

Esses requisitos valem para todos os transtornos de personalidade e são chamados critérios gerais. Existem também os critérios específicos, os quais direcionam a quadros mais específicos. No DSM, uma classificação estatística americana, os transtornos de personalidade são agrupados por características semelhantes:

- Agrupamento (ou *cluster*) A, os excêntricos: esquizoide, paranoide, esquizotípico.
- Agrupamento B, os impulsivos: *borderline*, histriônico, narcisista, antissocial.
- Agrupamento C, os ansiosos ou aqueles que controlam: esquiva, obsessivo, ansioso.

Para fazer o diagnóstico de um desses transtornos, foram criados critérios diagnósticos, pelos estudiosos do DSM e da Classificação Internacional de Doenças. O paciente, ao ser examinado, deve preencher, ou seja, se enquadrar em um número certo de características. No caso do transtorno emocionalmente instável subtipo *borderline*, foram elencados nove critérios diagnósticos. O paciente que preenche todos esses nove critérios é chamado de prototípico.

Mas nem todos os pacientes são assim. De forma geral, apenas cinco desses critérios preenchidos, ou qualquer um deles, já caracterizam o paciente como tendo transtorno de personalidade *borderline*. Fazendo as contas: cinco critérios de nove... mais de 100 pacientes diferentes. Quando levamos em conta aspecto dimensional dos traços, temos um número tão grande de pacientes que praticamente é impossível encontrar aqueles com características iguais. Assim, podemos considerar o transtorno de personalidade *borderline* um transtorno muito heterogêneo.

Apesar dessa heterogeneidade, O transtorno de personalidade *borderline* é evidentemente o mais estudado e também o mais prevalente. Estima-se que 20% dos pacientes se tratam em serviço ambulatorial psiquiátrico[1].

A ocorrência de transtorno de personalidade *borderline* com qualquer outro transtorno, o que não é raro de acontecer, implica grandes dificuldades na abordagem. Alguns desses pacientes tornam-se praticamente refratários ao tratamento convencional quando há possíveis comorbidades. As mais frequentes incluem abuso/dependência de álcool e drogas, transtornos alimentares, transtornos ansiosos e transtornos de humor.

Grande parte dos pacientes que encontramos na clínica é do grupamento B, o que pode de forma prática impactar grande confusão. Os pacientes que têm sofrimentos que podem ser vistos como pertencentes a um determinado *cluster* podem apresentar semelhanças que dificultam o diagnóstico diferencial, principalmente quando o diagnóstico pode estar muito influenciado por aspectos contratransferenciais intensos despertados pelo paciente na equipe:

- *Borderline*: sofre muito ou promove o sofrimento por medo de ser abandonado.
- Histriônico: sofre muito ou faz sofrer por esforços intensos para ser ou se sentir no centro das atenções.
- Narcisista: faz esforços ou até mesmo uma exigência para ser adulado, causando sofrimento ou sofrendo para isso.

Esse funcionamento pode ser visto em nós mesmos... quem não sente grande incômodo na iminência de ser abandonado? Quem não gosta de se sentir o centro das atenções, ou mesmo tem um desejo muito grande de ser elogiado? Esses pacientes sofrem como se fossem deixar de existir... é algo bem mais dramático. Quase questão de vida ou morte. Não é algo que passa pelo controle deles. Esse sofrimento, além de muito intenso, é praticamente constante.

POR QUE O PACIENTE *BORDERLINE* É CONSIDERADO DIFÍCIL?

Podemos dizer que os transtornos da personalidade trazem basicamente dificuldades nas relações interpessoais por questões variáveis de paciente para paciente. Os pacientes despertam emoções, lembranças pessoais nos profissionais envolvidos em seu tratamento. Às vezes esses estados são bastante intensos e interferem na forma como o profissional conduz seu trabalho (contratransferência). Nem sempre esses pacientes são abertos ao contato ou se demostram colaborativos com os profissionais que o estão assistindo; ambivalentes, podem deixar a equipe confusa e dividida. No dia a dia, isso pode se manifestar como um paciente ávido em agradar, até um paciente com a menor percepção (justificada ou não) de que não está atingindo as expectativas do profissional passe a contestá-lo agressivamente, diminuí-lo ou mesmo recusar-se a seguir no tratamento.

TRANSTORNO DE PERSONALIDADE EMOCIONALMENTE INSTÁVEL *BORDERLINE*

Na clínica, esses pacientes podem se apresentar como impulsivos, com gastos excessivos, compras por impulso, uso de drogas de forma recorrente e com perda de controle, histórico de multas ou acidentes de trânsito frequentes. Uma relação caótica com a alimentação, passando por períodos de comer exagerado intercalados com períodos de jejum, sem uma preocupação específica com a forma do corpo ou com o consumo de calorias.

Às vezes mudam rapidamente de aparência e estilo de vestir, a cor do cabelo, crenças e grupos com os quais se identifica. Geralmente essas mudanças ocorrem por influências externas de pessoas de sua convivência. O humor muda rapidamente, em geral por fatores externos. Familiares relatam que uma frustração, uma palavra pode mudar completamente o humor do paciente: explosões de raiva que vão desde palavras rudes a atos agressivos, desencadeados por sensações de não estar recebendo o cuidado ou a atenção de que necessitam. As relações são marcadas pela instabilidade e intensidade, seguidas de culpa e esforços de reparação.

O paciente tem muito medo de perder as pessoas e, às vezes, impede que alguém entre em sua vida, já prevendo que sairão e gerarão sofrimento. Sob pressão, pode apresentar estados dissociativos ou psicóticos breves, relata um vazio e uma sensação de tédio e desconexão com o mundo, uma ausência de interesses e planos. A incidência é igual entre ambos os sexos.

Diferentemente daquilo que as pessoas pensavam, a personalidade é algo dinâmico, que muda com o tempo, com as experiâncias. Assim, o transtorno de personalidade também pode mudar. Esse fato possibilita e justifica investir no tratamento dessas pessoas que sofrem.

COMO VEMOS ALGUÉM QUE PENSA EM SUICÍDIO?

Alguns profissionais vivem e dividem com seus pacientes momentos muito delicados. O desejo de ajudar ou proporcionar uma qualidade de vida a pacientes convalescentes é um desejo de fisioterapeutas, fonoaudiólogos, terapeutas ocupacionais, médicos, enfermeiros...

Essa situação clínica pode levar ao pensamento: por que tratar de alguém que teve uma lesão em decorrência de uma vontade de morrer? Será que consigo ver um desejo de viver, que valha meu esforço em cuidar dessa pessoa? Mesmo que esse pensamento não se reflita, na maioria das vezes, na forma final de tratar desse paciente, sentimentos, memórias e comparações com outros casos críticos são despertadas em todos os componentes da equipe. Esse é um fenômeno psíquico que chamamos de contratransferência.

Juntamente com a transferência (quando não adequadamente entendida), pode desencadear no profissional assistente, e depois na equipe, comportamentos não harmônicos, pouco ou nada terapêuticos, por vezes até antiéticos. Chamamos contratransferencia.

DESCRIÇÃO BREVE DOS TRATAMENTOS DISPONÍVEIS

Existem várias abordagens, com comprovada eficácia. Do que se trata, em pacientes com transtorno de personalidade *borderline*?

Farmacologia

Quase todas as propostas estruturadas de tratamento apresentam associação do uso de medicamentos e psicoterapia. O papel da medicação tem importância variada ao longo dos tempos. Trabalhos no passado focavam em algumas medicações, como inibidores da recaptação de serotonina, medicações que agem na dopamina, medicações que funcionam como estabilizadores de humor, principalmente as que agiam de forma específica no GABA, mensurando eficácia em alguns indicadores.

Pouco tempo depois, a questão da medicação foi vista como secundaria, e o uso de medicação, mais restrito praticamente ao tratamento de comorbidades. Alguns sintomas como impulsividade, oscilações do humor, agressividade e quadros dissociativos ou psicóticos breves, podem ser abordados para permitir o acesso ao paciente e a manutenção do tratamento psicoterápico.

O tratamento da doença bascamente é fundamentado em processo de psicoterapia. Há uma tendência atual em repensar a importância das medicações, levando em conta a parte biológica dos transtornos de personalidade.

Psicoterapia

Nos dois grandes grupos de psicoterapias – comportamental (Terapia Comportamental Dialética, Terapia do Esquema, Mentalização) e psicodinâmica (Terapia Focada na Transferência e Terapia Focada na Transferência – modificada), existem técnicas desenvolvidas para atender esses pacientes. O diferencial dos psicodinâmicos é que valorizam os fenômenos do inconsciente (transferência/contratransferência) e experiências da infância. Esses pacientes terão contato com diversos profissionais que não são especialistas. Nesse contexto, guias de boas práticas que ajudam profissionais inexperientes a não terem posturas prejudiciais e a terem um melhor entendimento desse complexo paciente foram desenvolvidos por alguns grupos. As psicoterapias e as abordagens específicas ficam a cargo de profissionais com treinamento específico.

O papel da equipe multidisciplinar

O olhar multidisciplinar enriquece a atenção aos pacientes que sofrem de doenças mentais, e o transtorno de personalidade *borderline* não é exceção. Estudos apontam que instruir e treinar profissionais da saúde sobre transtornos de personalidade melhoram o bem-estar dos profissionais e suas intervenções terapêuticas. Parece existir uma resistência a abordar esses pacientes, com o rótulo de que "eles nunca mudam" ou "eles sabem bem o que fazem"[2]. Por isso, desmistificar esses pacientes e ajudar os profissionais a construir estratégias de tratamento se faz tão importante. A seguir, trazemos alguns enfoques específicos para profissionais de saúde:

Papel da fonoaudiologia

Pacientes psiquiátricos com frequência apresentam dificuldades na compreensão da linguagem e têm defasagem nas habilidades de comunicação[3], o que corrobora a necessidade da intervenção do fonoaudiólogo em um tratamento global e multidisciplinar.

Já existem muitos relatos da atuação do fonoaudiólogo em corais para ajudar na socialização de pacientes psiquiátricos; no caso dos pacientes com transtorno de personalidade *borderline*, isso se faz muito interessante, visto que sua doença atinge justamente as relações com um esvaziamento dos contatos sociais. Trabalhos desenvolvidos em grupo e que promovam a melhora do estigma e um resgate do seu valor como indivíduo que é produtivo e capaz de oferecer algo à sociedade são essenciais para a sua recuperação e reinserção. Nos textos de Patriarca[4] e Almeida et al.[5], temos exemplos de ações em corais com grande impacto na vida dos pacientes e da comunidade.

Em nosso caso clínico, a fonoaudiologia atuou ajudando a paciente no período pós-intubação na recuperação da fala e da deglutição.

Papel da fisioterapia

O fisioterapeuta pode se encontrar com situações de reabilitação e tratamento de lesões motoras ou perda de membros em pacientes sobreviventes de mutilações e tentativas de suicídio. O transtorno *borderline* tem um índice de suicídio com êxito de 10%. Sendo assim, uma patologia de alta mortalidade. Os sobreviventes dessas tentativas poderão apresentar sequelas que necessitarão de atendimento. Em geral, as mutilações são mais brandas, com cortes recorrentes pelo corpo, pequenas queimaduras ou hematomas autoinfligidos. No entanto, existem pacientes de exceção, com mutilações de partes do corpo ou grandes queimaduras. Indivíduos com transtornos de personalidade em acompanhamento ambulatorial se beneficiam de exercícios de expressão corporal, técnicas respiratórias e de relaxamento como melhora de organização mental, cuidado pessoal e autoestima[6].

No acompanhamento da paciente em questão, a fisioterapia atuou durante a internação na UTI, assistindo a paciente, e, posteriormente, em regime ambulatorial, com as sequelas motoras.

Papel da terapia ocupacional

O papel do terapeuta ocupacional pode ser desde algo mais concreto, como a criação de órteses, próteses para pacientes com lesões motoras, devido a tentativas de suicídio, até algo mais amplo, como o treino de habilidades no autocuidado, planejamento financeiro, cuidados da casa, estratégias de convívio social como comunicação não violenta, treino de papéis no trabalho[7,8]. Com pacientes impulsivos e prejuízo das habilidades sociais, o treino na prática pode favorecer o envolvimento desses indivíduos no tratamento proposto. No caso da nossa paciente, a terapia ocupacional atuou confeccionando órteses que a auxiliam a ficar em pé para algumas atividades diárias.

Papel do serviço social

De forma específica, o assistente social entra em contato com algumas situações desses pacientes. Por ser uma doença em vários momentos muito limitante e com altos índices de desemprego[9], o indivíduo, em vários momentos, necessita de auxílios e benefícios. Infelizmente, no Brasil, o diagnóstico do transtorno em si não dá direito a transporte ou afastamento pelo INSS; algumas vezes o paciente consegue acesso por alguma comorbidade. Cruitt e Oltmanns[9] ressaltam que se manter em um emprego pode ser usado como marcador de melhora desses casos. Juurlink et al.[10] relatam que esses indivíduos apresentam intenso desejo de trabalhar, mas a instabilidade do humor, as respostas potencialmente impulsivas e agressivas sob estresse e o estigma são barreiras para indivíduo se manter empregado. Além disso, programas de reinserção/adaptação no trabalho são promotores de melhora global da saúde do paciente e reconstrução de sua autoimagem e estima, além de resgatar seu papel social. Esses programas seriam semelhantes aos que já existem no Brasil para pessoas com outras condições psiquiátricas.

Esse transtorno ainda está relacionado com um risco aumentado para relacionamentos conjugais agressivos ou violentos, haja vista estudo realizado em Porto Alegre[11], que relata pares mais disruptivos entre casais com diagnóstico formal de um dos pares com transtorno de personalidade ou de comportamentos disruptivos relacionados. Também há uma discussão referente à responsabilidade civil e penal dessa pessoa na vigência de uma crise e se a patologia em si seria o bastante para se questionar a guarda de filhos menores. Estar regularmente em tratamento e a gravidade da doença – não só a sua existência – são pontos importantes a serem considerados nesse viés jurídico[12]. Devido à fragilidade de sua capacidade laborativa regular, esse paciente costuma procurar o serviço social na busca de recursos para manter o tratamento e de indicação de ONGs para auxílio de subsistência.

Em nossa vinheta clínica, o serviço social poderá intervir, orientando a paciente quanto a seus direitos previdenciários e recursos de justiça gratuitos, além de instruí-la quanto a suas dúvidas relacionadas à doença psiquiátrica e à guarda de seu filho.

SUGESTÕES PARA APROFUNDAR

Leitura

- Cordás TA, Sassi Junior E, Martins FCO. Transtornso da personalidade. In: Abreu CN, Salzano FT, Vasques MFG, Cangelli Filho R, Cordás TA, organizadores. Síndromes psiquiátricas: diagnóstico e entrevista de saúde mental. Porto Alegre: Artmed; 2007.
- Leme RS, Bortman R. A responsabilidade penal e civil do paciente com síndrome borderline. In: Freire VS, Salgado RL, organizadoras. O direito da saúde em temas essenciais. Lawinter; 2021.
- Sassi Junior E, Sassi FM. Conversando sobre as emoções – PES: Programa Pensamento, Emoção e Sentimento – uma abordagem em grupo. Brilho Coletivo; 2022.

Outros

- Transtorno de personalidade *borderline* – *site*: www.personalidadeborderline.com.br
- Voz-terapia – *podcast* disponível no YouTube® e no Spotify®: episódio #64

REFERÊNCIAS BIBLIOGRÁFICAS

1. Perez-Rodriguez MM, Bulbena-Cabré A, Bassir Nia A, Zipursky G, Goodman M, New AS. The neurobiology of borderline personality disorder. Psychiatr Clin North Am. 2018;41(4):633-50.
2. Attwood J, Wilkinson-Toug M, Lambe S, Draper E. Improving attitudes towards personality disorder: is training for health and social care professionals effective? J Pers Disord. 2021;35(3):409-S4.
3. Walsh I, Regan J, Sowman R, Parsons B, McKay AP. A needs analysis for the provision of a speech and language therapy service to adults with mental health disorders. Ir J Psychol Med. 2007;24(3):89-93.
4. Patriarca BS. Fonoaudiologia, linguagem e gurpos na saúde mental: reflexão a partir de relatos de experiências. Universidade Estadual de Campinas, 2017.

5. Almeida BPB, Cunha C, Souza AP. Fonoaudiologia e saúde mental: atendimento em grupo a sujeitos institucionalizados com Transtornos mentais. Rev Humanidades. 2015;4(2):143-59.
6. Gomes II. A reforma psiquiátrica no contexto de atuação do profissional fisioterapeuta. Trabalho de conclusão de curso (graduação em Fisioterapia) – UniSalesiano, Araçatuba, 2017.
7. Rocamora-Montenegro M, Compañ-Gabucio LM, de la Hera MG. Occupational therapy interventions for adults with severe mental illness: a scoping review. BMJ Open. 2021;11:e047467.
8. Gibson RW, D'Amico M, Jaffe L, Arbesman M. Occupational therapy interventions for recovery in the areas of community integration and normative life roles for adults with serious mental illness: a systematic review. Am J Occup Ther. 2011;65(3):247-56.
9. Cruitt PJ, Oltmann TF. Unemployment and the relationship between borderline personality pathology and health. J Res Pers. 2019;82:103863.
10. Juurlink TT, Vukadin M, Stringer B, Westerman MJ, Lamers F, Anema JR, Beekman ATF, van Marle HJF. Barriers and facilitators to employment in borderline personality disorder: A qualitative study among patients, mental health practitioners and insurance physicians. PLoS One. 2019;14(7):e0220233.
11. Madalena MBA, Falcke D, Carvalho LF. Violência conjugal e funcionamentos patológicos da personalidade. Arq Bras Psicol. 2015;67(2):122-39.
12. Leme RS (org.). Direito e saúde mental. Curitiba: Juruá; 2021.

34

Transtornos dissociativos e somatoformes

Leonardo Afonso dos Santos

PONTOS-CHAVE

- Transtornos dissociativos e somatoformes/conversivos são patologias relativamente comuns na prática clínica e compartilham a mesma origem: a histeria.
- Embora seja difícil defini-la, os transtornos abarcados pelo "espectro da histeria" compartilham as dificuldades de uma misteriosa relação mente--cérebro, em que sintomas mimetizam disfunções não identificáveis nos órgãos e tecidos.
- Embora seja alvo de críticas e com limitações claras, a classificação dos transtornos entre "funcionais" e "orgânicos" permanece amplamente utilizada na prática clínica e parece ser vantajosa no entendimento dos transtornos da histeria, especificamente.
- Os transtornos dissociativos e somatoformes são condições geralmente complexas e heterogêneas, com sintomatologia diversa e comumente associados a outras comorbidades psiquiátricas.
- Por conta disso, uma abordagem ampla e multidisciplinar, com formulação de planos terapêuticos individualizados, é fundamental no tratamento dessas condições.

VINHETA CLÍNICA

Paciente

Luciana, 42 anos, solteira, ensino superior completo, formada em Engenharia.

Queixa principal

"Sinto como se estivesse constantemente em um barco balançando."

História da doença atual

Há cerca de 1 ano, Luciana relata uma sensação constante de desequilíbrio e tontura, como se estivesse em uma superfície instável ou flutuando. Refere que a tontura é como uma vertigem giratória, e chega a demonstrar fisicamente, girando a cabeça e o tronco para reportar o sintoma. Refere que estar com esse sintoma é como "estar morta", o que a impede de realizar diversas atividades do cotidiano, como sair ou cuidar de seu bebê de 8 meses, relatando receio até mesmo em segurá-lo, tendo este ficado aos cuidados da avó (mãe da paciente) durante todo o tempo. Luciana relata que os sintomas se iniciaram durante a gravidez e que seria uma "reativação da esclerose múltipla". Diz que não consegue fazer nada, "por conta da desmielinização". Usa termos científicos e mostra-se bastante ressentida, por "desconfiarem de sua sintomatologia". Luciana refere que teria recebido o diagnóstico de esclerose múltipla aos 26 anos. No entanto, as crises se limitavam a alterações do campo visual. Teve outros dois episódios ao longo da vida, com essa mesma sintomatologia, autolimitados e sem grandes repercussões. Há cerca de três anos, decidiu iniciar um processo para engravidar, por fertilização *in vitro*, sendo esse um desejo muito forte seu, mesmo sem estar em um relacionamento. Após a quarta tentativa, obteve sucesso e, com cerca de três meses de gestação, passou a apresentar as "alterações da esclerose múltipla", não se recuperando desde então. Está em seguimento com neurologista, que relata que seus exames são normais. Informa que as alterações apresentadas não apresentam correlatos orgânicos à avaliação clínica e complementar. No entanto, deixou a prescrição de prednisona 20 mg/dia e betaistina 8 mg/dia.

Exames físico e neurológico

Sinais vitais sem alterações. Testes de equilíbrio e coordenação inconclusivos, considerando-se pouco engajamento e demonstrando alterações mesmo às solicitações mais simples – tipicamente realizadas, quando distraída. Não há evidências de problemas no ouvido interno ou em outras estruturas relacionadas ao equilíbrio.

Impressão clínica e conduta

Foi feita a hipótese diagnóstica de tontura perceptiva postural persistente (TPPP), um tipo de transtorno de somatização/conversão. Buscou-se inicialmente focar na formação de um vínculo empático, validação das queixas, visando a uma recomunicação diagnóstica bem estruturada. Realizadas a psicoeducação e orientação de familiares. Encaminhada para a realização de terapia de reabilitação vestibular, com fonoaudióloga, com experiência prévia em casos de transtornos funcionais.

INTRODUÇÃO: A HISTERIA

> "Por diversas razões, é impraticável começar este artigo com uma definição de histeria. Por mais familiar que seja o nome e a doença, há diferenças de opinião quanto à conotação precisa do termo e quanto às suas limitações clínicas. Nossas ideias sobre a histeria estão em um estado de mudança, em parte devido ao fato de que teorias rivais sobre sua natureza mantêm o campo e mostram poucos sinais de harmonização."
>
> *(Kinnier Wilson, 1919)*

Ao longo da história da psiquiatria, diversos termos parecem surgir e ressurgir, a depender do tempo, do local ou das iniciativas de classificação e nomenclatura dos sintomas e transtornos mentais. No entanto, poucos deles tiveram um legado tão duradouro como o termo "histeria", sendo amplamente utilizado por quase 2.500 anos. De origem grega, o termo remete ao útero, tendo sua primeira descrição na obra *Corpus hippocraticum*, ao redor do ano 400 a.C., onde se descreviam condições primariamente ligadas ao sexo feminino, que estariam relacionadas ao movimento e migração do útero no organismo. Essas condições, que desde o século XVII sabe-se estarem relacionadas ao cérebro, e não ao útero, possuem apresentações diversas e heterogêneas, de forma que, no último século, em especial após o estabelecimento dos manuais diagnósticos como o DSM-III, em 1980, passaram a integrar diferentes categorias, sendo três as principais: os transtornos dissociativos, os transtornos somatoformes e os transtornos conversivos[1,2].

Até hoje, as divisões que abarcam esse grupo não são consenso entre a maioria. Na 10ª edição da Classificação Internacional de Doenças (CID-10), os transtornos conversivos são classificados entre os transtornos dissociativos, enquanto no DSM-5, lançado em 2013, os transtornos conversivos permanecem inseridos entre os transtornos somatoformes. Além disso, diversas condições que assumem hoje uma classificação nosológica específica também eram comumente citadas dentro da histeria, como o transtorno de estresse pós-traumático e até mesmo diversos aspectos dos transtornos de personalidade *borderline*[1,3].

O termo "histeria" teve seu auge no século XIX e até a primeira metade do século XX, sendo objeto de estudo de grandes nomes da história da psiquiatria, como Jean-Martin Charcot (1825-1893), Pierre Janet (1859-1947) e o próprio Sigmund Freud (1856-1939) [4-6]. Foi nesse contexto que Kinnier Wilson teria escrito a frase citada anteriormente, apontando para as dificuldades em definir essa entidade nosológica[7]. Embora o termo "histeria" tenha caído em desuso, lembrado apenas de forma estigmatizada ou preconceituosa, a dificuldade apontada por Wilson permanece e nota-se, cada vez mais, que muitas das divisões categoriais aqui descritas (dissociativos, somatoformes, conversivos) seriam apenas formalizações para patologias que compartilham uma mesma etiopatogenia e, muitas vezes, coexistem ou migram entre si. Dessa forma, o entendimento dessas condições sob o escopo de um "espectro da histeria", parece ser vantajoso por diversos pontos de vista[8]. Utilizaremos aqui essa terminologia ("transtornos do espectro da histeria") para abordar essas condições de forma geral, embora se deva destacar que a terminologia não possui um caráter formal, sendo empregada aqui apenas com o objetivo didático de abarcar condições com uma mesma origem histórica e, provavelmente, também etiológica.

DISSOCIAÇÃO E OS TRANSTORNOS DISSOCIATIVOS

Pierre Janet, psiquiatra francês e um dos discípulos de Charcot, foi o responsável por empregar e popularizar o termo "dissociação" no contexto psicológico e psiquiátrico. Dissociação refere-se a um conjunto de experiências nas quais uma pessoa sente uma desconexão ou interrupção em aspectos fundamentais da consciência, como identidade, memória, percepção do ambiente e/ou sensações corporais. Esse processo pode ser uma reação normal e adaptativa a situações extremas de estresse, como em respostas a traumas, ou estar presente em transtornos mentais diversos. Em tais circunstâncias, a dissociação pode funcionar como um mecanismo de defesa, permitindo à pessoa "desligar-se" da situação estressante. Quando os episódios de dissociação se tornam persistentes e recorrentes e causam sofrimento significativo ou prejuízo no funcionamento do indivíduo, dizemos que ele possui um transtorno dissociativo[9]. Existem vários subtipos de transtornos dissociativos, incluindo:

- **Transtorno dissociativo de identidade (TDI):** anteriormente conhecido como transtorno de personalidade múltipla, é caracterizado pela presença de duas ou mais identidades distintas ou estados de personalidade que "assumem o controle" do comportamento da pessoa. É um transtorno complexo e frequentemente mal compreendido, que frequentemente habita o imaginário popular em diferentes contextos culturais e religiosos, além de tema frequente em filmes e outras obras de ficção (Quadro 1).
- **Transtorno de despersonalização/desrealização:** caracterizado por episódios persistentes ou recorrentes de despersonalização (sentir-se desconectado de si mesmo) e/ou desrealização (sentir que o mundo ao redor é estranho ou irreal).
- **Amnésia dissociativa:** envolve lacunas na memória para eventos pessoais importantes, que vão além do esquecimento normal.

Quadro 1 As múltiplas identidades em questões socioculturais

Desde tempos imemoriais, a ocorrência de alterações súbitas e autolimitadas do padrão comportamental de determinados indivíduos intriga (e assombra) pessoas em diferentes contextos, sociedades e culturas. Vistas, em grande parte dos casos, como fenômenos religiosos ou "espirituais", experiências classificadas como possessões são comuns até os dias de hoje em diversas comunidades. É importante destacar que, especificamente nesse contexto, e sem causar prejuízos ao funcionamento global do indivíduo em outras áreas, esse tipo de fenômeno não deve ser visto como patológico.
A arte e, em especial, o cinema, costumam abordar com frequência esse tipo de fenômeno, seja num contexto de terror ou mistério. O filme *Psicose* (*Psycho*, 1960), de Alfred Hitchcock, é um dos mais clássicos exemplos da presença do transtorno dissociativo de identidade no cinema (a despeito do que o próprio título possa sugerir). *Identidade* (*Identity*, 2003) e *Fragmentado* (*Split*, *2016*) são exemplos mais recentes, com abordagens bastante inovadoras. Embora se deva destacar a qualidade técnica e a liberdade artística dessas obras, é importante destacar que a maior parte dos transtornos dissociativos de identidade na prática clínica não se demonstra como nos filmes, com personalidades complexas e bem definidas. Muitas vezes a dissociação se dá "parcialmente", com o paciente apenas agindo com um comportamento não peculiar, como uma criança, ou como alguém totalmente indiferente ao ambiente ou emoções.

SOMATIZAÇÃO E OS TRANSTORNOS SOMATOFORMES

Somatização refere-se ao processo pelo qual sintomas físicos são produzidos ou exacerbados em resposta a fatores psicológicos ou emocionais, sem uma explicação médica clara. Em outras palavras, é quando problemas ou desconfortos emocionais se manifestam como sintomas físicos no corpo. Esses sintomas não são "fingidos" ou "inventados" intencionalmente; são vivenciados como reais pelo indivíduo e podem causar sofrimento significativo, caracterizando então um transtorno de somatização (também conhecido como transtorno de sintomas somáticos ou transtorno somatoforme)[10]. Entre os sintomas físicos, é comum que o paciente experiencie dor, seja em membros, articulações ou qualquer região do corpo; problemas gastrintestinais, como náusea, pirose, diarreia; sintomas gerais inespecíficos como fadiga, vertigem, tontura.

CONVERSÃO E OS TRANSTORNOS CONVERSIVOS

A conversão refere-se ao fenômeno pelo qual conflitos psicológicos ou estressores emocionais são "convertidos" em sintomas físicos de aspecto neurológico. Esses sintomas, como paralisia, cegueira ou perda de sensação, ocorrem sem uma causa médica identificável que possa explicá-los. É um conceito que tem raízes na psicanálise e foi amplamente discutido nos trabalhos de Sigmund

Freud e seus contemporâneos[6]. Mais recentemente, diversos autores passaram a defender a substituição pelo termo "transtorno neurológico funcional", porque, embora as situações dilemáticas e conflitos inconscientes que a visão psicanalista traz ao termo sejam bastante comuns, nem sempre se pode identificar de fato a sua presença.

Embora seja vista por muitos como uma entidade específica dentro do que chamamos de "espectro da histeria", o transtorno conversivo esteve mais comumente categorizado entre os transtornos somatoformes. Porém, devido ao seu caráter crítico e, na maior parte das vezes, autolimitado, existe uma tendência mais atual a enquadrá-lo sob a categoria dos transtornos dissociativos.

A HISTERIA E OS MISTÉRIOS NA RELAÇÃO MENTE-CÉREBRO

Se a terminologia das condições que sucederam a histeria permanece confusa e conflituosa, é porque se origina de uma discussão muito maior, ainda longe de qualquer visão definitiva: a relação "mente-corpo" ou, mais especificamente, "mente-cérebro". Se, hoje, a visão dualista tradicional, presente na filosofia cartesiana (referente a René Descartes), se mostra ultrapassada pelas inúmeras demonstrações empíricas de ação integrativa mente-cérebro, as visões fisicalistas falham em explicar minimamente a formulação do campo subjetivo de ação da mente. Assim, entender como dilemas e conflitos psicológicos seriam capazes de modular inconscientemente sintomas tipicamente fisiológicos permanece um mistério. E, como essa eventual causalidade passa, na maioria das vezes, desapercebida do entendimento consciente do indivíduo, transpõe esse mistério para a realidade da prática clínica dos profissionais que lidam com esses indivíduos[11,12]. Como identificar uma causa etiológica não objetivamente verificável associada a um sintoma fisicamente manifestável? Como diferenciá-la de uma etiologia com evidente base fisiológica, quando os sintomas parecem indistinguíveis a quem os vê? Como comunicar a um paciente que ele próprio é formulador de sua sintomatologia, ainda que inconsciente e involuntariamente? Como manejar e tratar esses pacientes?

Nos primórdios da psiquiatria como ciência, essas questões já estavam presentes, e, alinhados a uma visão dualista cartesiana, associada às descobertas científicas dos séculos XVIII e XIX, como a microbiologia, foi natural a divisão das condições de saúde em duas categorias: orgânicas, ou seja, provenientes dos órgãos e tecidos; e funcionais, os transtornos sem uma causa anatômica ou biológica distinta. Com o desenvolvimento da neurociência, neuroimagem e outras tecnologias avançadas, começou-se a reconhecer que a divisão estrita entre orgânico e funcional era artificial e simplista. Muitos transtornos anteriormente classificados como "funcionais" passaram a demonstrar mais bases biológicas.

Mas, mais do que isso, a interação entre o que teria origem funcional, como estressores psicológicos e ambientais, e o orgânico, demonstrou-se muito mais complexa, como é visto nos estudos de genética e epigenética, onde estressores puramente subjetivos são capazes de ativar e desativar genes e, até mesmo, modificar a herdabilidade genética dos indivíduos[13].

No entanto, é inegável que a categorização orgânico/funcional possui sua funcionalidade, sendo ainda amplamente utilizada, permanecendo como um dos princípios organizadores centrais nos sistemas diagnósticos atuais. Alguns poucos estudos que se debruçam sobre a importância dessa diferenciação demonstram que, embora os especialistas não tenham uma base conceitual clara ou consistente de como interpretar ou empregar os termos orgânico e funcional, eles os usam frequentemente[14,15]. Tanto que, nos últimos anos, vemos o termo "funcional" ganhar ainda mais destaque após um esforço coletivo em modificar a nomenclatura dos transtornos conversivos para transtornos neurológicos funcionais, algo visível já no DSM-5, em que se empregam os dois nomes para a categoria. O racional para a mudança se basearia no fato de que em nem todos os casos desse transtorno se pode identificar o "trauma" ou "dilema" capaz de "converter" em sintomas. Nessa mesma linha, um dos tipos mais clássicos de transtorno conversivo, as crises não epilépticas psicogênicas (chamadas no passado de pseudocrises ou pseudoconvulsões), tende a ser chamado agora de "convulsões funcionais" ou, ainda, "convulsões dissociativas"[16,17].

O emprego do termo "funcional" na nomenclatura diagnóstica desses transtornos que um dia estiveram dentro da "histeria" demonstram que as patologias desse espectro seriam alguns dos exemplos mais "puros" de transtornos funcionais, ou sejam, protótipos dessa categoria (Figura 1). E, de fato, identificar e diagnosticar

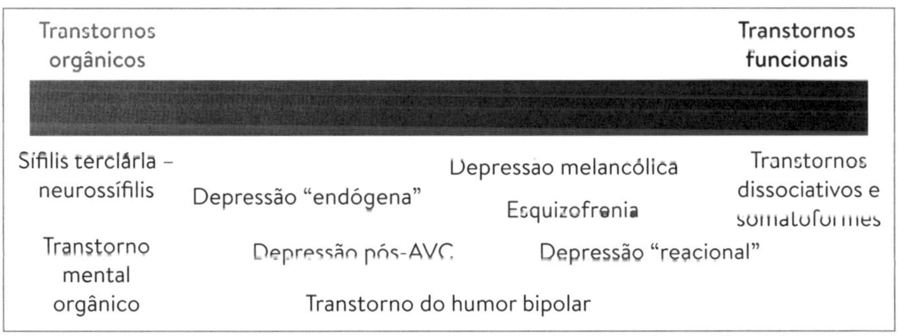

Figura 1 Representação esquemática da divisão dos transtornos mentais em orgânicos e funcionais, com posicionamento relativo de algumas patologias nesse espectro. Embora a categorização seja simplista e artificial, pode ser útil no entendimento geral e planejamento terapêutico de algumas dessas condições.

transtornos dissociativos, somatoformes ou conversivos passam primariamente em excluir a existência de danos ou alterações nos órgãos ou tecidos. Tipicamente, o diagnóstico desses transtornos é de exclusão. No entanto, na maior parte das vezes, esse caminho não é simples. Há uma série de conceitos difundidos social ou culturalmente, estigmas e percepções distorcidas que prejudicam todo o processo diagnóstico e terapêutico, levando esses pacientes tipicamente a um processo crônico de adoecimento e sofrimento, refletido também entre aqueles que os cercam, e que barram o estabelecimento das medidas de maior eficácia terapêutica (Quadro 2).

Quadro 2 Desafios na abordagem e no manejo da histeria hoje

Desde a formulação que deu origem a seu próprio nome, a histeria é acompanhada por diversos conceitos (e preconceitos) que prejudicam não só o entendimento, mas a abordagem adequada dos pacientes que sofrem com essas questões. A sua associação ao útero e ao sexo feminino e o caráter misterioso dos sintomas permitiram que, ao longo dos séculos, a histeria fosse alvo fácil para todo tipo de falácias e controvérsias, desde associação a bruxaria, na Idade Média, até a indicação do tratamento com massagens genitais e, posteriormente, com vibrador, já no final do século XIX. Hoje, notam-se ainda resquícios dessa visão histórica que, associados às dificuldades inerentes à própria doença, criam desafios específicos para essas condições:
▪ Reconhecimento e diagnóstico: esses transtornos frequentemente se apresentam com sintomas que mimetizam condições clínicas e/ou neurológicas. Isso pode levar a investigações médicas extensas e, muitas vezes, excessivas e desnecessárias, aumentando o estresse do paciente e os custos de saúde e gerando riscos de iatrogenia.
▪ Estigma e incompreensão: muitos profissionais de saúde, familiares e até mesmo pacientes podem não compreender completamente esses transtornos. Isso pode resultar em rótulos de "fingimento" ou "exagero", que são prejudiciais e não refletem a realidade da experiência do paciente.
▪ Complexidade dos sintomas: pacientes com esses transtornos frequentemente têm histórias clínicas complexas, incluindo traumas passados, comorbidades psiquiátricas e múltiplos sintomas físicos.
▪ Implementação terapêutica: o tratamento desses transtornos é desafiador. Não há intervenções individuais ou farmacológicas que apresentem resposta significativa a esses pacientes. Além disso, eles tendem a se apegar a quaisquer achados em exames, mesmo que pouco relevantes, que possam de alguma forma se associar aos sintomas, rejeitando primariamente abordagens psicossociais. Há resistência ao encaminhamento para diferentes terapias e, quando iniciadas, há resistência ao engajamento e continuidade em médio ou longo prazo. Uma comunicação ampla e eficiente, associada ao estabelecimento de um bom vínculo.

ABORDAGEM E MANEJO DOS TRANSTORNOS DISSOCIATIVOS E SOMATOFORMES: A IMPORTÂNCIA DA ABORDAGEM MULTIDISCIPLINAR

Todas as questões pontuadas até aqui colocam os "transtornos do espectro da histeria" em uma categoria especial entre os transtornos de saúde mental. Isso porque, provavelmente, nenhuma outra categoria exigirá de forma tão significativa uma abordagem ampla e multidisciplinar, envolvendo desde os especialistas de áreas não diretamente relacionadas à saúde mental, como clínicos, gastroenterologistas, fonoaudiólogos, fisioterapeutas, neurologistas, até os profissionais diretamente ligados à área, como psiquiatras, terapeutas ocupacionais e psicólogos, desde a linha mais comportamental até a mais psicodinâmica.

Ao mesmo tempo, o envolvimento de tantos profissionais na abordagem de um único paciente pode ser, em alguns aspectos, também prejudicial, especialmente na falta da comunicação. Na verdade, é comum que o paciente com esses transtornos procure por diversos profissionais, buscando a validação das suas crenças sobre a própria doença e, muitas vezes, omitindo avaliações e exames realizados previamente. Achados com pouca importância e artefatos de exames ganham destaque em meio à "necessidade de validação orgânica", muito por conta do estigma que persiste na sociedade em relação à etiologia psicogênica, associando-a a pieguice ou fraqueza. Isso implica diagnósticos tardios, cronificação e iatrogenia. Uma revisão de 2003 demonstrou que, entre as crises não epilépticas psicogênicas (CNEP), o tempo médio entre o início da manifestação dos sintomas e o diagnóstico era de 7,2 anos e, entre estes, ao menos três quartos estariam recebendo anticonvulsivantes desnecessariamente e mais de um quarto já teria, ao menos uma vez, sido intubados e internados em unidades de terapia intensiva por *status* refratário[18].

Considerando os fatores mencionados, todo o plano terapêutico para esse perfil de pacientes deve basear-se em algumas estratégias fundamentais:

- **Estabelecimento de relação terapêutica:** em que predomine o vínculo empático é a base fundamental do diagnóstico e do tratamento. Demonstrar interesse pelos sintomas, expressar compaixão pelo sofrimento imposto pelos sintomas e pela "incompreensão" dos outros e "validar" os sintomas somáticos como expressão de sofrimento, aceitando e confirmando a sua importância clínica, mesmo que os "exames tenham sido negativos", são tarefas fundamentais.
- **Comunicação diagnóstica terapêutica:** a comunicação clara e segura do diagnóstico é um fator crucial, do qual depende toda a formulação terapêutica. Acredita-se que a comunicação, quando bem-feita, seja capaz de controlar

até um terço dos pacientes em curto prazo, mesmo sem outras medidas. É importante validar o sofrimento do indivíduo, destacando que, a despeito da ausência de alterações identificáveis aos exames, há, sim, uma condição clínica significativa, que deve ser tratada, assim como qualquer outra patologia que fosse identificada.

- **Manejo de investigações e tratamentos clínicos:** deve-se buscar a unificação do plano terapêutico por meio da comunicação entre os diversos profissionais envolvidos. Deve-se ser parcimonioso na solicitação de novos exames, ao mesmo tempo que não se pode desprezar a possibilidade do surgimento de outras patologias somáticas.
- **Tratamento das comorbidades:** é comum que esses pacientes apresentem outras condições psíquicas comórbidas, como depressão ou transtorno de ansiedade, as quais também devem ser alvo da terapêutica.
- **Manejo de problemas psicossociais:** os profissionais não devem se eximir de agir no ambiente do paciente, e soluções diversas podem ser cogitadas, como a psicoeducação de familiares ou a interação com as equipes de saúde das unidades básicas com ação na comunidade e profissionais do serviço social.
- **Psicoterapia:** acredita-se que uma estratégia mais comportamental seja ideal para a fase aguda do tratamento, a fim de reduzir os prejuízos mais significativos. Em longo prazo, a psicoterapia psicodinâmica pode ser empregada para buscar a solução de conflitos internos que possa estar na gênese dos sintomas da histeria.

Após considerar todos os fundamentos descritos anteriormente, os profissionais envolvidos deverão criar um plano terapêutico individual. Considerando cada questão identificada, cada risco e fatores causais ou de agravamento, o planejamento variará bastante conforme as necessidades específicas caso a caso. Pacientes com transtorno dissociativo de identidade poderão necessitar de avaliação fonoaudiológica por padrões ou alterações de fala e linguagem típicas dos diferentes "alters" ou identidades manifestadas. Casos da chamada "síndrome do sotaque estrangeiro" podem se enquadrar em transtornos dissociativos e tipicamente envolvem a necessidade de terapia vocal e exercícios orofaciais[19]. Diversos pacientes com transtornos somáticos apresentam o relato de tontura e/ou vertigem, podendo caracterizar a chamada tontura perceptiva postural persistente (*persistent postural perceptual dizziness – PPPD*), que pelo seu nome em inglês recebe a alcunha de "3PD". Esse transtorno, de difícil manejo, apresenta resposta significativa com a implementação de reabilitação vestibular, tipicamente implementada por fonoaudiólogos e por fisioterapeutas.

Embora transtornos funcionais tenham por princípio a ausência de alterações nos órgãos ou tecidos, com o agravamento e a cronificação da doença, é muito comum o paciente com transtorno funcional do movimento, por exemplo, passar a desenvolver atrofia de membros ou alterações ortopédicas e posturais. Dessa forma, o engajamento em fisioterapia motora é fundamental para a recuperação da força e função das áreas acometidas. Pacientes com CNEP e pacientes com somatização dolorosa também podem se beneficiar da terapêutica fisioterápica.

Todos os transtornos aqui citados tipicamente se associam a diversas disfunções executivas e da funcionalidade global dos indivíduos. É comum que o paciente com transtorno dissociativo, por exemplo, desenvolva relação de dependência com familiares próximos. Nos transtornos somatoformes, é comum que o paciente seja afastado do trabalho, o que pode, em médio ou longo prazo, ser um fator agravante para a recuperação desses indivíduos. Dessa forma, a estratégia de recuperação deve envolver terapia ocupacional, com foco na reabilitação executiva, na criação de novas habilidades motoras e sociais e no fortalecimento do ego e da autonomia dos indivíduos. Com uma abordagem centrada no paciente, é papel do terapeuta ocupacional fazer constante avaliação funcional do indivíduo, identificando áreas de atuação; elaborar estratégias de enfrentamento para ajudá-lo a lidar com os sintomas; adaptar o ambiente e as atividades para tornar o paciente mais ativo e colaborativo; promover a independência e autonomia nas tarefas do cotidiano; utilizar atividades terapêuticas específicas, como arte, música ou jardinagem, para promover a expressão, o *insight* e a regulação emocional.

CONCLUSÃO

Os transtornos dissociativos e somatoformes/conversivos, embora sejam vistos como entidades distintas em manuais diagnósticos e pelos profissionais que os abordam, provêm de um mesmo tronco histórico e etiológico, chamado, em um passado recente, de histeria. No século XX, o termo passou a ser deixado de lado em prol de uma visão menos enviesada e mais clínica de tais patologias, o que trouxe vantagens, porém também limitou o entendimento abrangente dessas condições. É comum que o paciente com transtorno conversivo, por exemplo, apresente, ao longo da vida, períodos em que preencherá critérios para um transtorno dissociativo ou somatoforme. Isso demonstra uma tendência nessas categorias a certas características compartilhadas como autossugestionamento e alexitimia.

Considerando as dificuldades inerentes a esses transtornos, sua apresentação heterogênea, bem como as altas taxas de cronificação, associação a iatrogenia e insucesso terapêutico, é fundamental que essas pessoas recebam uma abordagem abrangente e multidisciplinar, desprovida de predeterminações e preconceitos, capazes de modificar as crenças distorcidas do próprio paciente e seus familiares, motivando-os à manutenção de uma aliança terapêutica robusta e eficaz. As diferentes condições e dificuldades receberão diferentes soluções e técnicas terapêuticas. Mas todos receberão compreensão e, por que não, um olhar humano para essa complexa relação mente-cérebro humana.

SUGESTÕES PARA APROFUNDAR

Leitura

- North CS. The classification of hysteria and related disorders: Historical and phenomenological considerations. Behav Sci (Basel). 2015;5(4):496-517.
- Trimble M, Reynolds EH. A brief history of hysteria: From the ancient to the modern. Handb Clin Neurol. 2016:139:3-10.

Vídeos

- O desafio do diagnóstico (SOMA – Ambulatório de Transtornos Somáticos). Edição: Silvia Hayashi. Conteúdo: Bruna Bartorelli, Eduardo Genaro Mutarelli, Mario Otero Filho. Disponível em: https://www.youtube.com/watch?v=-x_S5W4nz8Q
- O tratamento multidisciplinar dos transtornos somáticos (SOMA – Ambulatório de Transtornos Somáticos). Edição: Silvia Hayashi. Conteúdo: Bruna Bartorelli, Eduardo Genaro Mutarelli, Mario Otero Filho. Disponível em: https://www.youtube.com/watch?v=SJU8kHFgg5k

REFERÊNCIAS BIBLIOGRÁFICAS

1. Cramer P. What has happened to hysteria? J Nerv Ment Dis. 2019;207(9):705-6.
2. Trimble M, Reynolds EH. A brief history of hysteria: from the ancient to the modern. Handb Clin Neurol. 2016:139:3-10.
3. North CS. The classification of hysteria and related disorders: Historical and phenomenological considerations. Behav Sci (Basel). 2015;5(4):496-517.
4. Broussolle E, Gobert F, Danaila T, Thobois S, Walusinski O, Bogousslavsky J. History of physical and «moral» treatment of hysteria. Front Neurol Neurosci. 2014:35:181-97.
5. Goetz CG. Charcot, hysteria, and simulated disorders. Handb Clin Neurol. 2016:139:11-23.
6. Kanaan RAA. Freud's hysteria and its legacy. Handb Clin Neurol. 2016:139:37-44.
7. Kinnier Wilson SA. Hysteria. In: Ballantyne JW, Goodall A, editores. Encyclopaedia medica, Volume 6. Edimburgo: Green; 1919.
8. Bogousslavsky J. Hysteria after Charcot: back to the future. Front Neurol Neurosci. 2011:29:137-61.
9. Bartorelli B, Asciutti APR, Cliquet GB. Transtorno dissociativo. In: Miguel EC, Lafer B, Elkis H, Forlenza OV, editores. Clínica psiquiátrica: as grandes síndromes psiquiátricas, 2. ed. Barueri: Manole; 2021.
10. Bartorelli B, Ohki FYC, Macaya DAM. Transtorno de sintomas somáticos e transtornos relacionados. In: Miguel EC, Lafer B, Elkis H, Forlenza OV, editores. Clínica psiquiátrica: as grandes síndromes psiquiátricas, 2. ed. Barueri: Manole; 2021.

11. Miresco MJ, Kirmayer LJ. The persistence of mind-brain dualism in psychiatric reasoning about clinical scenarios. Am J Psychiatry. 2006;163(5):913-8.
12. Moreira-Almeida A, Araujo SF, Cloninger CR. The presentation of the mind-brain problem in leading psychiatry journals. Rev Bras Psiquiatr. 2018;40(3):335-42.
13. Bell V, Wilkinson S, Greco M, Hendrie C, Mills B, Deeley Q. What is the functional/organic distinction actually doing in psychiatry and neurology? Wellcome Open Res. 2020; 5: 138.
14. Benrimoh D, Pomerleau VJ, Demoustier A, Poulin S, Maltais JR, Brouillette J, et al. Why we still use «organic causes»: Results from a survey of psychiatrists and residents. J Neuropsychiatry Clin Neurosci. 2019;31(1):57-64.
15. Mace CJ, Trimble MR. «Hysteria», «functional» or «psychogenic»? A survey of British neurologists' preferences. J R Soc Med. 1991;84(8):471-5.
16. Asadi-Pooya AA, Brigo F, Mildon B, Nicholson TR. Terminology for psychogenic nonepileptic seizures: Making the case for «functional seizures». Epilepsy Behav. 2020;104(Pt A):106895.
17. Raynor G, Baslet G. A historical review of functional neurological disorder and comparison to contemporary models. Epilepsy Behav Rep. 2021:16:100489.
18. Reuber M, Elger CE. Psychogenic nonepileptic seizures: review and update. Epilepsy Behav. 2003;4(3):205-16.
19. van der Scheer F, Jonkers R, Gilbers D. Foreign accent syndrome and force of articulation. *Aphasiology*. 2014;*28*(4):471-89.

35

Transtornos alimentares

Eduardo Wagner Aratangy

PONTOS-CHAVE

- O que são e quais são os transtornos alimentares.
- Quais são as principais consequências dos transtornos alimentares.
- Como é o tratamento desses transtornos.
- Como é a atuação da equipe multiprofissional nesses quadros.

VINHETA CLÍNICA

Paciente do sexo feminino, de 16 anos, é trazida pela mãe por ter iniciado dieta restritiva e aumentado a atividade física de modo exagerado. Apresenta perda de 10 kg nos últimos 3 meses, parou de menstruar e deixou de participar de eventos sociais, embora mantenha excelentes notas e desempenho no balé. A paciente relata pavor de engordar, insatisfação com o corpo e distorção da imagem corporal. A alimentação e a forma como lida com o corpo são centrais em sua vida, dominando sua rotina. Veste roupas largas para "esconder a barriga" e tem sentido muito frio. Inicialmente recusa tratamento, mas acaba aderindo ao trabalho de imagem corporal na Fisioterapia e à psicoterapia.

Os transtornos alimentares (TA) são caracterizados por uma alteração primária nos hábitos alimentares e em comportamentos relacionados à alimentação, resultando em danos significativos à saúde física e psicossocial do indivíduo acometido. Questões ligadas ao corpo e preocupações excessivas ligadas à comida são características centrais dos TA.

Embora sejam pouco prevalentes (0,4% na anorexia nervosa e 1-1,5% na bulimia nervosa), são de extrema relevância, uma vez que apresentam alta taxa de mortalidade (0,3-3% na bulimia nervosa e 5-20% na anorexia nervosa) e a maior taxa de complicações clínicas entre os transtornos psiquiátricos[1]. O *Manual diagnóstico e estatístico de transtornos mentais* da American Psychiatric Association (DSM-5-TR) descreve critérios diagnósticos para os seguintes transtornos:

- Anorexia nervosa.
- Bulimia nervosa.
- Transtorno da compulsão alimentar.
- Pica.
- Transtorno da ruminação.
- Transtorno da evitação; restrição da ingesta alimentar.
- TA não especificados.
- Outros TA (transtornos ligados a quadros clínicos, vômitos psicogênicos).

Os TA não são decorrentes de um fator causal único, mas se estabelecem na interação entre vulnerabilidades biológicas, psicológicas e sociais. No modelo multidimensional, a interação entre os fatores predisponentes (fatores de risco) e os fatores precipitantes (gatilhos para o início do quadro) está associada ao desenvolvimento dos TA. Já os fatores mantenedores contribuem para a perpetuação do quadro clínico.

ANOREXIA NERVOSA

A anorexia nervosa (AN) é um TA que acomete principalmente indivíduos do sexo feminino[3] e tem início geralmente entre os 13 aos 20 anos, com pico de incidência aos 16 anos.

O quadro clínico frequentemente se desenvolve após uma dieta, motivada pela insatisfação com o peso ou a imagem corporal. O paciente passa a ter mudanças significativas do comportamento alimentar, restringindo grupos alimentares específicos e/ou a quantidade de alimentos ingeridos. Também é comum o uso de métodos para acelerar a perda de peso, tais quais laxantes, diuréticos, vômitos autoinduzidos, exercício físico excessivo etc.

Embora o paciente apresente acentuada perda de peso, a vivência que possui de seu corpo frequentemente não corresponde à realidade: queixa-se de estar gordo ou que, apesar de ter emagrecido, algumas partes do corpo como abdômen, glúteos, quadris etc. precisam ser reduzidas. Ou seja, há uma distorção da imagem corporal, na qual o paciente se percebe muito maior do que de fato é. Além disso, há um medo intenso de ganhar peso, e a necessidade de controle sobre o corpo se faz presente a todo momento.

As preocupações com o peso e a alimentação passam a ser centrais na vida do paciente com anorexia. Em decorrência disso, ele gradativamente se ocupa menos com a convivência social, atividades acadêmicas, laborais, relações amorosas, familiares etc., restringindo de forma importante o seu campo vivencial. Diversas são as alterações clínicas que podem ser encontradas ao longo do curso da patologia. Com a renutrição e manutenção da eutrofia, tais achados tendem a regredir/normalizar (Quadro 1).

A evolução na AN é variável: cerca de 60% evoluem com remissão dos sintomas e recuperação completa; 20 a 30% evoluem com alternância entre períodos de melhora e recidiva; 10% a 20% cursam com cronificação ou refratariedade do quadro[4]. As comorbidades são frequentes, sendo a depressão a mais prevalente (entre 50% e 70% para AN), seguida pelos transtornos ansiosos (65%)[5]. A prevalência, ao longo da vida, de transtorno obsessivo-compulsivo (TOC) varia de 10% a 62%. Abuso e dependência de substâncias ocorrem em 18%. Entre os transtornos de personalidade, os do *cluster C* são predominantes[1].

O tratamento da AN é primordialmente multidisciplinar, sendo a equipe mínima composta por nutricionista, psicólogo e psiquiatra. Nenhuma medicação se mostrou eficiente para o tratamento da AN pura até o momento. No entanto, na presença de comorbidades, o tratamento farmacológico muitas vezes se faz necessário. O objetivo do tratamento nutricional é, além da renutrição, auxiliar o paciente a retomar padrões alimentares saudáveis. A restauração do peso em si não é sinônimo de cura na AN, e o suporte psicológico visa auxiliar o paciente tanto a lidar com as crenças distorcidas a respeito do peso e corpo quanto a ampliar seu universo vivencial, apropriando-se novamente das outras esferas de sua vida.

BULIMIA NERVOSA

A bulimia nervosa (BN) é um TA um pouco mais frequente que a AN e acomete principalmente indivíduos do sexo feminino[3]. Acomete principalmente adolescentes e adultos jovens, com pico de incidência aos 20 anos. Profissionais que trabalham com o corpo (atletas, modelos, bailarinos etc.) e na área da saúde apresentam maior risco de desenvolver o transtorno.

O paciente com BN em geral apresenta importante insatisfação com sua imagem corporal, além de grande preocupação quanto ao ganho de peso. Por esse motivo, começa uma dieta restritiva, cortando alimentos que julga proibidos, embora com menos obstinação do que os pacientes com AN[6].

As restrições alimentares predispõem o paciente a sentir uma grande vontade de comer e a um descontrole no qual ele ingere uma grande quantidade de alimentos, rapidamente, em um curto espaço de tempo. Esse comportamento é chamado de compulsão alimentar[4].

Sentimentos de culpa sobrevêm à quebra da dieta ao qual o paciente havia se proposto, bem como ao mal-estar físico e psíquico pela grande quantidade de alimentos ingeridos. Nesse cenário, o paciente faz uso de métodos compensatórios (vômitos provocados, uso de laxantes, diuréticos, inibidores do apetite, atividade física intensa etc.) na tentativa de impedir o ganho de peso[4].

Embora possa trazer alívio momentâneo, o uso de métodos compensatórios é geralmente visto pelo paciente como algo errado, algo a se envergonhar. A ansiedade aumenta, a autoestima diminui e o paciente volta às dietas restritivas, entrando em um ciclo vicioso. Além da restrição alimentar, outros gatilhos predispõem aos episódios de compulsão, como frustrações, problemas em relacionamentos interpessoais, sentimentos de tristeza, ansiedade, raiva, tédio etc.[4].

Além disso, os episódios de compulsão alimentar podem ser desordenados, com mistura bizarra de alimentos, ingestão de alimentos frios, crus (com alimentos que normalmente só são ingeridos após o cozimento) e que, muitas vezes, pela voracidade com que são ingeridos, não chegam a ser sequer mastigados[4,6,7]. As complicações clínicas são geralmente observadas em pacientes que apresentam grande número de episódios compulsivos e uso frequente de métodos compensatórios.

Como na AN, o curso da bulimia é bastante variável. Cerca de 60% dos pacientes obtêm uma recuperação favorável, 30% têm uma melhora parcial do

Quadro 1 Principais complicações clínicas da anorexia nervosa e da bulimia nervosa

Pele e anexos	Pele seca, unhas quebradiças, queda de cabelo, crescimento de lanugo, perdas dentárias.
Trato gastrintestinal	Constipação intestinal, dor abdominal, esofagite, esôfago de Barrett.
Cardiovasculares	Bradicardia, diminuição da pressão arterial, alterações no intervalo QT, insuficiência cardíaca, arritmias (principal causa de óbito).
Hematológicas	Anemia, leucopenia, trombocitopenia.
Renais	Edema, insuficiência renal, cálculo renal.
Eletrólitos	Hipocalemia, hiponatremia, hipoglicemia, desidratação.
Reprodutivas	Amenorreia, infertilidade, atraso do desenvolvimento sexual.
Osteomusculares	Osteopenia, osteoporose.

quadro e 10% evoluem de forma crônica e refratária[4]. Entre as comorbidades, a mais observada na BN é a depressão, com prevalência entre 36-58%[1]; em seguida, o abuso de substâncias psicoativas, com prevalência de 30-38%. A prevalência de transtornos de personalidade é maior na BN em comparação com a AN, sobretudo os do *cluster B*, sendo o transtorno de personalidade *borderline* o mais prevalente (25,4%).[7]

O tratamento também deve ser feito por uma equipe multidisciplinar com psiquiatra, nutricionista e psicólogo. Antidepressivos, sobretudo inibidores seletivos da recaptação de serotonina (ISRS), são eficazes na diminuição dos episódios compulsivos. O mais utilizado é a fluoxetina, em dose 60-80 mg/dia. O topiramato também é uma alternativa, na dose de 25-600 mg/dia. A psicoterapia com enfoque cognitivo-comportamental é a que possui maior evidência para os pacientes com BN[7].

TRANSTORNO DA COMPULSÃO ALIMENTAR

O transtorno da compulsão alimentar (TCA) é o TA mais comum na população, com prevalência estimada entre 1,5% e 4,5% na população. É o que afeta de maneira mais semelhante homens e mulheres, sendo que, para cada 10 pessoas, 6 são do sexo feminino e 4 do sexo masculino[4].

O quadro clínico se caracteriza pela presença de episódios recorrentes de compulsão alimentar, semelhantes aos presentes na BN. No entanto, no TCA o indivíduo não recorre ao uso de métodos compensatórios para evitar o ganho de peso. O início ocorre normalmente na adolescência, e em geral cursa tanto com tentativas de dietas quanto compulsões alimentares, acarretando oscilações frequentes no peso[1].

Como na BN, o paciente pode sentir-se alheio a si durante os episódios de compulsão alimentar. Estes são frequentemente seguidos por sentimentos como culpa, vergonha e raiva, uma vez que o paciente não consegue controlar esse comportamento. É comum que esses pacientes procurem o conforto da comida tanto após frustrações como em momentos de celebração[4].

Comorbidades psiquiátricas com transtornos afetivos, transtornos ansiosos, dependência de substâncias e transtorno de personalidade são relatadas. Entre as comorbidades clínicas, as principais são as relacionadas à obesidade, como hipertensão arterial, diabetes, dislipidemia etc.[7].

Embora nem todo obeso apresente TCA, quanto mais obeso for o indivíduo, maior a chance de ele ter diagnóstico de TCA. A prevalência de TCA nos obesos grau 2 (IMC entre 35 e 40 kg/m^2) é de cerca de 30%, enquanto em obesos grau 3 (IMC > 40 kg/m^2) é de cerca de 40%. A frequência das compulsões está diretamente associada à obesidade[4].

Da mesma forma que na AN e BN, o tratamento é multidisciplinar. O tratamento farmacológico é necessário na presença de comorbidades, tanto clínicas como psiquiátricas. Analogamente à BN, o tratamento específico das compulsões alimentares pode ser feito com antidepressivos e/ou topiramato. A sibutramina, agente promotor de saciedade, pode ser uma escolha no auxílio à perda de peso, porém está associada a efeitos colaterais importantes que podem contraindicar seu uso em situações específicas. As terapias cognitivo-comportamentais apresentam boas evidências para o TCA. O tratamento nutricional visa tanto à melhora dos episódios compulsivos quanto à melhora dos parâmetros clínicos alterados, quando presentes[7].

Melhores resultados são alcançados quando há, além da promoção de comportamentos alimentares mais saudáveis, uma mudança geral no estilo de vida do paciente, envolvendo atividades físicas regulares, regularização o sono, ampliação do espectro de atividades de lazer etc.[4].

PAPEL DA EQUIPE MULTIDISCIPLINAR

Os TA impactam aspectos familiares, psicológicos, sociais, culturais, ocupacionais, relacionais, comunicacionais, motores e de autoimagem corporal. Por se tratar de quadros tão complexos e multifacetados, podem e devem ser tratados pelas mais diversas áreas da saúde, incluindo a fonoaudiologia, terapia ocupacional, fisioterapia, assistência social e odontologia. Na maioria dos serviços existentes, infelizmente, a assistência se limita a psicólogos, nutricionistas e médicos.

SUGESTÕES PARA APROFUNDAR

Alguns filmes ilustram bem as vivências dos pacientes com TA:

- *Anorexia: a ilusão da beleza* (2014, direção: Tara Miele)
- *Cisne negro* (2011, direção: Darren Aronofsky)
- *Corpo perfeito* (1997, direção: Douglas Barr)
- *For the love of Nancy* (1994, direção: Paul Schneider)
- *Dying to dance* (2001, direção: Mark Haber)
- *Kate's secret* (1986, direção: Arthur Allan Seidelman)
- *Maus hábitos* (2008, direção: Simón Bross)
- *O mínimo para viver* (2017, direção: Marti Noxon)
- *Thin* (2006, direção: Lauren Greenfield)

REFERÊNCIAS BIBLIOGRÁFICAS

1. American Psychiatry Association. Manual diagnóstico e estatístico de transtornos mentais, 5ª edição - texto revisado (DSM-5-TR). Porto Alegre: Artmed; 2023.
2. Appolinario JC, Claudino AM. Transtornos alimentares. Rev Bras Psiquiatr. 2000;22(Supl II):28-31.
3. Aratangy EW, Buonfiglio HB. Como lidar com os transtornos alimentares. São Paulo: Hogrefe; 2017.
4. Cordás TA. Transtornos alimentares. Rev Psiquiatr Clin. 2004;31(4):149.
5. Miguel EC, Gentil V, Gattaz WF, editores. Clínica psiquiátrica. 1. ed. Barueri: Manole; 2011.
6. Morgan CM, Vecchiatti IR, Negrão AB. Etiologia dos transtornos alimentares: aspectos biológicos, psicológicos e socioculturais. Braz J Psychiatry. 2002.
7. Yager J, Powers PS. Manual clínico de transtornos da alimentação. Porto Alegre: Artmed; 2018.

36
Demências

Ricardo Vieira Nasser

PONTOS-CHAVE

- O envelhecimento populacional e o aumento do número de indivíduos com demência reforçam a necessidade de diagnóstico e intervenção precoces.
- Conhecer os principais quadros demenciais.
- Compreender a importância e contribuição da equipe multiprofissional na abordagem de pacientes com demência.
- As intervenções não farmacológicas, como fonoaudiologia, fisioterapia, terapia ocupacional e serviço social, são primordiais no tratamento das demências.
- O manejo não farmacológico e as terapias farmacológicas visam minimizar os efeitos incapacitantes do declínio cognitivo, funcional e sintomas neuropsiquiátricos.

VINHETA CLÍNICA

Uma senhora de 62 anos, do lar, com 11 anos de escolaridade, vem acompanhada da filha para avaliação neuropsiquiátrica após episódios de confabulações. Nos últimos 4 anos, a filha vem percebendo que a paciente estava mais esquecida, não lembrava onde guardava objetos, estava repetitiva e irritada, não tendo apresentado essas alterações anteriormente. No último ano, os sintomas se agravaram, e a paciente tem apresentado maior dificuldade nas atividades instrumentais de vida diária, como cozinhar e limpar a casa. Também vem "inventando histórias" – conta episódios que nunca aconteceram. No exame neurológico, apresenta afasia importante, com dificuldade em nomear partes do corpo e objetos de uso comum, e frequentemente trocava palavras por equivalentes semânticos. Foi submetida a teste de rastreio cognitivo e encaminhada ao hospital dia de psiquiatria geriátrica para concluir a investigação diagnóstica. Ver no Quadro 1 as avaliações realizadas pela equipe. Foram realizados exames de neuroimagem e laboratoriais.

A paciente foi diagnosticada com demência por doença de Alzheimer pré-senil, com importante acometimento das funções de memória, linguagem e executiva. Posteriormente foi realizado novo plano terapêutico: orientação familiar, terapia farmacológica e não farmacológica, reabilitação cognitiva, fisioterapia motora, treinamento e manejo de cuidados, suporte ao cuidador e familiares, modificação de rotina e ambiente.

Quadro 1 Avaliações da equipe multidisciplinar

Neuropsicologia	Fluência consistentemente baixa, logopênica e gramatical; memória verbal e operacional abaixo da média para idade e escolaridade; déficit global em aprendizagem auditivo-verbal; prejuízo nas funções executivas.
Fonoaudiologia	Discurso reduzido e desorganizado, dificuldade de acesso semântico-lexical, com presença de circunlóquios, anomia, paráfrase e parafasias semânticas.
Nutrição	62,8 kg; altura: 1,60 m/ IMC: 24,53 kg/m^2. Perda de peso significativa desde 2021, cerca de 40 kg. Paciente sem necessidade de suplementação.
Serviço Social	Convocação de esposo e filhos devido a divergência importante em relação às avaliações realizadas e aos dados fornecidos por familiares. Suspeita de negligência familiar e perda de peso por baixa ingesta calórica.
Fisioterapia	Déficit de equilíbrio estático e dinâmico, com alto risco de queda e déficit de coordenação motora.
Funcional – Terapia ocupacional	Divergência importante em relação aos cuidadores e familiares, tendo pouca percepção dos déficits e levando a maior vulnerabilidade; DAFS-BR 25/106.

DAFS: Avaliação Direta de Funcionalidade.

TRATAMENTO

O tratamento não farmacológico dos sintomas comportamentais e psicológicos na demência deve ser sempre a primeira tentativa terapêutica para minimizar os efeitos adversos relacionados às condutas medicamentosas, em especial os relacionados ao uso de antipsicóticos. Lembrando que a abordagem não farmacológica deve ser mantida durante todo o processo terapêutico do paciente. O tratamento farmacológico pode variar conforme o quadro demencial do paciente. As medicações usadas para o tratamento dos sintomas cognitivos são os inibidores da colinesterase (donepezila, rivastigmina e galantamina) e a memantina, muitas vezes utilizadas em pacientes com doença de Alzheimer, demência vascular e demência com corpos de Lewy. Na demência frontotemporal, não há tratamento modificador do curso da doença, e as intervenções não farmacológicas e farmacológicas podem ser empregadas no manejo sintomático[1].

INTRODUÇÃO

Estima-se que em 2050 cerca de 152 milhões de pessoas terão demência, ou um novo caso a cada três segundos. Há uma alta estimativa de casos não diagnosticados – no Brasil, aproximadamente 800 mil pessoas –, segundo dados recentes[1]. As síndromes cognitivas são diagnósticos clínicos e podem ser divididas em: declínio cognitivo subjetivo (DCS), comprometimento cognitivo leve (CCL) e demência. Entre os diversos tipos existentes de quadros demenciais, é importante destacar quatro: demência por doença de Alzheimer (DA), demência vascular (DV), demência com corpos de Lewy (DCL) e demência frontotemporal (DFT).

PAPEL DA FONOAUDIOLOGIA, DA FISIOTERAPIA, DA TERAPIA OCUPACIONAL E DO SERVIÇO SOCIAL

Fonoaudiologia

A disfagia acontece em muitos pacientes em fase tardia da doença, fator de risco importante para broncopneumonia e uma das principais causas de mortalidade[2]. É comum pacientes com demência apresentarem distúrbios na comunicação, seja ela linguística ou não linguística. Algumas características são mais comuns, como nomeação, discurso repetitivo, conteúdo da linguagem afetado antes da forma, déficits no raciocínio verbal, conhecimento semântico e pragmático afetados antes do fonológico e do sintático, entre outros. É importante investir na adaptação das habilidades de comunicação do acompanhante e/ou cuidador. A intervenção nos distúrbios de memória, fala e deglutição é necessária e impacta no tratamento do paciente promovendo maior qualidade de vida[3].

Fisioterapia

A fisioterapia está envolvida na prevenção e gestão de diferentes situações de cuidado e alterações funcionais. Integra uma abordagem de exercícios para melhora da mobilidade e distúrbios do movimento, prevenção de quedas e treinamento ergonômico e comportamental, entre outros. Mesmo com toda essa abrangência de cuidados, é importante compreender o papel da reabilitação em pacientes com demência para o melhor planejamento do cuidado. A intervenção cognitiva e motora combinada tem se mostrado benéfica para manter a atividade social e a qualidade de vida em pacientes com demência[4].

Terapia ocupacional

Diversos estudos demonstraram que as intervenções não farmacológicas são a primeira linha de tratamento dos distúrbios de comportamento na demência, em que a terapia ocupacional ocupa um lugar importante nos cuidados desses pacientes[5]. Os terapeutas ocupacionais têm um papel importante na avaliação cognitiva para o desempenho das atividades diárias. Dessa forma, oferecem aos indivíduos um repertório de atividades, podendo melhorar a qualidade de vida e o bem-estar da pessoa com demência e, ao mesmo tempo, aliviar a sobrecarga e melhorar a qualidade de vida e o bem-estar de seus cuidadores. É importante a identificação de habilidades preservadas e planejar um ambiente que facilite o exercício dessas habilidades, possibilitando maior engajamento[6].

Serviço social

O serviço social é entendido como uma prática social que se desenvolve com responsabilidade social, solidariedade social junto aos sujeitos, aos seus direitos individuais, junto à humanidade, aos seus direitos coletivos, prospectivos e de bem-estar. O envelhecimento deve ser um processo de sociabilidade, assim o serviço social se mostra como incentivador e auxilia na viabilização das redes de relações sociais e familiares. É importante definir um conjunto de práticas e ações que buscam propor melhorias nas condições de vida desses indivíduos, sobretudo daqueles que se encontram em situação de vulnerabilidade ou fragilidade social[7].

SUGESTÕES PARA APROFUNDAR

Sites e redes sociais

- ABRAz – Associação Brasileira de Alzheimer: https://abraz.org.br/
- AOTA – American Occupational Therapy Association: https://www.aota.org/
- GNCC – Grupo de Neurologia Cognitiva e do Comportamento: https://www.fm.usp.br/neurologia/grupos/grupo-de-neurologia-cognitiva-e-do-comportamento
- IPq-HCFMUSP – Instituto de Psiquiatria do Hospital das Clínicas da Faculdade de Medicina da Universidade de São Paulo: https://ipqhc.org.br/
- PROTER – Programa Terceira Idade – Instagram: @proter.ipq
- Reab: https://www.reab.me/

Leitura sugerida

- Mace NL, Rabins PV. The 36-Hour Day: A Family Guide to Caring for People Who Have Alzheimer Disease, Other Dementias, and Memory Loss. Johns Hopkins University Press; 2017.
- Guia Prático de Direitos da Pessoa Idosa. São Paulo: UNESP, PROEX; 2013.
- Gwyther LP. Cuidados com portadores da doença de Alzheimer. 1985.
- Meirelles KRAC. Desenvolvimento de cartilha de cuidados fonoaudiológicos para pacientes com Alzheimer. [Internet]. [acesso em outubro de 2023]. Disponível em: https://www.nucleodoconhecimento.com.br/saude/cuidados-fonoaudiologicos

REFERÊNCIAS BIBLIOGRÁFICAS

1. Caramelli P, Marinho V, Laks J, Coletta MVD, Stella F, Camargos EF, et al. Tratamento da demência: recomendações do Departamento Científico de Neurologia Cognitiva e do Envelhecimento da Academia Brasileira de Neurologia. Dement Neuropsychol. 2022;16(3 suppl 1):88-100.
2. Langmore SE, Olney RK, Lomen-Hoerth C, Miller BL. Dysphagia in patients with frontotemporal lobar dementia. Arch Neurol. 2007;64(1):58-62.
3. Mac-Kay A, Assencio-Ferreira VJ, Ferri-Ferreira T. Afasias e demências: avaliação e tratamento fonoaudiológico. Santos; 2003.
4. Sterke S, Nascimento da Cunha AP, Oomen H, Voogt L, Goumans M. Physiotherapy in nursing homes. A qualitative study of physiotherapists' views and experiences. BMC Geriatr. 2021;21(1):150.
5. Chen RC, Liu CL, Lin MH, Peng LN, Chen LY, Liu LK, et al. Non-pharmacological treatment reducing not only behavioral symptoms, but also psychotic symptoms of older adults with dementia: a prospective cohort study in Taiwan: Non-pharmacological intervention for dementia. Geriatr Gerontol Int. 2014;14(2):440-6.
6. Piersol CV, Jensen L, Lieberman D, Arbesman M. Occupational therapy interventions for people with Alzheimer's disease. Am J Occup Ther. 2018.
7. Carvalho MILB. Ética, serviço social e responsabilidade social: o caso das pessoas idosas. Katálysis. 2011;14(2):239-45.

37
Delirium

Nathan Breseghello Cavenaghi
Vitor Breseghello Cavenaghi
Chei Tung Teng

PONTOS-CHAVE

- *Delirium* é um quadro confusional agudo, caracterizado por flutuação em nível de consciência, déficit cognitivo e atencional.
- Possui alta prevalência e muitas vezes é subdiagnosticado.
- Apresenta grande associação com piores desfechos clínicos.
- Medidas não farmacológicas são muito importantes na prevenção e no tratamento.
- A equipe multiprofissional tem papel fundamental na identificação, na prevenção e no tratamento do quadro.

VINHETA CLÍNICA

Otávio, de 77 anos, é viúvo e mora com a filha. Tem esquecimentos de acontecimentos recentes, já não consegue preparar as próprias refeições nem ir mais ao supermercado e cuidar de seu orçamento, recebendo o auxílio da filha para essas atividades. Tem diagnóstico de hipertensão arterial sistêmica e *diabetes mellitus* tipo 2, miopia, além do diagnóstico, há 2 anos, de doença de Alzheimer.

Otávio faz uso de metformina, losartana, hidroclorotiazida e donepezila, faz uso de óculos e estava com seus exames controlados na última consulta de rotina. Passou a apresentar tosse e ficar mais prostrado e foi levado para o hospital pela filha. Foram feitos exames laboratoriais que evidenciaram quadro de pneumonia. Foram prescritas para casa amoxicilina e dipirona e o paciente foi liberado.

Após 2 dias, Otávio estava mais confuso, despertando no meio da noite, ainda com tosse, e sua filha percebeu que ele estava com febre. Decidiu levá-lo novamente ao hospital, e o plantonista viu que Otávio estava com sepse: taquicardia, frequência respiratória elevada e febre, além do quadro de pneumonia.

Foi levado para a sala de emergência, onde foi feito o protocolo para sepse, com hidratação e antibioticoterapia intravenosa. Após 2 dias na sala de emergência, com melhora dos sinais vitais e exames laboratoriais, Otávio foi transferido para a enfermaria.

Na enfermaria, a equipe que ficava durante o dia notou que o paciente ficava muito sonolento, mal respondia aos chamados. A equipe do turno da noite notou que, desperto, ele arrancou o acesso venoso, querendo se levantar da cama, com um discurso que não fazia sentido. Em discussão de equipe, pensou-se na hipótese de *delirium*.

Foram então coletados exames laboratoriais que indicavam que Otávio estava com hiponatremia (quantidades baixas de sódio no sangue), as medidas para reposição foram feitas, e o distúrbio foi corrigido em 2 dias. A equipe conversou com a filha do paciente, para que ela ficasse junto a ele (antes ela saía durante o dia para trabalhar), e foi pedido que ela trouxesse os óculos de Otávio e um calendário. Foi colocado, ainda, um relógio no quarto. O ambiente tinha janela, e foi cuidado para que ela ficasse aberta durante o dia (antes ficava fechada, porque o paciente dormia de dia).

Com o passar dos dias e pelas medidas instituídas, Otávio apresentou melhora da confusão e agitação, passou a dormir durante a noite, e apenas em duas ocasiões precisou receber medicação (haloperidol intramuscular) e ser contido pontualmente. Após 14 dias desde a entrada no hospital, com o término do antibiótico, exames dentro da normalidade e sinais vitais estáveis, além do controle do quadro de *delirium*, Otávio recebeu alta.

INTRODUÇÃO

O *delirium* é um quadro neurocognitivo comum, caracterizado sobretudo por flutuação no nível de consciência ao longo do dia, déficits na atenção e na cognição e de origem aguda[1]. É encontrado principalmente em pacientes com comorbidades, hospitalizados ou em instituições de longa permanência, associado a um pior desfecho clínico[2]. Seu diagnóstico muitas vezes é dificultado pela flutuação do quadro e semelhança com outras condições clínicas e psiquiátricas[2].

Sabendo que algumas medidas de cuidados relativamente simples podem impactar tanto na prevenção quanto no seu desfecho, o objetivo deste capítulo é fornecer uma visão geral sobre o quadro, sua prevalência, identificação e medidas que podem ser implementadas visando à sua prevenção e orientações úteis no tratamento.

EPIDEMIOLOGIA

No hospital geral, o *delirium* atinge de 10% a 45% dos pacientes. Em algumas populações específicas, como os idosos, a prevalência pode ser de 25% a 60%. Em pacientes em unidades de terapia intensiva, a prevalência pode chegar a 80% e, em pacientes terminais, esse número pode chegar a 85%.

As populações mais atingidas são idosos, pessoas com doenças graves ou no pós-operatório, politraumatizados, pacientes com demência (doença de Alzheimer, demência vascular, mista, corpúsculos de Lewy ou frontotemporal) ou comprometimento cognitivo prévio, e ainda aqueles que precisaram de intubação orotraqueal e ventilação assistida.

Muitas vezes o *delirium* não é identificado e pode ser confundido com demência, depressão, esquizofrenia ou erroneamente como parte do próprio envelhecimento.

ETIOLOGIA

A instalação do quadro sempre acontece a partir de alguma doença orgânica, que gera alterações que levam ao surgimento do *delirium*. É importante ressaltar que essa doença pode ser de conhecimento da equipe assistente ou não. Entre as causas ou disfunções orgânicas mais associadas ao surgimento do *delirium*, estão[2]:

- Doenças infecciosas.
- Doenças tóxico-metabólicas.
- Doenças do sistema nervoso central.
- Abuso ou abstinência de substâncias.
- Uso de polifarmácia e alguns medicamentos específicos (por exemplo, benzodiazepínicos).

FATORES DE RISCO

Fatores de risco não modificáveis[3]:

- Idade ≥ 65 anos.
- Comprometimento cognitivo.
- Comorbidades.
- Condição clínica atual grave.
- Fratura atual do fêmur.

Fatores de risco modificáveis[3]:

- Desidratação.
- Polifarmácia.
- Imobilização.
- Comprometimento sensorial (pode estar sem óculos ou aparelho auditivo).
- Interrupções do ciclo sono-vigília.
- Dor.
- Constipação.
- Ruídos e excesso de estímulos.
- Mudanças de equipe e ambiente.
- Ausência de acompanhante.

QUADRO CLÍNICO

O quadro clínico em geral se instala em horas ou dias, é caracterizado por flutuações no nível de consciência, dificuldade em manter a atenção voluntária e dificuldades cognitivas[1,2].

É comum que esses pacientes apresentem confusão mental e desorientação – não sabendo onde estão, quem são as pessoas ao seu redor, período do dia – e um discurso desorganizado. Diante da flutuação do quadro, isso pode acontecer em alguns momentos do dia e melhora em outros. Muitas vezes a piora acontece no período noturno, embora isso não seja uma regra. Como a flutuação do nível de consciência também ocorre, o paciente pode alternar períodos de agitação intensa com períodos de normovigilância ou sonolência profunda.

Diante da confusão mental e agitação, os pacientes têm um risco aumentado de se colocarem em situações de risco, como retirar acessos e sondas, risco de queda, risco de fuga e até comportamentos suicidas, como reações de vivências confusionais aterrorizantes ou depressivas. Esse tipo de comportamento gera desgaste para o paciente, familiares e equipe assistencial, e muitas vezes, para evitar riscos a si próprios, são contidos em leito – o que pode piorar ainda mais o quadro.

Não é incomum que os pacientes apresentem ilusões e alucinações. Ilusões são distorções da percepção. Por exemplo, achar que um travesseiro é um animal, que um soro é uma cobra.

Alucinações visuais e auditivas são percepções irreais. Por exemplo, falar que há pessoas ou animais no quarto onde não existe nenhum outro objeto que possa ser confundido ou interpretado de forma distorcida. O indivíduo pode ouvir vozes e barulhos não ouvidos por outras pessoas.

O *delirium* pode durar semanas, mesmo após a melhora do quadro clínico que o precipitou e com as medidas adjuvantes de cuidado. Muitos desses pacientes terão sintomas cognitivos, alterações da memória e organização, persistentes por meses após a resolução do quadro.

Ainda, o paciente com *delirium* tem internações mais prolongadas, maior risco de declínio funcional e cognitivo, maior risco de institucionalização, maior risco de óbito durante a vigência do quadro e mesmo após meses da resolução.

PREVENÇÃO E TRATAMENTO

Em estudo realizado por Inouye et al.[4], uma série de medidas não farmacológicas esteve associada significativamente na diminuição da incidência de *delirium* e na duração do quadro. Cerca de 30% dos casos de *delirium* podem ser prevenidos. Dessa forma, muitas medidas não farmacológicas[3-5] associadas à prevenção de *delirium* também constituem pilares fundamentais em seu tratamento. Entre elas estão:

- Ambiente calmo e confortável: favorecer que o paciente esteja nesse tipo de ambiente.
- Sem ruídos e estímulos excessivos: minimizar o ruído de aparelhos de monitorização, conversas de equipe próximas ao leito do paciente, controle de excesso de luzes, sobretudo à noite.
- Orientação: permitir que o paciente tenha acesso à luz natural, para que se oriente em relação a dia e noite, ou propiciar acesso a calendário e relógio. Fazer orientação verbal sempre que possível.
- Acompanhantes: permitir a presença ou o contato com familiares e amigos, ou mesmo de cuidador em tempo integral junto ao paciente.
- Minimizar mudanças de ambiente.
- Minimizar mudanças na equipe assistencial.
- Permitir sono sem interrupções: cuidar para que exames, aferições, medicações e procedimentos não interrompam o sono do paciente durante a noite.
- Janela e luminosidade: boa parte de nossa orientação se deve à luz solar, portanto a disponibilidade de janela no quarto e a abertura dela durante o dia também são medidas importantes de orientação.
- Permitir o uso de óculos e aparelho auditivo se necessário.
- Mínimo de contenção física possível: sabendo que em alguns momentos ela pode ser necessária, para evitar que o paciente se coloque em risco, e sabendo que o quadro é flutuante, a contenção pode ser pontual e em casos selecionados.

- Estimular mobilidade: sempre que possível, estimular a deambulação do paciente, com auxílio quando necessário. Em pacientes acamados, fazer mudanças de decúbito para evitar escaras.
- Identificação de dor e desconforto: sempre perguntar/aplicar escalas de dor, para identificação e manejo.
- Identificação de constipação.
- Dieta e hidratação: estar atento à capacidade de comer e deglutição do paciente, estimular hidratação oral sempre que não houver contraindicação, avaliação da fonoaudiologia sempre que haja fatores de risco para disfagia.
- Alucinações e ilusões: tentar tranquilizar o paciente e adotar postura neutra, sem confrontar ou confirmar.
- Evitar cateteres e sondas sempre que possível.

PAPEL DA EQUIPE ASSISTENCIAL

A equipe de cuidado do paciente tem papel fundamental tanto na identificação do quadro quanto no seu tratamento. Sabendo da flutuação do quadro ao longo do dia, e às vezes até de maneira abrupta, o que um profissional vê pode ser absolutamente diferente daquilo que o outro vê. Posto isso, o diálogo entre a equipe é fundamental para a identificação precoce do quadro e adoção de medidas para controle.

Sabendo ainda que parte fundamental tanto na prevenção como no tratamento do quadro envolve medidas não farmacológicas, o conhecimento delas por toda a equipe assistencial é muito importante para aumentar as chances de melhor prognóstico para o paciente. Uma vez ciente dessas medidas, a elaboração de protocolos de assistência pode auxiliar que as unidades hospitalares, ou mesmo instituições de longa permanência, tenham menores incidências de *delirium*.

SUGESTÕES PARA APROFUNDAR

Leitura

- Chróinín DN, Alexandrou E, Frost SA. Delirium in the intensive care unit and its importance in the post-operative context: a review. Front Med (Lausanne). 2023;10:1071854.
- Francis Jr J. Delirium and acute confusional states: prevention, treatment, and prognosis. Waltham: UpToDate; 2019.

Vídeo

- Western Australian Clinical Training Network. Simulation scenario - delirium care: https://www.youtube.com/watch?v=Ovik1yVzSt4

REFERÊNCIAS BIBLIOGRÁFICAS

1. American Psychiatric Association. Anxiety disorders. In: American Psychiatry Association. Manual diagnóstico e estatístico de transtornos mentais, 5ª edição - texto revisado (DSM-5-TR). Porto Alegre: Artmed; 2023.
2. Almeida Lima e Silva LF, Santos Junior A. Delirium (estado confusional agudo). In: Botega NJ, organizador. Prática psiquiátrica no hospital geral: interconsulta e emergência. 4. ed. Porto Alegre: Artmed; 2017.
3. National Institute for Health and Care Excellence. Delirium: prevention, diagnosis and management in hospital and long-term care. In: NICE Guidelines. Londres: NICE; 2023.
4. Inouye SK, Bogardus ST Jr, Charpentier PA, Leo-Summers L, Acampora D, Holford TR, et al. A multicomponent intervention to prevent delirium in hospitalized older patients. N Engl J Med. 1999;340(9):669.
5. Clegg A, Siddiqi N, Heaven A, Young J, Holt R. Interventions for preventing delirium in older people in institutional long-term care. Cochrane Database Syst Rev. 2014:(1):CD009537.

38

Transtornos do sono: apneia obstrutiva do sono e insônia

Léo Paulos-Guarnieri
Ila Marques Porto Linares
Renatha El Rafihi-Ferreira

PONTOS-CHAVE

- Apneia obstrutiva do sono e insônia.
- Equipe multidisciplinar.
- Higiene do sono.
- Controle de estímulos.
- Pressão positiva contínua nas vias aéreas (CPAP – *continuous positive air pressure*).

VINHETA CLÍNICA

Antônio tem 60 anos, 100 kg e mora junto com a esposa. Todo dia trabalha fora de casa, saindo às 6 horas e retornando às 16 horas. Durante o dia, sempre se sente cansado, com sono, sem atenção, foco e motivação com o que está fazendo no trabalho. Todo dia, depois de voltar para casa, começa a se sentir ansioso perto do momento de dormir. Fica se preocupando se terá mais uma noite difícil. Antônio acha que tem um sono de péssima qualidade, e sempre que não consegue dormir como esperado tem certeza de que o dia seguinte será um fracasso. Quando volta mais cedo do trabalho, tenta forçar sonecas na cama, às vezes com sucesso, mas outras vezes passa horas na cama sem conseguir pegar no sono. Quando não consegue adormecer, fica mexendo no celular e pensando na vida, deitado na cama. Mesmo quando Antônio conseque iniciar o sono, quase todas as noites desperta no meio da noite, com queixa de boca seca. Quando acorda mais cedo do que o planejado, prefere ficar na cama, para tentar dormir de novo. Sua esposa sempre reclama que ele ronca muito e que às vezes, depois de um ronco mais intenso, parece ficar algum tempo sem respirar. Sua esposa fala que é impossível dormir perto dele, e às vezes brigam. A casa que os dois compartilham é muito pequena, com espaço somente para uma cama e uma cozinha, além do banheiro, que é um lugar separado, o que deixa os dois ainda mais próximos. Por se sentir desgastado por causa da sonolência, da fadiga durante o dia e das noites mal dormidas, Antônio decidiu buscar orientações para melhorar a situação. Conversando com os profissionais da saúde, suspeitou-se de que os sintomas eram semelhantes com os de transtorno da insônia e com a apneia obstrutiva do sono. Desse modo, foram fornecidas orientações sobre a higiene do sono, o controle de estímulos e a pressão positiva contínua nas vias aéreas (CPAP).

DESCRIÇÃO BREVE DOS TRATAMENTOS DISPONÍVEIS

Higiene do sono

Trata-se de um conjunto de recomendações sobre o ambiente e comportamentos que favorecem o adormecer[1]. É importante pensar nessas recomendações de forma individualizada.

Quadro 1 Recomendações da higiene do sono

Ambiente do sono	Ambiente: escuro, silencioso, temperatura confortável, camas, roupas de camas e roupas de dormir confortáveis.
Iluminação	Expor-se ao sol, preferencialmente de manhã.
	Reduzir a iluminação do ambiente ao escurecer no final do dia.
	Evitar o uso de eletrônicos em torno de 1 hora antes de deitar-se.
Rotina durante o dia	Manter regularidade nos horários de dormir e acordar.
	Manter regularidade nas atividades ao longo do dia.
	Realizar exercícios físicos, preferencialmente de manhã.
	Evitar cochilos ao longo do dia o máximo possível.
Rotina durante a noite	Ter uma rotina entre 30 e 40 minutos antes de dormir, com uma sequência de comportamentos que terminam com a pessoa na cama.
	Recomendado: fazer um lanche leve, tomar banho em temperatura confortável, leitura ou música relaxante.
	Evitar: usar eletrônicos antes de dormir, forçar o sono por muito tempo na cama, realizar atividades físicas antes de dormir.
Alimentação e ingestão de substâncias	Não ir para a cama com fome.
	Não fazer refeição pesada. Evitar alimentos ricos em gordura e/ou açúcar, produtos com cafeínas (café, chá preto, energéticos, chocolates), bebidas alcoólicas ou cigarros (nicotina).
	Realizar lanche/janta leve. São recomendados alimentos com fibras, frutas e chás que não contenham cafeína.

Controle de estímulos

Esta técnica sugere que a queixa de insônia é uma resposta condicionada aos fatores dos ambientes (cama e quarto) e do tempo (tempo na cama) associados ao sono[2]. O objetivo é restabelecer a associação entre cama/quarto e sono. Para isso, recomenda-se: a) ir para a cama somente com sono; b) utilizar a cama apenas para dormir e atividade sexual; c) se, após deitar-se, não conseguir adormecer em até 20 minutos, sair da cama e retornar apenas quando sentir sono; d) não cochilar; e) ter regularidade no horário de acordar.

Há situações em que são necessárias adaptações do controle de estímulos. Para idosos, é preciso cuidado ao levantar-se da cama durante a noite, devido ao risco de quedas, por isso pode ser orientada a presença de uma luz fraca que ilumine minimamente o ambiente. Para pessoas com dificuldade de locomoção, fazer mudanças no ambiente que marquem mudanças de horários e iluminação do cômodo. Para pessoas que compartilham quarto, pode ser sugerido reservar a cama para o sono e utilizar outros móveis para outras atividades. Também é possível aumentar a privacidade do ambiente, colocando divisórias, telas ou cortinas.

Pressão positiva contínua nas vias aéreas

Tipo de equipamento utilizado no tratamento da apneia do sono que visa evitar a obstrução da passagem do ar para os pulmões, o que facilita a ocorrência de roncos. O uso da CPAP pode melhorar a qualidade do sono e diminuir os roncos das pessoas com apneia[3], além de poder contribuir na melhora da qualidade de sono subjetiva dos parceiros dos pacientes com apneia[4].

PAPEL DA FONOAUDIOLOGIA, DA FISIOTERAPIA, DA TERAPIA OCUPACIONAL E DO SERVIÇO SOCIAL

As orientações de higiene do sono e do controle de estímulos podem ser recomendadas por diferentes profissionais. Por vezes, essas recomendações contribuem com a melhora das dificuldades em adormecer; entretanto, caso os problemas persistam, recomenda-se a sugestão de um profissional especialista em sono. É importante mencionar a importância do trabalho multidisciplinar. Com suspeitas de queixas de apneia, deve-se encaminhar o paciente para o médico do sono. Da mesma forma para a queixa de insônia, pode-se fazer o encaminhamento para o psicólogo do sono, já que a terapia cognitivo-comportamental é o tratamento padrão-ouro para insônia. Quanto mais integrado e coeso for o trabalho da equipe multidisciplinar, maiores serão os ganhos para o paciente.

A apneia do sono pode envolver alterações anatômicas, morfológicas e funcionais nos órgãos fonoarticulatórios, de modo que o fonoaudiólogo pode contribuir com a reeducação das funções dos grupos musculares que interferem no sistema estomatognático e da língua[5]. Por conta também das alterações nas vias respiratórias, o fisioterapeuta pode auxiliar na adaptação da CPAP e na melhora do condicionamento respiratório dos pacientes.

Terapeutas ocupacionais podem contribuir com pacientes com dificuldades físicas e motoras para sair da cama. Não conseguir sair da cama e baixa atividade durante o dia dificultam o controle de estímulos e as chances de a pessoa dormir. Atividades planejadas e mudanças marcantes no ambiente aumentam a atividade e contribuem com o controle de estímulos.

Para profissionais do serviço social, orientações sobre controle de estímulos e da higiene do sono dependem das condições de moradia dos pacientes. Estar atento a situações como ambientes compartilhados, impossibilidades de diminuir a luminosidade ou a estimulação sonora entre outros contribui para encontrar alternativas para recomendações*.

SUGESTÕES PARA APROFUNDAR

- Bacelar A, Pinto Jr. LR, organizadores. Insônia: do diagnóstico ao tratamento. São Paulo: Associação Brasileira do Sono; 2019.
- RegulaSUS. Resumos clínicos. Síndrome da apneia e hipopneia obstrutiva do sono. Disponível em: https://www.ufrgs.br/telessauders/documentos/protocolos_resumos/pneumologia_resumo_sahos_TSRS_20160321.pdf

REFERÊNCIAS BIBLIOGRÁFICAS

1. Posner D, Gehrman PR. Sleep hygiene. In: Perlis ML, Aloia M, Kuhn B, editores. Behavioral treatments for sleep disorders. Philadelphia: Elsevier; 2011. p. 31-43.
2. Bootzin RR, Perlis ML. Stimulus control therapy. In: Perlis ML, Aloia M, Kuhn B, editores. Behavioral treatments for sleep disorders. Philadelphia: Elsevier; 2011. p. 21-30.
3. Patil SP, Ayappa IA, Caples SM, Kimoff RJ, Patel SR, Harrod CG. Treatment of adult obstructive sleep apnea with positive airway pressure: an American Academy of Sleep Medicine Clinical practice guideline. J Clin Sleep Med. 2019;15(2):335-343.
4. McArdle N, Kingshott R, Engleman HM, Mackay TW, Douglas NJ. Partners of patients with sleep apnoea/hypopnoea syndrome: effect of CPAP treatment on sleep quality and quality of life. Thorax. 2001;56(7):513-8.
5. Rosa EPS, Oliveira SMA, Alves VAM, Barboza PG. Fonoaudiologia e apneia do sono: uma revisão. Revista CEFAC. 2010;12(5):850-8.

* Léo Paulos-Guarnieri recebe fomento à pesquisa da Fundação de Amparo à Pesquisa do Estado de São Paulo (FAPESP).

39

Disfunções sexuais

Lucas Naufal Macedo

PONTOS-CHAVE

- Introdução às disfunções sexuais.
- Prevalência e relevância das disfunções sexuais.
- Disfunções sexuais com etiologia multifatorial.
- Diagnóstico especializado.
- Abordagens fisioterápicas nas disfunções sexuais.

VINHETA CLÍNICA

M. P., 45 anos de idade, em relacionamento estável com o namorado há 10 anos e sexualmente ativa, trouxe como queixa principal em atendimento dor na relação sexual durante a penetração, que teve início após o parto do seu último filho, há 8 anos. Durante a avaliação física, a paciente relatou dor à introdução digital vaginal e à palpação, não sendo notados pelo profissional qualquer sinal de abaulamentos ou prolapsos vaginais. Foi constatado através da avaliação da dor, tônus vaginal e demais exclusões clínicas, que a paciente apresentava vaginismo. A partir de então, foram iniciadas técnicas de conscientização corporal e dessensibilização com cotonetes. Posteriormente, foram ensinados exercícios de relaxamento e de contrações para fortalecimento do assoalho pélvico (Kegel), a serem realizados como exercícios em casa. A paciente evoluiu com melhora significativa na dor durante a relação sexual, passando a ter uma vida sexual mais saudável.

As disfunções sexuais são síndromes que compreendem as várias formas pelas quais os adultos podem ter dificuldade em experimentar atividades sexuais não coercitivas pessoalmente satisfatórias. A resposta sexual é uma interação complexa de processos psicológicos, interpessoais, sociais, culturais e fisiológicos, e um ou mais desses fatores podem afetar qualquer estágio da resposta sexual. Para ser considerada uma disfunção sexual, a disfunção deve: 1) ocorrer com frequência, embora possa estar ausente em algumas ocasiões; 2) estar presente por pelo menos vários meses; e 3) estar associada a sofrimento clinicamente significativo[1]. Se pensarmos no ciclo de resposta sexual, que envolve o desejo, a excitação, o orgasmo e a resolução, a disfunção sexual impede que esse ciclo se dê de forma adequada e satisfatória. É possível inferir também, a partir do ciclo, que as disfunções estão relacionadas com as fases de desejo, excitação, orgasmo e disfunções relacionadas a dor no sexo. Entre as disfunções, estão o transtorno de desejo ou interesse sexual, transtorno de excitação sexual, transtorno do orgasmo e disfunções relacionadas à dor no sexo.

Diversos mecanismos podem contribuir para o aparecimento de uma disfunção sexual. É sabido que o quesito emocional tem relevância para o aparecimento e a perpetuação da disfunção sexual. Transtornos como a depressão e a ansiedade são os transtornos psiquiátricos que mais cursam com disfunções sexuais. Além das origens psicológicas e/ou psiquiátricas, mecanismos biológicos como alterações hormonais, doenças inflamatórias, vasculares, neurológicas e metabólicas, traumas físicos ou mesmo uso de medicações podem interferir na função sexual de forma prejudicial.

Em mulheres, a diminuição da libido é a disfunção mais prevalente, reportada em aproximadamente um terço das mulheres. Já nos homens, a disfunção erétil e a ejaculação precoce são as mais prevalentes[2]; a prevalência da disfunção erétil aumenta conforme a idade avança, enquanto a ejaculação precoce não necessariamente muda conforme a idade[3].

É importante ressaltar que a etiologia multifatorial das disfunções sexuais implica uma avaliação e investigação médicas minuciosas, com o objetivo de direcionar ao tratamento mais adequado, seja ele através de medicamentos, até de mudanças de hábitos de vida e exercícios de fortalecimento.

TRATAMENTOS DISPONÍVEIS

O tratamento para a disfunção sexual deve ser individualizado e baseado numa anamnese clínica bastante detalhada. Como vimos anteriormente, são diversas as causas que iniciam ou sustentam uma disfunção. No caso dos homens, o tratamento da ejaculação precoce pode ser realizado por meio da administração de antidepressivos que retardam a ejaculação e de exercícios de fortalecimento do assoalho pélvico. Medicamentos que potencializam a ereção frente a um estímulo sexual incluem inibidores da fosfodiesterase tipo 5 (iPDE-5). No caso de desejo sexual hipoativo, tanto a correção da testosterona (quando baixa) quanto a administração de medicamentos que inibem a recaptação da dopamina, como a bupropiona, podem auxiliar no tratamento.

Como visto anteriormente, o tratamento de condições existentes como transtornos psiquiátricos (ansiedade e depressão) e de doenças clínicas (diabetes, doenças vasculares e neurológicas) também é fundamental para o tratamento das disfunções sexuais. Além do tratamento farmacológico, quando bem indicado, tratamentos psicoterápicos e fisioterápicos podem ser essenciais para tratar causas psicogênicas ou representar tratamentos de escolha para tratamentos não invasivos.

PAPEL DA FISIOTERAPIA NO MANEJO DAS DISFUNÇÕES SEXUAIS

A fisioterapia tem um papel importante no manejo das disfunções sexuais femininas, uma vez que promove o fortalecimento e a flexibilidade do assoalho pélvico, proporcionando alívio da dor. Estudos demonstram que o uso da cinesioterapia do assoalho pélvico e *biofeedback* são terapêuticas que fornecem bons resultados quanto à melhora da função sexual. São técnicas que trabalham o tônus, a vascularização, a propriocepção e a sensibilidade[4]. O treinamento dos músculos do assoalho também se mostrou uma modalidade efetiva e de baixo custo. O tratamento com eletroterapia se mostrou eficaz no manejo da dispareunia e vaginismo. A estas últimas disfunções, também são realizadas dessensibilização por dilatadores de silicone ou mesmo uso de dedos e gel, terapia cognitivo-comportamental, terapia sexual e técnicas de relaxamento.

No caso dos homens, a fisioterapia pélvica pode contribuir para a reabilitação e manutenção funcional de pacientes com disfunções erétil e ejaculação precoce, podendo até se apresentar como linha terapêutica não convencional e medicamentosa de tratamento dessas disfunções, utilizada de maneira não invasiva e mais confortável[5]. A fisioterapia foca nos dois músculos do assoalho pélvico masculino mais ativos na atividade sexual, o isquiocavernoso e o bulbocavernoso, sendo a apresentação anatômica desses músculos ao paciente necessária para seus fortalecimentos. A cinesioterapia e a eletroestimulação funcional também são empregadas no tratamento de disfunção erétil e ejaculação precoce.

REFERÊNCIAS BIBLIOGRÁFICAS

1. World Health Organization. ICD-11 *Sexual Dysfunction*. Version: 2019 April. Genebra: WHO; 2019.
2. Laumann EO, Paik A, Rosen RC. Sexual dysfunction in the United States: prevalence and predictors. JAMA. 1999;281(6):537-44.
3. Serefoglu EC, McMahon CG, Waldinger MD, Althof SE, Shindel A, Adaikan G, et al. (2014). An evidence-based unified definition of lifelong and acquired premature ejaculation: report of the second international society for sexual medicine ad hoc committee for the definition of premature ejaculation. J Sex Med. 2014;11(6):1423-41.
4. Sartori DVB, Oliveira C, Tanaka EZ, Ferreira LR. Atuação da fisioterapia nas disfunções sexuais. Femina. 2018;46(1):32-7.
5. Santos C, Lago, T, Peixoto J. As contribuições da fisioterapia em disfunções sexuais masculinas: revisão de literatura. Rev Coleta Científica. 2022.

Parte III

PSICOPATOLOGIA NA INFÂNCIA E ADOLESCÊNCIA

40

Transtorno do espectro autista

Lucas Almeida Santana Rocha
Maria Teresa Ferreira Côrtes

PONTOS-CHAVE

- O autismo é um transtorno do neurodesenvolvimento com prejuízos na comunicação e interação social.
- A etiologia é multifatorial e heterogênea, envolvendo aspectos genéticos e ambientais.
- O diagnóstico é clínico. Avaliações genéticas e escalas ainda possuem papel restrito.
- O tratamento deve ser multidisciplinar, visando ao desenvolvimento de habilidades sociais, ampliação de repertório e integração sensorial.
- Até o momento, não existe tratamento farmacológico para os sintomas cardinais de autismo, e seu uso se restringe ao tratamento de comorbidades e manejo de alterações comportamentais específicas.

VINHETA CLÍNICA

L. S. E., sexo masculino, 3 anos e 2 meses, é trazido em consulta, pois fala apenas algumas palavras ("mama, água e Peppa"). Os pais têm ficado preocupados, pois o filho muitas vezes se irrita e não consegue comunicar o que está acontecendo. Não aponta para objetos, não manda beijo ou dá tchau. Sempre foi uma criança bastante quieta e raramente faz contato visual. Percebem também que ele não brinca com outras crianças, embora às vezes fique próximo a elas, e suas brincadeiras são sempre iguais (gosta de brincar de "estacionamento", isto é, enfileira todos os seus carrinhos e depois os olha de maneira bem próxima). Quando fica incomodado, balança o tronco para frente e para trás repetidamente. Chora de forma inconsolável quando a rotina da casa se altera.

DEFINIÇÕES INICIAIS

O transtorno do espectro autista (TEA) é um transtorno do neurodesenvolvimento, caracterizado por prejuízos precoces na comunicação e interação social, além de padrões de comportamentos restritos e repetitivos[1]. Como o próprio nome indica, o espectro de diagnóstico engloba pacientes com ampla variedade de apresentações clínicas, subdivididos em níveis de suporte 1, 2 e 3. Nesse sentido, alguns pacientes não apresentam linguagem verbal, enquanto outros falam de forma fluente; alguns apresentam comprometimento cognitivo, já outros apresentam coeficiente de inteligência superior à média populacional[2].

Existem importantes variações entre os estudos quanto à prevalência do TEA, possivelmente decorrentes de diferenças metodológicas e regiões demográficas avaliadas[3]. Uma revisão da Organização Mundial da Saúde (OMS), realizada em 2012, aponta que a prevalência global é de aproximadamente 1%[1], enquanto levantamentos do Centers for Disease Control and Prevention (CDC), dos Estados Unidos, baseado no levantamento de registros escolares de saúde, aponta uma taxa de 1,5% entre crianças de 8 anos[3]. Estima-se, ainda, que meninos sejam diagnosticados quatro vezes mais frequentemente do que meninas e que a presença de sintomas mais sutis no sexo feminino possa contribuir parcialmente para um possível subdiagnóstico[2], tendo em vista que essa diferença entre os sexos parece diminuir nos casos mais graves.

ETIOLOGIA

A etiologia do TEA é heterogênea, envolvendo uma relação entre múltiplas variantes e síndromes genéticas, influências ambientais em indivíduos geneticamente suscetíveis, estressores intrauterinos e/ou perinatais. A estimativa de recorrência na família, se um segundo filho tiver diagnóstico de TEA, é de 25-30%. Entre gêmeos monozigóticos, as taxas de conformidade diagnóstica giram em torno de 70-90% e herdabilidade de até 93%[4,5]. Entre as alterações genéticas principais associadas ao autismo, encontramos as variações no número de cópias e mutações pontuais (raras, *de novo* ou herdadas)[4,5].

Entre os principais fatores de risco epidemiologicamente relacionados com o autismo, encontramos: idade materna ≥ 35 anos, hipertensão crônica materna, hipertensão gestacional materna e pré-eclâmpsia, ganho excessivo de peso materno antes ou durante a gestação, uso de antidepressivo materno antes ou durante a gravidez. Em graus de evidência científica menos convincentes, encontramos também histórico familiar de qualquer doença autoimune, pontuação de Apgar de 5 minutos < 7, deficiência auditiva, exposição pré/pós-natal ao mercúrio, exposição ao NO_2 pós-natal, exposição a O_3 pré-natal, exposição pré/pós-natais a materiais particulados menores que 10 micrômetros, citomegalovírus congênito, baixo peso ao nascer, transtorno psiquiátrico materno sem uso de inibidores seletivos de recaptação de serotonina (ISRS) etc.[4].

DIAGNÓSTICO

A despeito da grande correlação genético-ambiental, o diagnóstico de autismo é clínico, baseando-se na história clínica (colhida com familiares e com o próprio paciente) e na avaliação direta do indivíduo. Exames de análise genética, assim como protocolos/escalas de observação multiprofissionais, ainda têm papéis secundários [1,2]. Idealmente, a visão de vários profissionais, como pediatras, psiquiatras, psicólogos, fonoaudiólogos e terapeutas ocupacionais, deve ser combinada para uma formulação diagnóstica mais apurada[1].

QUADRO CLÍNICO

No TEA, os sintomas cardinais relacionam-se às alterações de interação social e comunicação, incluindo ausência ou diminuição da comunicação não verbal, dificuldades em criar ou manter relacionamentos apropriados ao nível de desenvolvimento do indivíduo e pouca busca ou espontaneidade em dividir interesses[6].

A apresentação clínica sofrerá variações a depender da idade, nível de linguagem e cognitivo do paciente[7]. As alterações costumam se manifestar já nos primeiros meses de vida, e destaca-se o contato ocular ausente ou fugaz, além da ausência de sorriso social e atenção compartilhada[7]. Comumente há atraso no desenvolvimento da linguagem verbal e não verbal, sendo frequente o uso atípico de gestos sociais[7]. As alterações de simbolização começam a se evidenciar em crianças um pouco maiores por meio da ausência de brincar simbólico, isto é, ausência do "faz de conta", bem como pela dificuldade de compreender o outro[7]. Nesse sentido, embora algumas pessoas com TEA não tenham interesse em interagir com pares, muitas buscam e desejam a interação, mas apresentam dificuldades para interpretar e responder adequadamente ao jogo social[6]. É importante ressaltar que a adolescência costuma ser um período particularmente desafiador, uma vez que impõe a ampliação e o refinamento das interações sociais, incluindo o início de relacionamentos amorosos, bem como a medicação por agentes externos, como pais e professores, tende a diminuir.

Outro importante domínio de sintomas se relaciona a padrões de comportamentos restritos e repetitivos. Destaca-se aqui um intenso apego a rotinas, que pode se manifestar por desconforto ou mesmo agitação no contexto de pequenas mudanças em horários, caminhos ou ambientes habituais. As estereotipias motoras, isto é, comportamentos motores repetitivos, são mais frequentes em crianças menores e que necessitem de maior nível de suporte. Possuem função de autorregulação e costumam ocorrer no contexto de estresse ou excitação. Alguns pacientes podem também apresentar interesses restritos por determinados temas, sobre os quais podem falar por longos períodos a despeito da ausência de contexto social[6].

Finalmente, crianças com TEA costumam apresentar alterações sensoriais, que podem ser as mais diversas. Algumas manifestações comumente encontradas incluem hipo ou hipersensibilidade a estímulos dolorosos, hipersensibilidade a barulhos, seletividade alimentar pela eleição de odores, cores ou texturas alimentares específicas e visão lateral.

TRATAMENTOS

Tratamentos baseados em intervenções precoces mediadas pelos pais demonstraram, em diversos estudos controlados e randomizados, melhora precoce da sociabilidade e comunicação em seus filhos com autismo, além de aliviar níveis de estresse familiar. Esses modelos têm em comum a tentativa de ensinar aos pais estabelecer atividades de engajamento conjunto com a criança, evitando ser muito diretivo, criando oportunidades para brincadeiras que equilibrem a atenção compartilhada com o ganho gradual de iniciativa e independência de seus filhos[1].

Tratamentos baseados em intervenções de desenvolvimento comportamental naturalistas têm como base geral a *Applied Behaviour Analysis* (ABA) e suas diversas versões. Apesar de peculiaridades em cada técnica, todas apresentam ênfase no brincar, na interação social e na iniciação comunicativa por parte da criança, colocando tais aprendizados alinhados com reforçadores naturais dos atos, em oposição a recompensas artificiais. São em geral realizados por um profissional (psicólogo, psicopedagogo, fonoaudiólogo, terapeuta ocupacional, fisioterapeuta etc.) trabalhando individualmente com uma criança, usando princípios de aprender a ensinar habilidades de desenvolvimento como linguagem, habilidade de imitação ou tarefas cognitivas como correspondência e classificação. O tratamento geralmente é intensivo, com períodos semanais de mais de 15 horas/semana[1].

Outras abordagens, como a integração sensorial, fornecidas pelos terapeutas ocupacionais, melhoraram as habilidades sensoriais e motoras em curto prazo de crianças pequenas, contudo tratamentos de integração auditiva não produziram resultados consistentemente positivos. Os resultados da musicoterapia têm sido geralmente positivos, embora haja limitações importantes nas metodologias de estudo, indicando cautela nas conclusões a serem feitas sobre a modalidade. Para crianças e adolescentes em idade escolar, com nível de suporte baixo, os grupos de habilidades sociais têm demonstrado bons resultados no aprimoramento de sociabilidade em estudos controlados e randomizados. As técnicas empregadas nos estudos normalmente enfatizam diferentes componentes como treino de funções executivas, teoria da mente, treinamento com histórias e abordagens como SPECT (*Social Communication/Emotional Regulation/Transactional Support*). Todas as intervenções tinham orientação cognitivo-comportamental[1].

O tratamento farmacológico tem função restrita e limita-se ao tratamento de comorbidades neuropsiquiátricas que podem acompanhar o diagnóstico ou para sintomas que dificultem os demais tratamentos como agressividade e irritabilidade. Nesse sentido, risperidona e aripiprazol se mostraram eficazes no manejo de agitação e irritabilidade em crianças e adolescentes com TEA em ensaios clínicos randomizados[1].

PAPEL DA FONOAUDIOLOGIA, DA FISIOTERAPIA, DA TERAPIA OCUPACIONAL E DO SERVIÇO SOCIAL

Como já exposto, o cuidado de pacientes com TEA baseia-se em abordagens multidisciplinares, e os diversos profissionais exercem funções igualmente importantes. A seguir, destacamos, de forma bastante simplificada, as principais atribuições de alguns desses profissionais.

- **Fonoaudiólogo:** é por meio do atendimento fonoaudiológico que a criança poderá adquirir, ampliar e aprimorar seu repertório de comunicação (verbal, não verbal, escrita, visual etc.), dando a estrutura necessária para o ganho progressivo de funcionalidade, indispensável para construir e manter relações familiares e sociais[8].
- **Fisioterapeuta:** o atendimento fisioterápico auxiliará no cuidado das questões motoras, como melhorar a consciência corporal, postura, tônus e coordenação motora, bem como na integração sensorial.
- **Terapeuta ocupacional:** auxiliará na ampliação do repertório de atividades de vida diária (em ambiente escolar e familiar), na flexibilização de rotinas, no desenvolvimento da coordenação motora, na integração sensorial e no desenvolvimento de habilidades sociais.
- **Assistência social:** o assistente social exerce um importante papel não apenas com o paciente, mas também com pais e familiares. Esse profissional tem a função de aconselhamento e monitoramento familiar, orientação sobre direitos, e auxilia na articulação entre os diversos serviços, bem como no processo de inclusão escolar e no mercado de trabalho.

SUGESTÕES PARA APROFUNDAR

- Amor no espectro (seriado, 2019)
- Autismo: diagnóstico e medidas de acolhimento – Joana Portolese: https://www.youtube.com/watch?v=Gs51H1WDXQM
- Dachez J. A diferença invisível. São Paulo: Nemo; 2017.

REFERÊNCIAS BIBLIOGRÁFICAS

1. Lord C, Elsabbagh M, Baird G, Veenstra-Vanderweele J. Autism spectrum disorder. Lancet. 2018;392(10146):508-20.
2. Estes A, St John T, Dager SR. What to tell a parent who worries a young child has autism. JAMA Psychiatry. 2019;76(10):1092-3.
3. Lyall K, Croen L, Daniels J, Fallin MD, Ladd-Acosta C, Lee BK, et al. The changing epidemiology of autism spectrum disorders. Annu Rev Public Health. 2017:38:81-102.
4. Kim JY, Son MJ, Son CY, Radua J, Eisenhut M, Gressier F, et al. Environmental risk factors and biomarkers for autism spectrum disorder: an umbrella review of the evidence. Lancet Psychiatry. 2019;6(7):590-600.
5. Manoli DS, State MW. Autism spectrum disorder genetics and the search for pathological mechanisms. Am J Psychiatry. 2021;178(1):30-8.
6. Rey JM, Martin A, editores. JM Rey's IACAPAP e-Textbook of child and adolescent mental health. Genebra: International Association for Child and Adolescent Psychiatry and Allied Professions; 2019.
7. Hyman SL, Levy SE, Myers SM, Council on Children with Disabilities, Section on Developmental and Behavioral Pediatrics. Identification, evaluation, and management of children with autism spectrum disorder. Pediatrics. 2020;145(1):e20193447.
8. Sawasaki LY, Hyter Y, Applegate B, Lopes-Herrera SA, Fernandes FDM, Hage SRV. Comunicação social e habilidades pragmáticas em crianças com TEA. In: Anais. Bauru: Faculdade de Odontologia de Bauru, Universidade de São Paulo, 2019.

41

Deficiência intelectual

Fernando Mitsuo Sumiya

PONTOS-CHAVE

- Definição e classificação da deficiência intelectual.
- Abordagem interdisciplinar.
- Avaliação e diagnóstico.
- Intervenção e integração social.
- Aspectos éticos e direitos humanos.

VINHETA CLÍNICA

Você recebeu em seu consultório uma criança de 8 anos, trazida pelos pais após relatos dos professores sobre possíveis sinais de autismo. Segundo eles, a criança apresentava dificuldades significativas de aprendizado, o que levantou suspeitas sobre seu desenvolvimento neuropsicológico.

Ao entrar no consultório, a criança demonstrou ser extremamente sociável. Cumprimentou você com um sorriso largo, iniciou uma conversa sobre seu desenho animado favorito e contou coisas sobre a escola. Durante a consulta, você observou algumas características peculiares no comportamento dela. Por exemplo, tinha dificuldade em sequenciar eventos de uma história e frequentemente se perdia em detalhes irrelevantes.

Os pais relataram que, em casa, a criança era alegre e muito ligada aos irmãos e amigos. Adorava brincar de faz de conta, mas enfrentava dificuldades em atividades que exigiam maior raciocínio lógico.

Após uma avaliação detalhada, incluindo testes neuropsicológicos e observações clínicas, você concluiu que a criança apresentava sinais de deficiência intelectual e não se enquadrava no espectro do autismo. Suas dificuldades estavam mais relacionadas à cognição intelectual, enquanto a sociabilidade estava preservada. Você recomendou um acompanhamento psicopedagógico individualizado, focando em suas áreas de dificuldade e explorando suas potencialidades.

Este caso destaca a importância de uma avaliação clínica cuidadosa e diferenciada, evitando diagnósticos precipitados e buscando compreender a singularidade de cada pessoa.

A deficiência intelectual (DI), anteriormente conhecida como retardo mental, é definida como condição de desenvolvimento mental incompleto ou interrompido, caracterizada principalmente por comprometimento de habilidades manifestadas durante o período de desenvolvimento. Essas habilidades incluem capacidades cognitivas, linguísticas, motoras e sociais. Segundo a Organização Mundial da Saúde (OMS), a DI é caracterizada por limitações significativas tanto no funcionamento intelectual quanto no comportamento adaptativo, expresso em habilidades conceituais, sociais e práticas. Essa deficiência tem origem antes dos 18 anos, durante o período de neurodesenvolvimento.

A prevalência mundial de DI é frequentemente estimada em torno de 1%. Em geral, a DI se aplica aos mesmos indivíduos antes diagnosticados com retardo mental. A etiologia da DI é heterogênea, com fatores genéticos tornando-se mais proeminentes, enquanto lesões, infecções e toxinas têm se tornado causas menos prevalentes devido ao avanço dos cuidados pré-natais. É comum que crianças com síndromes genéticas que cursem com crises convulsivas apresentem maiores taxas de DI, por exemplo. No entanto, em muitos casos, especialmente nos de DI leve, a causa específica pode não ser identificada. É essencial compreender a DI, suas causas e a maneira como é classificada, de acordo com os critérios diagnósticos atualmente utilizados, como o DSM-5-TR (*Manual Diagnóstico e Estatístico de Transtornos Mentais*).

O atendimento a indivíduos com DI exige uma abordagem integrada e abrangente. A colaboração interdisciplinar é essencial para garantir uma intervenção eficaz e personalizada: fisioterapeutas, fonoaudiólogos, terapeutas ocupacionais, assistentes sociais, psicólogos e médicos. Conforme destacado no *IACAPAP Textbook of Child and Adolescent Mental Health*, é fundamental reconhecer a singularidade de cada indivíduo com DI e a necessidade de uma abordagem interdisciplinar para melhorar sua qualidade de vida e integração na sociedade.

Os profissionais de saúde desempenham papéis distintos e complementares no atendimento a pacientes com DI. Fisioterapeutas são essenciais para melhorar a mobilidade e função física, utilizando exercícios terapêuticos e técnicas de reabilitação para aprimorar a coordenação, o equilíbrio e a força. Fonoaudiólogos focam nos desafios de comunicação, linguagem e deglutição, aprimorando habilidades verbais e não verbais. Terapeutas ocupacionais auxiliam no desenvolvimento de habilidades cotidianas, desde vestir-se até tarefas mais complexas, integração sensorial, e sugerem adaptações ambientais. Assistentes sociais estabelecem a conexão entre o paciente, a família e recursos comunitários, orientando sobre desafios emocionais, sociais e financeiros. Psicólogos se concentram na avaliação mental e comportamental, oferecendo terapias e estratégias para melhorar habilidades sociais e emocionais. Psiquiatras são especializados no diagnóstico e tratamento de transtornos mentais, identificando comorbidades e prescrevendo medicamentos adequados. Por fim, médicos clínicos (neuropediatras e geneticistas) trabalham juntos para monitorar a saúde física, crises convulsivas, identificar causas genéticas da deficiência, garantindo um atendimento integral e personalizado ao paciente.

Compreender os métodos de avaliação e diagnóstico da DI é fundamental para identificar as habilidades e necessidades específicas de cada indivíduo. Uma avaliação abrangente deve incluir um questionamento detalhado sobre o histórico médico, desenvolvimento e ambiente em que a criança cresce. A medição do quociente de inteligência (QI) é importante em todos os casos suspeitos de DI. No entanto, é essencial levar em consideração o contexto das famílias. Em algumas situações, solicitar uma testagem neuropsicológica pode ser oneroso e pouco proveitoso. A equipe que atende o paciente pode auxiliar nesse processo, direcionando as famílias para locais como o Centro de Atenção Psicossocial (CAPS) que são servidos pelo Sistema Único de Saúde (SUS). Para aquelas com indicação, é possível utilizar testes amplamente aceitos e padronizados para a população específica, os quais variam com a idade e a capacidade de linguagem do paciente.

Além disso, é útil avaliar o comportamento adaptativo, comparando as habilidades funcionais de uma criança com outras de idade e educação semelhantes. Há várias escalas de comportamento adaptativo disponíveis. A avaliação precisa do comportamento adaptativo de uma criança requer também um julgamento clínico. Investigar a etiologia da DI pode ter implicações significativas para o tratamento, prognóstico e prevenção. Em São Paulo, locais como o antigo APAE-SP, hoje Instituto Jô Clemente, oferecem atendimento especializado para crianças com DI, onde fornecem o teste do pezinho para o SUS. Além disso, em São Paulo, é um dos poucos lugares, fora das universidades, que faz testagens neuropsicológicas pelo nosso sistema público de saúde. Lembrar sempre que a prioridade deve ser sempre o bem-estar e as necessidades imediatas do paciente e sua família.

A intervenção e integração social são componentes essenciais no tratamento e apoio a pessoas com DI. A promoção do desenvolvimento das habilidades cognitivas, motoras, de linguagem e de interação social é alcançada por meio de estratégias terapêuticas personalizadas, as quais podem incluir terapias físicas e ocupacionais, especialmente quando a DI é acompanhada de tônus muscular fraco, falta de coordenação e desenvolvimento motor lento. A terapia de fala é outra intervenção vital, pois muitas crianças com DI apresentam limitações significativas na fala e na linguagem. A aplicação sistemática da terapia de fala pode melhorar significativamente as habilidades de comunicação dessas crianças. Além das intervenções terapêuticas, é crucial criar ambientes inclusivos e adaptados para a participação ativa desses indivíduos na sociedade. A tendência atual é educar crianças com DI em escolas regulares, promovendo a educação inclusiva. Isso é particularmente aplicável àqueles com formas mais leves de DI. No entanto, para aqueles com necessidades mais complexas, escolas ou classes especiais podem ser mais benéficas.

Independentemente da abordagem, a educação é fundamental para maximizar o desenvolvimento e as oportunidades na vida dessas crianças. A integração social também envolve educar a comunidade sobre a DI, promovendo a conscientização e combatendo o estigma. Os indivíduos com DI devem se tornar parte integral da sociedade, sem isolamento, segregação ou discriminação. Governos e organizações têm a responsabilidade de fornecer serviços ótimos para atender às necessidades desses indivíduos, fortalecendo e utilizando eficazmente os serviços existentes nos setores de saúde, educação e bem-estar.

Os aspectos éticos e direitos humanos são fundamentais quando se trata de pessoas com DI. É imperativo que todos estejam cientes dos direitos desses indivíduos, que incluem, mas não se limitam a, acesso à educação, trabalho, saúde e participação ativa na comunidade. A tendência atual de educar crianças com DI em escolas regulares é um testemunho do reconhecimento desses direitos, promovendo a educação inclusiva e garantindo que tenham as mesmas oportunidades que qualquer outra criança.

No entanto, além da inclusão educacional, é vital que esses indivíduos tenham oportunidades iguais no mercado de trabalho e acesso a serviços de saúde de qualidade. A sociedade, os governos e as organizações têm a responsabilidade de garantir que esses direitos sejam respeitados e promovidos. Nesse contexto, diversos setores da sociedade e empresas têm programas para integrar pessoas portadoras de diversos tipos de deficiência. Um exemplo notável é o Instituto Jô Clemente, que estabelece parcerias com empresas para auxiliar pessoas com DI em vários níveis a entrar no mercado de trabalho. Eles desempenham papel crucial no treinamento desses indivíduos, garantindo que estejam bem-preparados para as demandas do ambiente de trabalho.

A prática profissional ética e respeitosa é essencial para garantir que esses direitos sejam mantidos. Isso significa tratar pessoas com DI com dignidade, respeito e sem qualquer forma de discriminação ou estigmatização. A conscientização e a educação da comunidade são cruciais para combater preconceitos e estereótipos, promovendo uma sociedade mais inclusiva e justa.

Em resumo, os aspectos éticos e direitos humanos relacionados à DI exigem uma abordagem centrada no indivíduo, reconhecendo e promovendo seus direitos e garantindo que sejam tratados com a dignidade e o respeito que merecem. Ao fazer isso, podemos construir uma sociedade mais inclusiva e equitativa para todos.

TRATAMENTOS

A DI refere-se a limitações significativas tanto no funcionamento intelectual quanto no comportamento adaptativo. O tratamento para a DI é abrangente e deve ser individualizado, considerando as necessidades específicas de cada pessoa. A seguir, descrevemos algumas abordagens terapêuticas comuns para a DI:

- **Intervenção precoce:** quanto mais cedo a intervenção começar, melhores serão os resultados. Programas de intervenção precoce podem ajudar crianças pequenas a desenvolver habilidades motoras, de linguagem e sociais.
- **Terapia comportamental:** essa abordagem visa ajudar a pessoa a desenvolver habilidades sociais, emocionais e práticas, como higiene pessoal e habilidades de vida diária. Também pode ser útil para tratar comportamentos problemáticos.
- **Terapia ocupacional:** ajuda a melhorar as habilidades motoras finas e a coordenação e pode auxiliar na aprendizagem de habilidades práticas, como vestir-se ou usar utensílios.
- **Fisioterapia:** para aqueles com deficiências motoras associadas, a fisioterapia pode ajudar a melhorar a força, a coordenação e a mobilidade.
- **Fonoaudiologia:** auxilia no desenvolvimento da linguagem e das habilidades de comunicação, bem como em problemas de deglutição.
- **Educação especializada:** programas educacionais adaptados às necessidades individuais são essenciais. Eles enfatizam habilidades acadêmicas, sociais e de vida diária, preparando a pessoa para maior independência.
- **Apoio familiar:** a família desempenha um papel crucial no apoio à pessoa com DI. Treinamento e aconselhamento para famílias podem fornecer ferramentas e estratégias para melhorar a qualidade de vida em casa.

- **Medicação:** embora não haja medicamentos específicos para tratar a DI, algumas medicações podem ser prescritas para tratar sintomas ou condições coexistentes, como transtornos do humor, ansiedade ou hiperatividade.
- **Treinamento de habilidades de vida:** estes programas ensinam habilidades práticas necessárias para a vida diária, como cozinhar, fazer compras e gerenciar dinheiro.
- **Apoio à transição para a vida adulta:** à medida que as pessoas com DI se aproximam da idade adulta, programas de transição podem ajudar a prepará-las para o trabalho, a vida comunitária e outras responsabilidades adultas.

SUGESTÕES PARA APROFUNDAR

- Deficiência intelectual: https://eaulas.usp.br/portal/video.action?idItem=8489
- Instituto Jô Clemente – direitos: https://ijc.org.br/Paginas/sobre-defesa-e-garantia-de-direitos.aspx
- Instituto Jô Clemente – o que é deficiência intelectual?: https://ijc.org.br/pt-br/sobre-deficiencia-intelectual/Paginas/o-que-e.aspx

REFERÊNCIAS BIBLIOGRÁFICAS

1. Ke X, Liu J. Intellectual disability. In: IACAPAP Textbook of child and adolescent mental health. [acesso em outubro de 2023]. Disponível em: https://iacapap.org/_Resources/Persistent/59cacea32eb3387bba990aafb6f7a07f28ac6887/C.1-Intellectual-Disability.pdf
2. American Psychiatry Association. Manual diagnóstico e estatístico de transtornos mentais, 5ª edição - texto revisado (DSM-5-TR). Porto Alegre: Artmed; 2023.
3. McKenzie K, Milton M, Smith G, Ouellette-Kuntz H. Systematic review of the prevalence and incidence of intellectual disabilities: current trends and issues. Curr Dev Disord Rep. 2016;3(2):104-15.

42

Transtorno do déficit de atenção e hiperatividade

Déo de Almeida Boarati
Miguel Angelo Boarati

PONTOS-CHAVE

- O diagnóstico de transtorno do déficit de atenção e hiperatividade (TDAH) é especificamente clínico.
- O TDAH apresenta várias comorbidades, ou seja, condições que podem surgir simultaneamente a elas.
- Além do tratamento farmacológico são necessárias outras abordagens, feitas por profissionais da equipe multidisciplinar.

VINHETA CLÍNICA

Márcio (nome fictício), 11 anos, vem acompanhado pela mãe na primeira consulta. A mãe pontua que o paciente é muito ansioso, com dificuldade para dormir devido aos sintomas ansiosos (medo de acontecer algo ruim). Dorme no seu quarto com a irmã, mas com a luz acesa. O sono é agitado. Não gosta de dormir fora de casa.

Necessita de suporte externo para conseguir vencer os desafios. Todas as situações novas são ansiogênicas. Fica agitado quando precisa falar. É desatento e possui dificuldade para se manter quieto. Possui dificuldade em persistir em uma atividade estruturada.

Na primeira consulta médica, a preocupação principal trazida pela mãe e pela criança era com as dificuldades emocionais decorrentes do quadro de ansiedade. O paciente já estava em terapia psicológica e iniciou o uso de medicação para o tratamento do quadro de ansiedade.

Como o paciente nunca gostou de estudar, as dificuldades acadêmicas foram atribuídas à falta de empenho e interesse. Porém, o baixo desempenho escolar afetava a autoestima de Márcio, que se sentia pouco capaz, considerando-se burro, além de ser constantemente criticado pelos pais.

Com a melhora dos sintomas ansiosos, ficam mais evidentes as dificuldades atencionais e de planejamento e organização que o paciente apresenta desde muito cedo. Sempre foi muito disperso, com dificuldade para concluir as atividades, dispersando-se facilmente quando estava uma tarefa monótona e pouco motivadora.

A psicoterapeuta que atendia o paciente também começou a observar dificuldades semelhantes durante a sessão de terapia, em que o paciente se mostra por vezes apático e desmotivado, apesar de não se sentir triste ou ansioso. Iniciou o uso de psicoestimulante para o tratamento do TDAH, associado à terapia psicológica e medicação para ansiedade.

O seu desempenho escolar melhorou significativamente, tendo o paciente conseguido estudar com mais efetividade e esforço adequado para manter a concentração. O quadro de ansiedade se manteve sob controle, e ele começou a frequentar ambientes sociais próprios da adolescência, como festinhas e "rolês".

O caso exemplifica um típico caso de criança com TDAH que apresenta comorbidade com transtorno de ansiedade, em que a comorbidade mascarou os sintomas do TDAH e o diagnóstico só pôde ser realizado posteriormente.

INTRODUÇÃO

O transtorno do déficit de atenção e hiperatividade (TDAH) é um transtorno do neurodesenvolvimento cujo sintomas estão presentes desde o início da vida da criança, impactando de maneira significativa a vida, a funcionalidade e a qualidade de vida do indivíduo.

O TDAH é o transtorno do neurodesenvolvimento mais comum na infância, cuja prevalência gira em torno de 7,2% em crianças. Suas características centrais incluem dificuldades na atenção, inquietação motora e impulsividade, e as características secundárias são as dificuldades sociais, acadêmicas e emocionais, problemas de coordenação (planejamento motor) e na organização. Tem semelhança com outros transtornos do neurodesenvolvimento na apresentação de alguns prejuízos, em especial os transtornos específicos de aprendizagem, do desenvolvimento da coordenação motora e de linguagem/comunicação, de forma que é de suma importância o diagnóstico diferencial e das comorbidades[1].

O TDAH é uma condição complexa de causas genéticas e ambientais que favorecem a expressão dos sintomas e a intensidade dos prejuízos apresentados. Ele apresenta alterações na neurocircuitaria cerebral, mediada principalmente por dois neurotransmissores, a dopamina e a noradrenalina.

CARACTERÍSTICAS CLÍNICAS

Um paciente com TDAH não consegue manter organização nos afazeres de suas atividades, pois não presta atenção ou comete erros constantes. E, quando alguém lhe dirige a palavra, não presta atenção e demonstra estar com o pensamento longe, até mesmo sem algo que possa estar contribuindo para a sua distração. Não consegue seguir as instruções e deixa vários trabalhos sem finalização, por perda de foco e sem fixar em apenas uma tarefa. Se deparar com uma atividade que lhe exige esforço mental e se for algo que não o atrai, reluta em envolver-se pela exigência e foco que vai exigir certa demanda. Estando num ambiente com muito estímulo, distrai-se facilmente, e, no caso de pacientes já adultos, podem se distanciar por outros pensamentos não relacionados com a atividade-fim. Até mesmo suas atividades cotidianas tendem a esquecer, como tarefas e obrigações, deixando de pagar uma conta, de retornar uma ligação, como também manter e cumprir horários em suas agendas.

Com relação ao seu quadro de hiperatividade e impulsividade, o paciente tem o hábito de ficar remexendo ou batucando as mãos e os pés, remexe muito na cadeira e pode levantar-se antes do tempo programado, deixando a sala de aula ou, no caso de adultos, o escritório ou outro local de trabalho, espaços em que lhes é exigida a sua permanência. Quando em atividades que requerem certo controle, tendem a falar demais e, quando lhe dirigem uma pergunta não finalizada, já se antecipam e deixam escapar a resposta. Se intrometem ou interrompem conversas, jogos ou atividades em que não estão envolvidos, assumindo o controle sobre os afazeres de outras pessoas[1].

DIAGNÓSTICO

O diagnóstico de TDAH é especificamente clínico e tem como base critérios elencados no DSM-5-TR[1]. Durante a avaliação, a pessoa deve apresentar seis ou mais sintomas de desatenção e/ou hiperatividade/impulsividade, de maneira inconsistente com o seu nível de desenvolvimento, que tenha impactado nas rotinas de suas atividades diárias e que não se justifiquem por outras condições que pudessem gerar tal prejuízo. Em pacientes adultos, é necessária apenas a presença de cinco sintomas descritos no DSM-5-TR, sendo importante também que esses sintomas estejam presentes antes dos 12 anos, persistindo por pelo menos seis meses.

Os sintomas do TDAH podem apresentar características diferentes, a depender do estágio do desenvolvimento em que o indivíduo se encontra. Por exemplo, os sintomas de hiperatividade e impulsividade muito frequentemente presentes na infância podem melhorar ao longo da vida; enquanto isso, a desatenção pode persistir ou até se acentuar na vida adulta, principalmente porque os adultos apresentam maior nível de demandas e responsabilidades a serem realizadas.

A avaliação neuropsicológica pode contribuir notavelmente para o diagnóstico clínico, visto que pacientes com TDAH apresentam prejuízos cognitivos típicos como falha na atenção sustentada, controle inibitório e memória operativa, além de dificuldades em funções executivas. A avaliação neuropsicológica também auxilia na investigação de comorbidades e diagnósticos diferenciais, mas não deve ser usada como único critério para diagnóstico.

O TDAH apresenta várias comorbidades, ou seja, condições que podem surgir simultaneamente a elas. As principais comorbidades incluem os transtornos de ansiedade, o transtorno opositor desafiante (TOD), o transtorno de conduta (TC), os transtornos de aprendizagem (como dificuldades de leitura ou da matemática), o uso e abuso de substâncias psicoativas, entre outros. Não é infrequente que pacientes com TDAH busquem atendimento médico ou psicológico devido a queixas de suas comorbidades, e somente quando iniciam o tratamento dessas condições é que os sintomas de TDAH ficam evidentes e o diagnóstico é feito depois.

O processo diagnóstico inclui entrevistas com o paciente, onde são coletadas informações sobre histórico e comportamento em diferentes ambientes (casa, escola, ambiente social e trabalho) e coleta de informações com familiares e professores. Algumas escalas para o diagnóstico como a SNAP-IV podem auxiliar, dada a fácil aplicação, porém não podem substituir a avaliação clínica mais completa.

TRATAMENTO

O tratamento farmacológico do TDAH é essencial para o controle dos sintomas clínicos de desatenção, hiperatividade e impulsividade. Os principais grupos de fármacos aprovados para o tratamento incluem psicoestimulantes (anfetamínicos e metilfenidato), que agem na modulação da dopamina, e a atomoxetina, que modula a noradrenalina.

Entretanto, como o TDAH é uma patologia complexa, com importante prejuízo nas diferentes esferas da vida do indivíduo, além do tratamento farmacológico são necessárias outras abordagens, feitas por profissionais da equipe multidisciplinar (psicólogos, fisioterapeutas, fonoaudiólogos, terapeutas ocupacionais e assistentes sociais) no acompanhamento do paciente, com foco nas principais dificuldades apresentadas pelo paciente[2].

O psicólogo desempenha papel importante no tratamento a pacientes com TDAH. Além de fazer a avaliação neuropsicológica, ele utiliza uma variedade de abordagens terapêuticas com o objetivo de auxiliar os pacientes com estratégias eficazes a lidar no enfrentamento dos desafios associados ao TDAH. Uma das abordagens de grande avanço no desenvolvimento de pacientes é a terapia cognitivo-comportamental (TCC), que é colaborativa e psicoeducativa, focada diretamente na modificação do ambiente e ajudando no estabelecimento de rotinas com adoção de comportamento mais adaptativos. Na terapia individual, o psicólogo auxilia no desenvolvimento de estratégia de como lidar com tais desafios, incluindo o desenvolvimento das habilidades de organização, gerenciar o tempo, melhorar o foco e a atenção, como também no controle da impulsividade.

Outro papel importante da atuação da psicologia é a psicoeducação do transtorno ao paciente e com familiares, apresentando de forma didática informações sobre o TDAH, como são os sintomas, características e como o transtorno pode afetar nas rotinas e nos demais prejuízos que acarretam o seu cotidiano. Essa atividade terapêutica pode ser realizada conjuntamente com outros profissionais da equipe multidisciplinar. A sessão de intervenção psicoeducativa deve ser estruturada no esclarecimento do TDAH e na importância do tratamento, favorecendo ajuda pontual tanto para o paciente quanto familiares ao lidar com as diferentes características do transtorno.

Com grandes chances de o paciente com TDAH apresentar distúrbios relacionados ao desenvolvimento da coordenação motora, o profissional de Fisioterapia, além de avaliar as habilidades motoras, equilíbrio e atenção, pode, por meio do Programa de Estimulação Psicomotora (PEP)[3], auxiliar no controle da hiperatividade e na organização da psicomotricidade, relacionados aos movimentos precisos do corpo, noção e situação no ambiente, equilíbrio e ritmos. Trabalhar a psicomotricidade pode contribuir para que esses pacientes apresentem melhor organização de suas emoções, cognições e percepções.

Por apresentarem pouca atenção e concentração nas atividades, além de prejuízos acadêmicos e nas relações interpessoais por falhas na comunicação oral e escrita, o profissional de fonoaudiologia pode auxiliar a pessoa com TDAH a trabalhar seu discurso com exercícios de fonemas e diversificar no uso de vocábulos. Pode auxiliar na identificação de questões de audição por meio de avaliação do processo auditivo e linguagem, que podem descartar a desatenção, sintoma presente no TDAH. Nota-se que a linguagem ser adquirida nas interações, no diagnóstico de TDAH, é um ponto importante a ser observado. Assim, o fonoaudiólogo avalia o processo em diferentes contextos com professores, família e da própria criança, analisando como esses participantes têm a visão sobre o TDAH. Portanto, as ações dos fonoaudiólogos são importantes quando ocorre uma queixa de linguagem em pacientes com TDAH, em virtudes dos sintomas que se apresentam como desatenção, falas em excesso e o não ouvir o que as pessoas falam.

O terapeuta ocupacional (TO) pode auxiliar pacientes com TDAH a desenvolver estratégias de como estruturar suas rotinas, uma vez que apresentam dificuldades para sequenciar e finalizar uma atividade por vez, em que se faz necessário o desenvolvimento de habilidades de autorregulação, planejamento e organização no desempenho de suas atividades de rotina, visando à estruturação e ajudando o paciente a lidar com os desafios demandados. Esse profissional também lança práticas terapêuticas, como jogos e exercícios motores, direcionadas para a coordenação motora fina e atenção. Essas atividades objetivam a promoção de uma melhor integração das habilidades cognitivas e motoras.

O TO, em sua atuação, identifica os obstáculos que limitam a pessoa no seu desempenho ocupacional e social, avaliando suas atividades básicas de autocuidados, como também as mais complexas, como as atividades domésticas, preparação de alimentos e cuidados com objetos pessoais. Essas análises são importantes para uma avaliação motora, cognitivas, sensoriais e emocionais que interferem na sua dinâmica participativa no ambiente familiar. Nota-se a inserção do TO na equipe multiprofissional e contribuitiva com outros profissionais que estão envolvidos para um olhar mais amplo e reflexivo nos resultados de melhora e bem-estar do paciente.

No caso de pacientes com TDAH que vivem em situação de vulnerabilidade e com predisposição para apresentar comorbidade devido à sua impulsividade e inquietação, podendo se envolver em atividades que coloquem sua vida em risco, faz-se imperioso implementar a atuação do assistente social (AS), juntamente com demais profissionais da área de saúde mental, para complementar no acompanhamento e tratamento desses indivíduos. O AS, dentro de sua especificidade, pode ajudar na identificação de desafios sociais e educacionais enfrentados pelo paciente com TDAH, com intervenção para melhor acomodação e apoio, seja ambiente da escola ou do trabalho, além de garantir que o paciente receba recursos necessários e apoio à família durante o processo de tratamento. Quando um paciente é acometido por algum transtorno mental, a família acaba sendo afetada, por não estar preparada para lidar com o ente que passa por esse caminho do adoecer subjetivo, sendo possível colaboradora no processo do tratamento que por vezes mantém continuamente os problemas de saúde mental de seus membros[4]. Assim, torna-se essencial um olhar interventivo pelo profissional AS, como um elo entre a família e o paciente que demanda por um tratamento, em que se necessite de um olhar no ambiente de convivência que talvez esteja propiciando o seu adoecer e dificultando o tratamento.

CONCLUSÃO

O TDAH é um transtorno do neurodesenvolvimento bastante frequente, com risco de comorbidades ao longo da vida que precisam ser corretamente identificadas e tratadas. O tratamento farmacológico é fundamental e permeado por forte preconceito e desinformação. Entretanto, por se tratar de um transtorno complexo, envolvendo fatores genéticos e ambientais, o seu tratamento é multimodal. O diagnóstico precoce e as intervenções adequadas, feitas de forma integrada em um planejamento individualizado focado nos prejuízos apresentados pelo paciente, possibilitará a chance de maior sucesso e redução dos prejuízos ao longo do desenvolvimento. Nesse aspecto, é fundamental o papel da equipe multidisciplinar, trabalhando de maneira integrada e com ações bem estruturadas e planejadas, abarcando as diferentes áreas afetadas (cognição, emoção, motor, escolar e ambiente social).

SUGESTÕES PARA APROFUNDAR

- Rohde LA, Buitelaar JK, Gerach M, Faraone SV, orgs. Guia para compreensão e manejo do TDAH da World Federation of ADHD. Porto Alegre: Artmed; 2019.
- Boarati MA, Pantano T, Scivoletto S, eds. Psiquiatria da infância e adolescência: cuidado multidisciplinar, 2 ed. Santana de Parnaíba: Manole; 2023.

REFERÊNCIAS BIBLIOGRÁFICAS

1. American Psychiatric Association. Anxiety disorders. In: American Psychiatry Association. Manual diagnóstico e estatístico de transtornos mentais, 5ª edição - texto revisado (DSM-5-TR). Porto Alegre: Artmed; 2023.
2. Boarati MA, Brito AFM, Lima SM, Deyer MRM, Pereira VRS, Pantano T. Intervenção multidisciplinar em crianças e adolescentes com déficit de atenção e hiperatividade, transtorno motores e de comunicação e de aprendizagem. Boarati MA, Pantano T, Scivoletto S, eds. Psiquiatria da infância e adolescência: cuidado multidisciplinar, 2 ed. Santana de Parnaíba: Manole; 2023. p. 314-71.
3. Effgem V, Canal CPP, Missawa DDA, Rossetti CB. A visão de profissionais de saúde acerca do TDAH-Processo diagnóstico e práticas de tratamento. Constr Psicopedag. 2017;25(26):34-45.
4. Braz ACB, Silva AEA. Atuação do serviço social na equipe multidisciplinar. Boarati MA, Pantano T, Scivoletto S, eds. Psiquiatria da infância e adolescência: cuidado multidisciplinar, 2 ed. Santana de Parnaíba: Manole; 2023. p. 726-7.

43
Transtornos de linguagem e aprendizagem

Telma Pantano

PONTOS-CHAVE

- Conceitos de fala, linguagem e aprendizagem.
- Os principais transtornos de linguagem.
- Os principais transtornos de aprendizagem.
- Relações com os quadros neuropsiquiátricos.

VINHETA CLÍNICA

Luisa, sexo feminino, com 6 anos e 10 meses, estudante do 1º ano do ensino fundamental, chegou para avaliação fonoaudiológica e psicopedagógica, com as seguintes queixas: "dificuldades com a produção da fala, em contar uma história e em iniciar o processo de alfabetização" (*sic* – mãe e pai). Na anamnese, os pais não relatam alterações nos períodos pré-, peri e pós-natal ou alterações no desenvolvimento neuropsicomotor. Desde que nasceu, a filha foi considerada muito agitada e geniosa (*sic*). Fez acompanhamento fonoaudiológico por 2 anos, com poucas mudanças no perfil de linguagem. Realizou avaliação oftalmológica e auditiva sem alterações. Na avaliação, observou-se que as habilidades de compreensão (vocabulário receptivo) se encontram adequadas para a faixa etária de Luisa. Apresenta quadro articulatório com trocas desenvolvimentais que já deveriam ter sido superadas pela idade cronológica. Não conseguia a produção do fonema / ɾ̇ / vibrante múltiplo. Apresentou dificuldades na retenção e compreensão de textos orais e frases com alta complexidade na estrutura sintática. Tem dificuldades em manter-se nos tópicos conversacionais e vocabulário reduzido. E mais: ▶

organização sintática na estrutura frasal adequada e dificuldades com as habilidades de consciência fonológica (manipulação dos sons da fala nos níveis silábico e fonológico).

Apresenta brincadeira lúdica e jogo simbólico adequados à idade, com a realização de atividades dialógicas e jogos compartilhados. Apresenta reconhecimento de expressões faciais e reconhece as emoções por meio da modalidade auditiva. Com relação à aprendizagem, apresenta dificuldades em estabelecer as relações entre letra e som, tanto para a leitura quanto para a escrita. Tem dificuldades também com os conceitos de número, adição e subtração, mesmo com material concreto como suporte. Sinais de agitação e desatenção estiveram presentes, sendo encaminhada para avaliação com psiquiatra da infância e adolescência.

Diagnóstico: transtorno da fala e da linguagem expressiva; transtorno da aprendizagem.

DEFINIÇÕES E CONCEITOS INICIAIS: LINGUAGEM E APRENDIZAGEM

As relações entre linguagem, aprendizagem e os transtornos mentais têm sido cada vez mais estudadas e estreitadas, em função de revisões constantes que envolvem o funcionamento cerebral e as inter-relações entre esses processos.

A linguagem é o meio de integração da informação entre vários sistemas cerebrais especializados[1]. Por sua vez, a aprendizagem envolve a capacidade cerebral de integrar memórias em redes neuronais[2]. Prejuízos nesses processos alteram o funcionamento cerebral global, ocasionando dificuldades na aquisição, compreensão e elaboração de estímulos a serem processados e elaborados pelo sujeito.

Diante dessas definições que partem dos processos cerebrais, os diagnósticos dos transtornos relacionados à linguagem e à aprendizagem ainda são motivo de controvérsia. Tanto a linguagem quanto a aprendizagem dependem da relação direta com o ambiente para o seu desenvolvimento, e, assim, diversidades ambientais tendem a produzir processamentos cerebrais distintos e, portanto, comportamentos diversificados. No caso da linguagem, o contato com relações horizontais e verticais em diversos ambientes e contextos desde muito precocemente é fundamental para a sua aquisição ampla; enquanto, para a aprendizagem, a idade de aquisição e estimulação de conceitos fundamentais acaba por determinar os comportamentos resultantes e é completamente dependente de estímulos advindos do ambiente.

Em uma tentativa de minimizar as diferenças culturais e ambientais associadas aos diagnósticos, diversos autores propuseram um consenso. Bishop et al., em 2017, na cidade de Delhi, diferenciaram as questões de fala e linguagem e o impacto dessas alterações nos ambientes educacional e socioemocional[3]. A linguagem envolve um conceito muito mais amplo que envolve a expressão verbal e não verbal nas modalidades expressiva e compreensiva, além da adequação desses recursos frente a compreensão do ambiente (e das pessoas) em que o contexto comunicativo está envolvido. Já a fala envolve a produção verbal e articulatória.

Dessa forma, os distúrbios ou transtornos de linguagem envolvem impacto significativo nas interações sociais e no ambiente educacional e dependem de um diagnóstico específico e preciso. Ao contrário, os transtornos de fala são facilmente perceptíveis. As consequências dos transtornos de linguagem estão fortemente associadas com a saúde mental e os transtornos neuropsiquiátricos, já que estão fortemente relacionados a comportamentos externalizantes e internalizantes.

Ao contrário do que se imagina, pesquisas têm indicado que cerca de 50% de crianças e adolescentes com atraso de linguagem tendem a apresentar prejuízos importantes na vida adulta, principalmente em habilidades que envolvam a aprendizagem, habilidades sociais e a regulação emocional[4], e os prejuízos sociais e ambientais acometidos pela linguagem estão relacionados diretamente com sintomas e patologias emocionais e comportamentais[5].

Transtornos de linguagem

Os transtornos aqui descritos serão enfocados de acordo com os parâmetros do DSM-5 e são classificados como transtornos de linguagem, transtornos de fala, transtorno de comunicação social (pragmática) e o transtorno de fluência. Esses transtornos têm início bem precoces e podem acarretar prejuízos por toda a vida[6].

O transtorno de linguagem refere-se a condições em que a criança não atinge o desempenho esperado para a faixa etária para a recepção ou expressão da linguagem, ou em ambas.

- **Transtorno de linguagem receptiva:** envolve dificuldades na compreensão a partir de causas diversas como vocabulário restrito, baixa estimulação e até dificuldades em processos cognitivos básicos (atenção e memória operacional), mas que comprometam a compreensão da linguagem oral, desde os níveis mais concretos até os mais abstratos.
- **Transtorno da linguagem expressiva:** envolve dificuldades na expressão da linguagem, impedindo a expressão do pensamento da criança. Há a compreensão, mas por diversos motivos (como vocabulário restrito, dificulda-

des em organizar as palavras em sentenças ou estrutura discursiva) a expressão fica comprometida.

- **Transtorno de fala:** dificuldades específicas relacionadas à produção dos sons da língua na qual a criança está inserida. As alterações devem interferir na inteligibilidade ou impedir a comunicação verbal. Envolvem dificuldades na percepção, produção motora e/ou representação mental dos sons da fala. Envolve os conceitos de transtorno fonológico, transtorno articulatório, apraxia de fala, transtornos de fluência e transtornos de voz.
- **Transtorno da fluência:** caracteriza-se por interrupções que não fazem parte do desenvolvimento de padrões de fala e que são involuntários à criança, causando alterações na velocidade de fala e na fluidez do discurso.
- **Transtorno da comunicação social (pragmática):** dificuldades persistentes no uso social da comunicação verbal e não verbal em situações sociais de vida prática. Envolve dificuldades de adequação funcional da linguagem por dificuldades em adequar o vocabulário e os aspectos não verbais aos diversos ambientes e necessidades do ouvinte. Dificuldades para compreender o que não é dito de forma explícita (fazer inferências), sentidos não literais ou ambíguos da linguagem (expressões idiomáticas, humor, metáforas, múltiplos significados que dependem do contexto para interpretação).

Transtornos de aprendizagem

Os transtornos de aprendizagem envolvem um conjunto de alterações que comprometem a aquisição, organização e retenção de conteúdo verbal e/ou não verbal[7]. As falhas observadas não devem ser atribuídas a alterações emocionais, falhas educacionais, diferenças culturais ou sociais ou mesmo à capacidade intelectual. Dessa forma, devemos observar uma discrepância entre as aquisições acadêmicas e a capacidade de aprendizagem da criança em outros contextos (emocional, social, lúdico).

O diagnóstico envolvendo a aprendizagem, ao contrário de outros diagnósticos na área de saúde, sofre interferência constante do ambiente, o que pode provocar a sobreposição de sintomas e causar dificuldades diagnósticas que dificultam a implementação de processos de intervenção efetivos. Não basta ter uma criança com a queixa de não aprender para sabermos qual é o diagnóstico. É preciso investigar a participação do aluno no contexto pedagógico da escola, a estrutura pedagógica da escola, a estrutura familiar que permite à criança cumprir o processo de ensino-aprendizagem, de forma a incluir na sua rotina diária momentos propícios ao estudo e a reflexão escolar, além, é claro, do potencial cognitivo e emocional da criança.

Quando consideramos a interface ambiente-cérebro (nos aspectos cognitivos e emocionais) resultando na aprendizagem, diversos estudos confirmam essa inter-relação[4,8]. A leitura, a escrita e a aprendizagem do cálculo matemático não dependem somente dos aspectos desenvolvimentais. São invenções sociais e culturais que dependem do cérebro, porém é fundamental que sejam propiciadas condições ambientais e emocionais para uma aprendizagem efetiva e coerente. Dessa forma, é necessário que a escola propicie, por exemplo, condições para a aquisição de habilidades necessárias para a aprendizagem de forma sequencial e coerente. Assim, para a aprendizagem da leitura e da escrita, é necessário o reconhecimento das letras e a conversão grafo-fonêmica; no caso das habilidades matemáticas, é preciso que a criança se depare com ambientes que propiciem a organização do raciocínio matemático e das noções de quantidade para que as quatro operações básicas possam se estabelecer.

Autores como Ciasca[9], Zorzi e Capellini[10], e Pantano e Zorzi[11], que estudam e atuam na área de educação, consideram as alterações do processo de ensino-aprendizagem por meio dos seguintes critérios diagnósticos:

- **Dificuldades ou problemas de aprendizagem:** falhas decorrentes de condições ambientais inadequadas ou falhas pedagógicas, alterações entre as modalidades de ensino e de aprendizagem.
- **Distúrbio de aprendizagem ou transtorno de aprendizagem:** alterações resultantes de processos cognitivos intrínsecos ao sujeito da aprendizagem.

O transtorno de aprendizagem é considerado específico e recebe classificações como dislexia, disgrafia e discalculia, quando não pode ser atribuível a fatores externos como questões econômicas, sociais ou educacionais, desenvolvimento intelectual, transtornos motores, de linguagem ou deficiências sensoriais. Esse diagnóstico só pode ser realizado a partir da entrada da criança na educação formal e por uma equipe multidisciplinar.

O maior objetivo na intervenção dos transtornos de aprendizagem é ajudar a criança a adquirir o conhecimento e as habilidades necessárias para compreender e participar ativamente da situação escolar através das suas habilidades. Se os alunos não possuem uma linguagem oral competente, eles são de risco para dificuldades acadêmicas, comportamentais, sociais e emocionais. Normalmente, observam-se, em crianças com transtornos de aprendizagem, prejuízos em diferentes graus de comprometimento no processamento da linguagem, processamento fonológico, visuoespacial, velocidade de processamento, memória e atenção e função executiva.

Transtornos de linguagem e aprendizagem nos transtornos neuropsiquiátricos

As características de linguagem e aprendizagem de cada patologia apresentada neste capítulo podem ter uma variação importante, de acordo com a idade de início da sintomatologia do quadro psiquiátrico em relação à fase de desenvolvimento do indivíduo, podendo dessa forma haver acentuação das alterações fonológicas, sintáticas, semânticas, pragmáticas, discursivas ou relacionadas à linguagem escrita (caso o quadro patológico se inicie durante ou conjuntamente com a aprendizagem formal da escrita) e à aprendizagem escolar (decorrentes das alterações cognitivas próprias de cada patologia). As alterações relacionadas à linguagem também podem ser influenciadas por comorbidades que ocorram simultaneamente às patologias psiquiátricas, devendo sempre ser analisadas e observadas por um profissional especializado.

- **Transtorno de déficit de atenção e hiperatividade:** são comumente observadas alterações fonológicas, velocidade de produção de fala aumentada e disfluências. As dificuldades relacionadas à aprendizagem são bastante comuns e constantemente causadas pela agitação psicomotora, falhas atencionais e pela dificuldade em estruturar, produzir e compreender textos[12].
- **Transtorno do espectro autista:** quando a linguagem é usada como código, não se observam impedimentos gerais, e o vocabulário e a sintaxe podem ser preservados, mas, quando a linguagem é usada como expressão dos pensamentos do falante ou é para ser compreendida como expressão de significados intencionais, esses indivíduos podem mostrar sérios prejuízos. Há dificuldades na flexibilização dos conhecimentos no contexto educacional e com a aquisição, uso e compreensão de conteúdos mais abstratos e níveis simbólicos mais altos.
- **Transtornos afetivos: distimia, depressão e transtorno bipolar do humor:** o desempenho de crianças com depressão é considerado flutuante ao longo do dia, o que é atribuído ao estado de humor no qual o indivíduo se encontra. Dificuldades de concentração, capacidade diminuída de pensar e indecisão podem evidenciar a presença de déficits cognitivos. Queixas escolares e de dificuldade de aprendizagem são muito comuns na prática clínica e de grande importância na depressão, alterando e prejudicando o rendimento escolar. Déficits importantes estão relacionados à compreensão e à produção da linguagem.
- **Esquizofrenia na infância e adolescência:** são bastante frequentes as alterações relativas aos processamentos auditivo e visual e à estruturação da linguagem (principalmente a nível discursivo), havendo também déficits

relacionados à compreensão e à elaboração da linguagem. Dificuldades bastante importantes foram apontadas com relação à estruturação e à compreensão de frases, estórias, elementos do discurso e metáforas, que poderiam justificar muitas dificuldades sociais observadas nesses indivíduos.

REFERÊNCIAS BIBLIOGRÁFICAS

1. Hermer-Vazquez L, Spelke ES, Katsnelson AS. Sources of flexibility in human cognition: dualtask studies of space and language. Cogn Psychol. 1999;39(1):3-36.
2. Pantano T, Rocca CCA. Linguagem, cérebro e aprendizagem: ênfase nas funções executivas. In: Borges KK. Neuropsicologia Infantil. Pedro & João Editores; 2022.
3. Bishop DVM, Snowling MJ, Thompson PA, Greenhalgh T. Phase 2 of CATALISE: a multinational and multidisciplinary Delphi consensus study of problems with language development: terminology. J Child Psychol Psychiatry. 2017;58(10):1068-80.
4. Snowling M, Hulme C. The science of reading: a handbook. Oxford, UK: Blackwell; 2005.
5. Maughan B, Collishaw S, Stringaris A. Depression in childhood and adolescence. J Can Acad Child Adolesc Psychiatry. 2013;22(1):35-40.
6. American Psychiatry Association. Manual diagnóstico e estatístico de transtornos mentais, 5ª edição - texto revisado (DSM-5-TR). Porto Alegre: Artmed; 2023..
7. Dominguez O, Carugno, P. Learning disability. StatPearls. Treasure Island: StatPearls; 2020.
8. Organisation for Economic Co-operation and Development, Center for Educational Research and Innovation. Preliminary synthesis of the second high level forum and learning sciences and brain research: potential implications for education policies and practices. Brain Mechanisms and Youth Learning. Granada: OECD, CERI; 2021.
9. Ciasca SM. Distúrbios de aprendizagem: proposta de avaliação interdisciplinar. São Paulo: Casa do Psicólogo; 2003.
10. Zorzi J, Capellini S. Dislexia e outros problemas de aprendizagem. São José dos Campos: Pulso Editorial; 2008.
11. Pantano T, Zorzi J. Neurociência aplicada à aprendizagem. São José dos Campos: Pulso Editorial; 2009.
12. McInnes A, Humphries T, Hogg-Johnson S, Tannock R. Listening comprehension and working memory are impaired in attention-deficit hyperactivity disorder irrespective of language impairment. J Abnorm Child Psychol. 2003;31(4):427-43.

44

Transtornos de conduta e transtorno de oposição e desafio

Márcia Morikawa
Letícia Balarini Miranda

PONTOS-CHAVE

- Reconhecer os transtornos disruptivos, entre eles o transtorno opositivo desafiador e o transtorno de conduta.
- Conhecer as principais comorbidades psiquiátricas desses transtornos.
- Compreender o papel dos pais e cuidadores, bem como a necessidade da inclusão de todos no tratamento desses indivíduos.
- Tratamento multidisciplinar dos transtornos disruptivos.

VINHETA CLÍNICA

S.C.L., 11 anos, apresenta histórico de comportamento alterado desde os 5 anos de idade, quando começaram a ocorrer as primeiras queixas escolares (não respeitava regras, não admitia ser contrariado e, quando isso acontecia, apresentava crises de "birra" – gritava, chorava, esperneava, ameaçava terceiros. Fazia coisas que não queria apenas mediante "troca de favores". Sempre teve dificuldade de respeitar figuras hierarquicamente superiores a ele, com piora a partir dos 9 anos de idade, quando a mãe começou a ser chamada com muita frequência na escola e o paciente passou a ter diversas crises em diferentes ambientes (parque, casa de familiares, *shopping*). Aos 7 anos, foi diagnosticado com transtorno de déficit de atenção e hiperatividade – TDAH (histórico importante de hiperatividade e impulsividade) e recebeu diversos esquemas medicamentosos para tentar algum controle comportamental, sem grande sucesso. Aos 11 anos, apresentou nova piora do quadro, com idas frequentes ao pronto-socorro, por agitação psicomotora, associada a algumas situações em que a polícia foi chamada no ambiente doméstico, por causa do comportamento agressivo do paciente. Ameaçava se matar ou machucar terceiros quando contrariado, além de o limiar das crises estar mais baixo. A mãe salienta que as crises eram bem demarcadas e ocorriam quando o paciente era contrariado. Foi encaminhado para o tratamento na semi-internação, que teve duração de 3 meses, onde o paciente teve de apresentar frequência diária hospitalar, de segunda a sexta, das 8 às 16 horas, acompanhado de um responsável. Mostrou-se bastante afetivo e demandante por atenção. Mostrou um pouco de dificuldade no aprendizado, com melhora ao ser oferecido suporte intensivo. Houve melhora da atenção com metilfenidato 10 mg 2 x/dia, sem aumento da irritabilidade. Tem dificuldade em lidar com frustração, o que ocasiona eventuais episódios disruptivos, com agressão verbal e física, mas com boa resposta a um manejo comportamental adequado. Os pais foram inseridos em treino de habilidades parentais e terapia de família durante todo o período. Suspensas as demais medicações, permaneceu somente com o uso de psicoestimulante. Com o ajuste medicamentoso e a melhora das habilidades parentais, apresentou melhora global do quadro apresentado em relação ao humor e comportamento.

INTRODUÇÃO

Os transtornos disruptivos são caracterizados por padrões persistentes de comportamentos desafiadores, agressivos e impulsivos, que causam prejuízos significativos ao funcionamento do indivíduo. Neste capítulo, discutiremos os transtornos disruptivos mais comuns na infância e adolescência: o transtorno de oposição e desafio (TOD) e o transtorno de conduta (TC).

TRANSTORNO DE OPOSIÇÃO E DESAFIO

O TOD é caracterizado por um padrão persistente de humor raivoso ou irritável, comportamento desafiador, hostil e desobediente em relação a adultos e figuras de autoridade[1]. Crianças com TOD são argumentativas, provocativas e frequentemente apresentam dificuldade em seguir regras e "explosões" de raiva. Tais comportamentos resultam em conflitos no ambiente familiar, escolar e em outros ambientes sociais. Em geral, os sintomas iniciam-se na infância e podem persistir ao longo do desenvolvimento, evoluindo em alguns casos para o transtorno de conduta[2]. A prevalência estimada é de 3,6%[3], podendo variar de acordo com idade e sexo.

Antes da adolescência, é mais prevalente em meninos do que em meninas[4]. A etiologia é multifatorial, composta por componente genético poligênico, fatores ambientais, de temperamento e interação entre eles[5].

Crianças com temperamento marcado por altos níveis de afeto negativo, desinibição, baixa esquiva ao dano e busca por novidades têm predisposição ao surgimento de psicopatologia futura, incluindo o TOD[4]. Em relação aos fatores ambientais, existe associação entre transtornos disruptivos e práticas parentais inadequadas, incluindo parentalidade autoritária e punitiva, disciplina inconsistente, baixo envolvimento e pouca afetividade[5,6].

Diagnóstico

O diagnóstico é clínico e deve ser realizado por meio de anamnese detalhada, com informações obtidas de múltiplos informantes. A avaliação do ambiente familiar não deve ser esquecida. Os indivíduos com TOD apresentam padrão de humor raivoso ou irritável, frequentemente perdem a calma, questionam figuras de autoridade/adultos, recusando-se a obedecer às regras ou pedidos dos adultos e incomodam as pessoas deliberadamente, muitas vezes terceirizando a culpa de suas atitudes e comportamentos. Esses padrões de comportamento estão associados a sofrimento para o indivíduo, para aqueles que o cercam e criam impactos negativos no funcionamento social, educacional, profissional ou outras áreas importantes da vida do indivíduo[6]. O TOD pode ser considerado:

- Leve: sintomas ocorrem em um cenário.
- Moderado: alguns sintomas estão presentes em pelo menos dois cenários.
- Grave: sintomas estão presentes em três ou mais cenários.

TRANSTORNO DE CONDUTA

O TC é caracterizado por um padrão persistente de comportamentos que violam os direitos de terceiros, como agressão a pessoas ou animais, roubos, danos a propriedades e violação de regras. Os sintomas em geral se iniciam na infância ou na adolescência e podem preceder um diagnóstico de transtorno de personalidade antissocial na vida adulta. A prevalência é de aproximadamente 3% na idade escolar[7].

Assim como no TOD, a etiologia é multifatorial, com componente genético, fatores ambientais e suas interações. Entre os fatores ambientais, destacam-se fatores perinatais, como uso de substância e estresse materno na gestação, fatores perinatais incluindo complicações obstétricas, psicopatologia parental e desnutrição, além de fatores como parentalidade desadaptativa, maus-tratos, baixo *status* socioeconômico e violência na comunidade[7].

Diagnóstico

O diagnóstico também é clínico e deve ser realizado por meio de anamnese, preferencialmente com informações obtidas a partir de múltiplos informantes. A avaliação do ambiente familiar e do contexto social é essencial, e a duração mínima dos sintomas deve ser de 12 meses. Comportamentos frequentes de indivíduos com TC incluem:

- **Provocações, ameaças ou intimidação dos outros:** podem iniciar brigas físicas, usando ou não de armas para causar danos físicos graves, apresentando crueldade física (contra pessoas e animais); podem até estar envolvidos em eventos com violência sexual.
- **Destruição de propriedade:** provocam incêndios com a intenção de causar danos graves, destruição de patrimônio alheio; podem invadir a propriedade alheia, engajando em furto e roubo.
- **Manipulação e mentiras:** para obter bens materiais, favores ou evitar obrigações.
- **Violação grave de regras:** fogem de casa, mesmo antes dos 13 anos de idade; podem passar noites fora de casa ou do lar substitutivo; faltam às aulas.

Alguns dos indivíduos com TC podem apresentar emoções pró-sociais limitadas, ou seja, ausência de remorso ou culpa, insensibilidade/falta de empatia, despreocupação com o desempenho e afeto superficial ou deficiente[6].

Comorbidades

Transtornos disruptivos são frequentemente comórbidos a transtorno de déficit de atenção e hiperatividade, transtornos do humor (depressão e transtorno bipolar), transtornos de ansiedade e transtornos do aprendizado[8].

Tratamentos

O tratamento dos transtornos disruptivos na infância e adolescência é multidisciplinar e tem como objetivos ajudar o paciente a desenvolver comportamentos alternativos e mais adaptativos para lidar com estressores, aumentar a tolerância a frustrações e diminuir a gravidade das explosões de temperamento[2]. As comorbidades deverão ser diagnosticadas e tratadas. A participação da família nas intervenções, incluindo modificações no ambiente familiar, é essencial para o sucesso do tratamento.

Intervenções psicossociais

Quanto à primeira linha do tratamento, podem ser realizadas no formato individual, familiar ou em grupo. Os tratamentos eficazes são focados em habilidades e envolvem a participação das crianças e dos pais. Podem ser categorizados como treinamento parental de base comportamental, habilidades cognitivo-comportamentais (para as crianças) e terapia familiar sistêmica:

- **Treinamento de habilidade parental:** é uma categoria ampla de tratamento que envolve o ensino de habilidades e técnicas aos pais (ex.: elogios, atenção positiva, solução de problemas, consequências e sistema de recompensa). Esse tratamento tem a maior evidência de eficácia em comparação com outras intervenções psicossociais para TOD e TC[2].
- **Treinamento de habilidades cognitivo-comportamentais:** envolve o ensino de habilidades cognitivas e/ou comportamentais para crianças e adolescentes, concentrando-se naquelas que estejam contribuindo para a gênese e manutenção dos problemas de conduta. Em geral, são treinadas as habilidades sociais, resolução de problemas e enfrentamento da raiva[2].
- **Terapias sistêmicas:** tema amplo para psicoterapias que consideram a abordagem do contexto social o foco da intervenção[2].

Tratamento medicamentoso

Muitas vezes se recorre ao tratamento medicamentoso para o manejo dos comportamentos agressivos. Os antipsicóticos atípicos parecem ser os medicamentos mais comumente prescritos para o tratamento da agressão desadaptativa aguda e crônica. Como o comportamento agressivo e de oposição ocorre em uma ampla gama de outros diagnósticos nessa faixa etária, recomenda-se que, se houver comorbidades, a medicação seja direcionada para essas síndromes específicas tanto quanto possível[9].

PAPEL DA FONOAUDIOLOGIA, DA FISIOTERAPIA, DA TERAPIA OCUPACIONAL E DO SERVIÇO SOCIAL

A equipe multidisciplinar desempenha um papel crucial no tratamento dos transtornos disruptivos, como o TOD e o TC. Esses transtornos envolvem uma combinação complexa de fatores comportamentais, emocionais, cognitivos e sociais e, portanto, requerem uma abordagem abrangente e colaborativa para o tratamento eficaz. Os terapeutas ocupacionais focam no desenvolvimento de habilidades funcionais e na capacidade de a criança se engajar em atividades cotidianas significativas, ajudando a melhorar as habilidades motoras, de autocuidado e de socialização. Os fonoaudiólogos trabalham nas dificuldades de comunicação, linguagem e habilidades sociais. Eles ajudam a criança a melhorar a expressão verbal, compreensão de linguagem e aprimorar suas habilidades sociais, facilitando a interação com os outros, atuando também no tratamento das comorbidades. Os assistentes sociais podem fornecer apoio para a família e a criança, ajudando a identificar recursos e serviços disponíveis na comunidade, sendo que muitas vezes essas crianças podem estar envolvidas em situações de abrigamento e judicialização, por conta de seus comportamentos. Os fisioterapeutas podem, ao avaliar as habilidades motoras, ajudar a identificar deficiências que possam influenciar seu comportamento e interação social, além de ensinarem técnicas de relaxamento e manejo do estresse, como exercícios de respiração, relaxamento muscular progressivo e outras técnicas de controle do corpo. Isso pode ajudar as crianças a lidar com a frustração, raiva e impulsividade, reduzindo a incidência de comportamentos disruptivos.

SUGESTÕES PARA APROFUNDAR

Leitura

- Shriver L. Precisamos falar sobre o Kevin. Rio de Janeiro: Intrínseca; 2007.
- Teixeira G. O reizinho da casa: manual para pais de crianças opositivas, desafiadoras e desobedientes. 11. ed. São Paulo: BestSeller; 2014.

Filme

- O anjo malvado (direção: Joseph Ruben; 1993)

REFERÊNCIAS BIBLIOGRÁFICAS

1. Waldman I, Brent D, Friedman M. Oppositional defiant disorder: epidemiology, clinical manifestations, course and diagnosis. Waltham: UpToDate; 2022.
2. Lindhiem O, Birmaher B, Brent D, Friedman M. Treatment of oppositional defiant and conduct disorders. Waltham: UpToDate; 2022.
3. Polanczyk GV, Salum GA, Sugaya LS, Caye A, Rohde LA. Annual research review: a meta-analysis of the worldwide prevalence of mental disorders in children and adolescents. J Child Psychol Psychiatry. 2015;56(3):345-65.
4. Lin X, He T, Heath M, Chi P, Hinshaw S. A systematic review of multiple family factors associated with oppositional defiant disorder. Int J Environ Res Public Health. 2022;19(17):10866.

5. Sugaya LS, Gurgel WS, Polanczyk GV. Transtornos disruptivos do comportamento. In: Miguel EC, Lafer B, Elkis H, Forlenza OV, editores. Clínica psiquiátrica: as grandes síndromes psiquiátricas. 2. ed. Barueri: Manole; 2021. p. 213-22. v. 2.
6. American Psychiatric Association. Manual diagnóstico e estatístico de transtornos mentais: DSM--5-TR. Porto Alegre: Artmed; 2023.
7. Fairchild G, Hawes DJ, Fick PJ, Copeland WE, Odgers CL, Franke B, et al. Conduct disorder. Nat Rev Dis Primers. 2019;5(1):43.
8. Andrade FA, Aitken M, Brodkin S, Sawrikar V. Multiple needs and multiple treatments. What's a clinician to do? Update on the psychosocial treatment of disruptive behaviours in childhood. Curr Opin Psychiatry. 2022;35(6):409-16.
9. Steiner H, Remsing L; Work Group on Quality Issues. Practice parameter for the assessment and treatment of children and adolescents with oppositional defiant disorder. J Am Acad Child Adolesc Psychiatry. 2007;46(1):126-41.

45

Transtornos de ansiedade na infância e adolescência

Allyson de Castro Eccard
Márcia Morikawa

PONTOS-CHAVE

- A ansiedade e o medo são respostas normais ao perigo e tornam-se anormais quando são intensos, desproporcionais, persistentes, inadequados, não respondem à argumentação racional, levando a sofrimento significativo e disfunção em várias áreas.
- Os transtornos de ansiedade estão entre os transtornos de saúde mental mais comuns na infância e na adolescência e têm um impacto significativo e duradouro no funcionamento familiar, social e acadêmico.
- Crianças pequenas podem não conseguir expressar seus sintomas ansiosos devido às limitações de linguagem e compreensão, tornando necessário obter informações de várias fontes durante a avaliação.
- É comum a existência de comorbidades em indivíduos com transtornos ansiosos, em especial a presença de outros transtornos ansiosos e transtornos de humor.
- A terapia cognitivo-comportamental e a terapia farmacológica com antidepressivos (ISRS e IRSN) são eficazes para o tratamento de transtornos de ansiedade em crianças e adolescentes, a curto e médio prazos. Não há evidências na literatura atual da eficácia de outras abordagens psicológicas que não a terapia cognitivo-comportamental.

INTRODUÇÃO

Antes considerados raros, os transtornos de ansiedade na infância e adolescência (TAIA) têm ganhado cada vez mais importância nas últimas décadas, na medida em que o conhecimento acerca da ansiedade na infância se expande[1].

São caracterizados pela presença de medo e ansiedade excessivos associadas a alterações comportamentais, emocionais, físicas e cognitivas. Podemos definir medo como uma resposta emocional a uma ameaça iminente real ou percebida, enquanto ansiedade seria uma antecipação de ameaça futura[2]. Preocupações e medos são uma parte natural e adaptativa do desenvolvimento infantil, importantes para um bom enfrentamento e sobrevivência diante do perigo. O Quadro 1 lista os medos mais comuns na infância e na adolescência.

Os sintomas passam a atender aos critérios para um transtorno de ansiedade quando as preocupações são inesperadas, dado o estágio de desenvolvimento da criança, são persistentes, excessivas e desproporcionais, mesmo diante de garantias e apoio, além de ocorrerem em contextos não apropriados, levando a sofrimento ou prejuízo notável no funcionamento diário da criança em diversas áreas[3].

Quadro 1 Medos mais comuns na infância e na adolescência

Idade	Medos comuns
9 meses a 3 anos	Separação dos pais/cuidadores, estranhos, movimentos súbitos, barulhos altos, mudanças rápidas de posição, queda
3 a 6 anos	Separação dos pais, animais, escuro, monstros, fantasmas, desconhecidos, hora de dormir, trovões
6 a 12 anos	Sobrenatural, perigos reais, doenças, ladrões, punição, animais, critica, *performance*
12 a 18 anos	Rejeição dos pares, falha, desempenho escolar, aparência

Fonte: adaptado de Vallance e Fernandez, 2016[4].

Dos transtornos psiquiátricos na infância, os de ansiedade são os mais precoces, com média de idade de início de 6 anos. São os que apresentam a maior prevalência entre os transtornos mentais na faixa etária, com estimativas de prevalência ao longo da vida entre 20 e 30% nos Estados Unidos e prevalência pontual mundial de 7%. Normalmente todos os TAIA são mais frequentes em pacientes do sexo feminino (proporção de 2:1) e estão associados ao insucesso educacional, social e familiar, bem como a outros transtornos psiquiátricos concomitantes, como depressão, TDAH, uso de substâncias e ao suicídio. Tendem a evoluir cronicamente na ausência de tratamento, persistindo na vida adulta[3,5].

De acordo com o DSM-5-TR, são sete os transtornos ansiosos classificados: transtorno de ansiedade de separação, mutismo seletivo, fobia específica, transtorno de ansiedade social, transtorno do pânico, agorafobia e transtorno de ansiedade generalizada. Dentre todos os transtornos ansiosos, os mais comuns na infância são o transtorno de ansiedade de separação, com uma prevalência de 2,8 a 8%, as fobias específicas, que afetam cerca de 15% das crianças, e o transtorno de ansiedade social, com uma prevalência de 10%. Por outro lado, a agorafobia e o transtorno do pânico são menos frequentes na infância, mas sua prevalência aumenta durante a adolescência[3].

A etiologia dos TAIA ainda carece de melhor compreensão, pois envolve interações complexas entre fatores biológicos, psicológicos e socioambientais. Os dois maiores preditores relacionados ao desencadeamento de TAIA é apresentar um comportamento inibido (traço de temperamento caracterizado por timidez, evitação diante da novidade, relutância para explorar situações novas e desconhecidas) e apresentar ao menos um dos pais com um transtorno ansioso[3,5]. Do ponto de vista genético, estudos estimam uma herdabilidade entre 25% e 50%. Fatores ambientais também podem estar envolvidos na gênese e manutenção dos TAIA, como comportamentos parentais (controle excessivo e acomodação familiar) e exposições traumáticas na infância (abusos, violência)[1,3].

Com relação às manifestações e apresentações clínicas, as crianças apresentam uma variedade de sintomas ou comportamentos que indicam a presença de um transtorno de ansiedade. A evitação de situações ou pessoas que ensejam o medo e ansiedade é comum – tendem a evitar atividades acadêmicas e sociais, como escola, festas, acampamento ou dormir na casa de amigos. Podem se queixar com relativa frequência de sintomas somáticos, como dores de cabeça, tonturas, dor no peito, falta de ar, dores de estômago, urgência intestinal e vesical, dormência e formigamento ou até apresentações dramáticas de dor. Não é incomum a dificuldade para dormir ou despertares frequentes e pesadelos com conteúdo dos medos. As crianças muitas vezes buscam repetidamente reasseguramento, especialmente na hora de dormir ou diante de situações relacionadas ao medo de eventos negativos. Problemas no desempenho escolar, desatenção em sala de aula, maior tempo para realizar tarefas e até recusa a ir para escola são comuns. Comportamentos explosivos, acessos de raiva e oposição podem ocorrer como resposta a gatilhos de ansiedade. Questões alimentares, como dificuldade para engolir ou compulsão alimentar, também podem estar presentes. Além disso, pensamentos e ideações suicidas podem surgir, mesmo na ausência de sintomas de humor associados[3,5,6]. No Quadro 2 resumimos algumas dessas manifestações.

Na avaliação do paciente com suspeita de um TAIA, a abordagem inicial envolve entrevistas com a criança e seus cuidadores principais, quando são coletadas informações sobre os sintomas, sua frequência, duração, gravidade e grau de sofrimento e interferência no funcionamento diário. É importante obter informações de diversas fontes, incluindo, além dos pais e cuidadores,

Quadro 2 Manifestações e apresentações clínicas das crianças com transtorno de ansiedade

Sinais visíveis de ansiedade	Sinais menos óbvios de ansiedade
▪ Sofrimento físico (tremor, choro, hiperventilação, gritos) ▪ Declarações diretas de ansiedade ("Tenho medo de que a casa queime esta noite enquanto estou dormindo.") ▪ Perguntas diretas expressando medos ("E se você sofrer um acidente de carro quando sair?") ▪ Recusa em se envolver em atividades que causam sofrimento – evitação ▪ Angústia extrema ao contato com objetos e situações temidas (cães, pássaros, aviões, condições climáticas extremas) ▪ Recusa em ficar sozinho ou sem um dos pais	▪ Comportamento grudento ▪ Irritabilidade ▪ Comportamento de evitação ▪ Queixas somáticas (dores de cabeça e barriga, sudorese) ▪ Busca por segurança e tranquilização ▪ Comportamento argumentativo ▪ Relutância em experimentar coisas novas (atividades, alimentos, lugares) ▪ Timidez, sensibilidade extrema ▪ Distração fácil ▪ Lentidão (em relação a outros da mesma idade), procrastinação ▪ Comportamento excessivamente cauteloso, indecisão ▪ Padrões rigorosos e repetitivos – passam sensação de segurança ▪ Dificuldades para dormir (recusa em dormir sozinho, fora de casa, longe dos pais) ▪ Agressão física e comportamento opositor ▪ Ideação e pensamentos suicidas e, às vezes, com ameaças para evitar situações produtoras de ansiedade

Fonte: adaptado de Walker, 2017[7].

terapeutas, professores, coordenadores pedagógicos, pediatras e outras pessoas do convívio frequente da criança.

Os diagnósticos são fundamentados no preenchimento dos critérios estabelecidos o manual (DSM). Para a infância, a maioria dos critérios diagnósticos são extensões dos critérios diagnósticos de adultos, adicionados de algumas adaptações e recomendações para o contexto da idade[6].

VINHETA CLÍNICA

J., menina de 14 anos, estudante do 9º ano do ensino fundamental, foi levada pelos pais ao Programa de Ansiedade na Infância e Adolescência do Instituto de Psiquiatria do HCFMUSP, com queixas de insônia e com a sensação de que "não conseguia desligar a cabeça". Descrevia pensar várias vezes nas coisas e que era incapaz de controlar seus pensamentos ao se deitar na cama para dormir. Quando perguntada sobre o conteúdo e a natureza desses pensamentos, relatava ter "pensamentos ruins" (tirar notas vermelhas na escola, dar um passe errado no jogo de handebol; seus pais perderem o emprego, o dinheiro terminar e eles terem de morar na rua). Esses pensamentos "invadiam sua cabeça" tanto à noite quanto durante o dia. Apesar de J. sempre ter tido várias amizades e de fazer muitas atividades esportivas na escola, começou a não gostar de ir para lá porque isso lhe estava causando muito estresse e suas notas passaram a piorar nos últimos 3 a 4 meses. Além disso, nos últimos 45 dias, passou a se queixar de dores de cabeça e dores de estômago que, de acordo com sua pediatra, não tinham qualquer causa física que as explicasse.

Fez-se a hipótese diagnóstica de transtorno de ansiedade generalizada. Recomendou-se, inicialmente, a orientação psicoeducacional (com orientações aos pais) associada à terapia cognitivo-comportamental. Caso não houvesse resposta ou resposta parcial a essa abordagem terapêutica inicial, optar-se-ia pela associação de tratamento farmacológico.

TRATAMENTO

No que diz respeito ao tratamento, uma intervenção ampla é recomendada, o que inclui psicoeducação, terapia cognitivo-comportamental (TCC), terapia familiar, farmacoterapia e, se necessário, consultoria escolar. A determinação da gravidade dos sintomas, o impacto na vida da criança e a presença de transtornos comórbidos desempenham um papel importante na escolha do tratamento adequado[8].

Crianças com sintomas ansiosos transitórios, geralmente, respondem a reasseguramento e suporte. Naquelas com sintomas ansiosos leves a moderados e pouco prejuízo funcional, as intervenções educacionais com pais podem ser eficazes. Por outro lado, jovens com níveis significantemente elevados de ansiedade e prejuízo funcional devem ser encaminhados para tratamento especializado.

Dos pacientes que preenchem critérios para diagnóstico de TAIA, os quadros leves e com comprometimento mínimo podem iniciar o tratamento apenas com psicoterapia, sendo a TCC a modalidade mais amplamente utilizada e respaldada por evidências cientificas de eficácia. Para crianças com quadros moderados a graves, um tratamento combinado envolvendo medicação e psicoterapia pode ser necessário. Essa abordagem visa aliviar sintomas em curto prazo, abordar transtornos comórbidos e melhorar a eficácia do tratamento em casos que a resposta às intervenções psicossociais e terapias seja parcial. Na indisponibilidade da TCC, recomenda-se iniciar o tratamento medicamentoso. Entre as medicações, as classes mais estudadas e com evidências mais robustas de eficácia incluem os inibidores seletivos da receptação de serotonina (como fluoxetina e sertralina) e os inibidores da recaptação de serotonina e noradrenalina (como a venlafaxina)[5,8].

Em função do potencial prejuízo e comprometimento na vida da criança, com repercussões que se estendem por anos, principalmente se não tratadas, a identificação precoce dos TAIA desempenha um papel crucial. Permite intervenções adequadas, possibilidade de prevenção e redução do impacto desses transtornos ao longo da infância e na vida adulta.

PAPEL DA FONOAUDIOLOGIA, DA FISIOTERAPIA, DA TERAPIA OCUPACIONAL E DO SERVIÇO SOCIAL

Na abordagem e no tratamento de pacientes que sofrem de TAIA, é crucial contar com uma equipe multidisciplinar que desempenhe papéis específicos e complementares. Como já mencionado, esses transtornos envolvem uma combinação complexa de fatores comportamentais, emocionais, cognitivos e sociais, o que torna essencial uma abordagem completa e colaborativa para alcançar resultados eficazes.

A fonoaudiologia, por exemplo, desempenha um papel fundamental na identificação e no tratamento das dificuldades de comunicação, linguagem e habilidades sociais que podem acompanhar os TAIA. Os fonoaudiólogos trabalham para aprimorar a expressão verbal das crianças, capacitando-as a comunicar de forma mais eficaz e compreender melhor a linguagem, promovendo assim uma interação social mais saudável. Além disso, desempenham um papel relevante no tratamento de questões relacionadas à ansiedade que envolvem a comunicação.

A terapia ocupacional, por sua vez, concentra-se no desenvolvimento de habilidades práticas que permitem às crianças executarem atividades cotidianas com autonomia, o que inclui melhorar as habilidades motoras, de autocuidado e de interação social. Os terapeutas ocupacionais têm um impacto significativo na promoção da independência dessas crianças, capacitando-as a se tornarem mais autossuficientes em suas atividades diárias.

A fisioterapia preocupa-se na avaliação e identificação das habilidades motoras e deficiências que possam influenciar o comportamento e a interação social. Além disso, os fisioterapeutas podem ensinar técnicas de relaxamento muscular e estratégias para lidar com o estresse, contribuindo não apenas para o enfrentamento da ansiedade, mas também para a redução de raiva e comportamentos disruptivos associados ao estresse emocional.

Os assistentes sociais ajudam a família a entender e enfrentar os desafios do TAIA, fornecendo orientação e apoio durante todo o processo. Em situações mais complexas, nas quais as crianças podem estar envolvidas em questões de abrigamento ou processos judiciais relacionados a comportamentos ansiosos, ou transtornos comórbidos, os assistentes sociais atuam na busca de soluções adequadas e na identificação de recursos e serviços disponíveis na comunidade e rede de saúde, promovendo a garantias dos direitos.

Essas disciplinas, trabalhando em conjunto, constituem uma equipe interdisciplinar e oferecem uma abordagem completa e integrativa para o tratamento e acompanhamento de pacientes com TAIA. Cada uma delas desempenha um papel complementar, visando não apenas à redução da ansiedade, mas também ao desenvolvimento de habilidades que promovam um funcionamento saudável e adaptativo em várias áreas da vida das crianças e adolescentes afetados por esses transtornos.

SUGESTÕES PARA APROFUNDAR

Leitura

- Asbahr FR, Labbadia EM, Lerner L. Ansiedade na infância e adolescência: SPADA: Programa de intervenção cognitivo-comportamental. Barueri: Manole; 2017. (Livro que traz um programa prático de intervenção psicoterápica acessível a profissionais de saúde das diversas áreas, além de pais e cuidadores)
- Salles PC. Manual do residente de psiquiatria. 1. ed. Barueri: Manole; 2023. (Livro que traz uma abordagem sintética sobre transtornos de ansiedade na infância e adolescência (capítulo 6, seção II)

Sites

- American Academy of Child and Adolescent Psychiatry – página com informações e recursos úteis sobre ansiedade infantil: https://www.aacap.org/AACAP/Families_and_Youth/Resource_Centers/Anxiety_Disorder_Resource_Center/Home.aspx
- Programa de Transtorno de Ansiedade na Infância e Adolescência do Instituto de Psiquiatria do Hospital das Clínicas da Faculdade de Medicina da Universidade de São Paulo (PROTAIA-SEPIA-IPq-HCFMUSP). https://protaiaipq.wixsite.com/website

REFERÊNCIAS BIBLIOGRÁFICAS

1. Rapee RM. Perturbações de ansiedade em crianças e adolescentes. Natureza, desenvolvimento, tratamento e prevenção. In: Tratado de saúde mental da infância e adolescência da IACAPAP. 2018.
2. American Psychiatric Association. Anxiety disorders. In: American Psychiatry Association. Manual diagnóstico e estatístico de transtornos mentais, 5ª edição - texto revisado (DSM-5-TR). Porto Alegre: Artmed; 2023.
3. Sawada JR, Morikawa M, Rodrigues CL, Asbahr FR. Transtornos de ansiedade na infância e adolescência. In: Miguel EC, Lafer B, Elkis H, Forlenza OV, Teng CT, Bassitt DP, et al, editores. Clínica psiquiátrica: as grandes síndromes psiquiátricas. 2. ed. Barueri: Manole; 2021.
4. Vallance AK, Fernandez V. Anxiety disorders in children and adolescents: aetiology, diagnosis and treatment. B J Psych Advances. 2016;22:335-44.
5. Walter HJ, Bukstein OG, Abright AR, Keable H, Ramtekkar U, Ripperger-Suhler J, et al. Clinical practice guideline for the assessment and treatment of children and adolescents with anxiety disorders. J Am Acad Child Adolesc Psychiatry. 2020;59(10):1107-24.
6. McKay D, Storch EA, editores. Handbook of child and adolescent anxiety disorders. 2. ed. Berlim: Springer Cham; 2022.
7. Walker BF. Anxiety relief for kids: on-the-spot strategies to help your child overcome worry, panic, and avoidance. Oakland: New Harbinger Publications; 2017.
8. Asbahr FR, Castro LL, Labbadia EM, Rodrigues CL, Zambotto CSV, Rothschild D. Tratamentos dos transtornos de ansiedade em crianças e adolescentes. In: Miguel EC, Lafer B, Elkis H, Forlenza OV, Teng CT, Bassitt DP, et al, editores. Clínica psiquiátrica: as grandes síndromes psiquiátricas. 2. ed. Barueri: Manole; 2021.

Índice remissivo